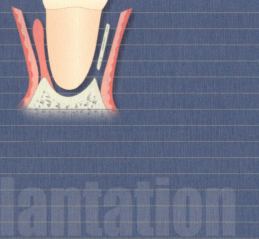

Tooth
Transplantation
Replantation

歯の移植・再植
これから始めるために

下地 勲 編著

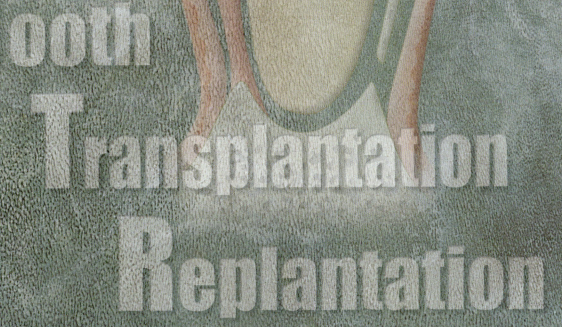

Tooth
Transplantation
Replantation

医歯薬出版株式会社

編集・執筆

| 下地　勲 | *Isao Shimoji* | しもじ歯科クリニック／東京都国立市 |

執筆（五十音順）

猪狩　寛晶	*Hiroaki Igari*	いがり歯科医院／福島県いわき市
梅津　修	*Osamu Umezu*	梅津歯科医院／東京都世田谷区
塚原　宏泰	*Hiroyasu Tsukahara*	塚原デンタルクリニック／東京都千代田区
仲村　裕之	*Hiroyuki Nakamura*	なかひろ歯科医院／神奈川県鎌倉市

This book was originally published in Japanese under the title of :

HANOISHOKU・SAISHOKU
–KOREKARAHAJIMERUTAMENI

(Tooth transplantation replantation)

SHIMOJI, Isao
　Shimoji Dental Clinic

© 2016 1st ed.
ISHIYAKU PUBLISHERS, INC.
　7-10, Honkomagome 1 chome, Bunkyo-ku,
　Tokyo 113-8612, Japan

preface

　1976年に最初の歯の移植（以下，移植）を行ってから約40年の歳月が流れた．当時は，深在性カリエスに対して矯正的挺出などによる保存方法は存在せず，歯肉縁下数ミリに及ぶケースは抜歯されることが一般的であったため，対合歯のない智歯が存在した場合に移植を行ってきた．

　インプラント適用の場合と同様，重要なことは，どんなに努力しても本当にその歯を保存できないのか否か，すなわち，真に移植の適応症なのかを慎重にみきわめることである．移植であっても，安易な抜歯後に行われるとすれば，侵襲的，非保存的治療になることを銘記すべきなのである．

　また当初は，保存不可能な歯を抜歯して智歯などの不要な歯と置換する移植がほとんどであったが，その後，遊離端欠損や長い中間欠損などの欠損歯列の症例において「ここに1本の歯があれば」と願うケースに数多く出会うようになり，海外ではあまりみられない欠損補綴の支台歯としての活用例が増加してきた．本書ではこのような例にも対応できるよう多くの症例を提示した．

　近年，特にインプラントの普及に伴い，安易に抜歯が行われる傾向が強くなってきた．このことは，努力すれば保存できる歯が抜歯と診断され，インプラントもしくは他の処置を勧められたとして，セカンドオピニオンを求めて来院する患者が急増している日常臨床からも感じられる．また，経験の浅い臨床家に処置の模範を示さなければならないはずの内外の臨床雑誌，書籍，講演会などにおいてさえ，この傾向がみられるのは残念である．さらには広く行われている講習会，講演会の案内をみても，歯の保存のために努力する内容のものは少なく，抜歯後に行われるインプラントに関するものが多く，今後の歯科医療の方向はこれでよいのだろうかと不安を覚える．

　歯科医療の最大の目標は何と言っても歯と歯列の保存であることに異論を挟む余地はない．本書では究極の保存治療である歯の移植・再植について，多くの長期経過を有する症例を提示した．このことにより，短期経過例からは把握できない移植・再植の本質に迫ることができたと考えている．

　また，本書の特徴として，基礎理論の記載は必要最小限に絞り，臨床の実際の記載に重点をおいた．具体的には術式，術後管理をわかりやすく視覚的，具体的に示し，さまざまな例に対応できるよう多くの類似，参考症例をすぐに探せるよう構成を工夫した．日常臨床において読者が直面するケースに似た症例を，容易にみつけ出せるよう多種多様な症例を用意したため，事典的に活用できると考える．そして，自然にレベルアップをはかれるよう容易な症例から難症例へと段階的に提示することにも配慮した．

　本書の内容をより幅広く，包括的にするため，4人の先生方にご執筆いただいた．

preface

移植歯はどれくらい機能するのか？（31歳，女性）
❶1980年6月．対合歯のない⌊8を8⌋部に移植後，近心移動し，⌊7⌋として活用する計画を立てた．❷，❸移植直後．❹1987年5月．❺2015年7月．歯周組織は正常で，第二大臼歯として移植後35年間，十分に機能している（沖縄県・佐久川正明先生撮影）．

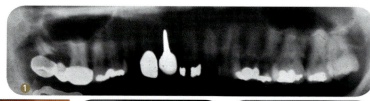
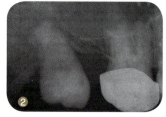
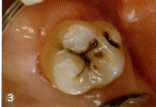
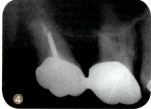
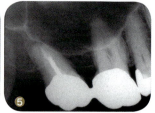

　移植の際，上顎洞底挙上術を卓越した外科手技で安全に多く手がけておられる塚原宏泰先生，部分床義歯の鉤歯というきわめて難しい移植歯の活用を長期経過観察のもと適切に行っておられる仲村裕之先生，移植の適用の診断や予後確認にあたってCTを必要最小限の範囲で用いて堅実な治療を行っておられる猪狩寛晶先生と梅津　修先生に感謝申し上げます．

　また，本書に掲載した症例における補綴物の作製をしていただいた歯科技工士の秋吉　洋氏，小川　英氏，日々の診療で私を支えてくれた医院のスタッフに感謝申し上げます．

　本書は，実践的な内容を中心にまとめたが，『歯根膜による再生治療』（2009年医歯薬出版）をあわせてお読みいただければ，理論背景をなす基礎の知見も十分に得られるものと考えている．

　最後に，一冊の本を書き終えて考えることは，まず第一に本の内容が読者にとって有益な内容となっているかどうかであるが，同時に，わかりやすい表現になっているかどうか，さらに，全体が理解しやすい構成になっているかどうかということである．本書は当初の予定より大幅に発行が遅れたが，脱稿後2年以上，推敲を重ね，内容の吟味，構成の工夫に多くの時間をかけた．その陰には担当編集者，デザイナー，イラストレーターの方々のご尽力があったことをここに記し，心からのお礼を申し上げたい．

2016年4月

下地　勲

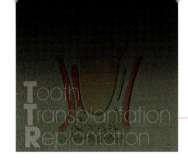

歯の移植・再植 これから始めるために
CONTENTS

序文 ……………………………………………………………………………………………… Ⅲ
Visual Contents ………………………………………………………………………………… Ⅻ

1章　どのようなケースから始めて，レベルアップしていけばよいか？　　…下地　勲　1

Ⅰ　はじめに …………………………………………………………………………………… 2
　❶移植の適応の前提 ………………………………………………………………………… 2
　❷臨床導入の実際 …………………………………………………………………………… 2
Ⅱ　意図的再植 ………………………………………………………………………………… 3
　　Case 1　意図的再植の症例 ……………………………………………………………… 4
Ⅲ　外科的挺出 ………………………………………………………………………………… 5
　　Case 2　外科的挺出の症例 ……………………………………………………………… 6
Ⅳ　歯根未完成歯の移植 ……………………………………………………………………… 7
　　Case 3　歯根未完成歯の抜歯窩への移植例 …………………………………………… 7
Ⅴ　歯根完成歯の移植 ………………………………………………………………………… 8
　❶抜歯窩への直後移植 ……………………………………………………………………… 8
　　Case 4　歯根完成歯の抜歯窩への直後移植例 ………………………………………… 8
　❷治癒期の抜歯窩への移植 ………………………………………………………………… 9
　　Case 5　歯根完成歯による治癒期の抜歯窩への移植例 ……………………………… 9
　❸無歯顎堤部への移植 ……………………………………………………………………… 11
　　Case 6　無歯顎堤遊離端1歯欠損への移植例 ………………………………………… 11

2章　意図的再植　　………………………………………………………………………… 下地　勲　13

Ⅰ　はじめに …………………………………………………………………………………… 14
Ⅱ　意図的再植の実際 ………………………………………………………………………… 15
　❶意図的再植の目的と問題点 ……………………………………………………………… 15
　❷意図的再植の適応 ………………………………………………………………………… 15
　　1－適応の前提…15／2－適応症…16
　❸意図的再植の成功率──移植との比較 ………………………………………………… 17
　　意図的再植の成功率に関与する因子 …………………………………………………… 17
　❹意図的再植の術式と術後管理 …………………………………………………………… 18
　　1－再植歯の術前処置…18／2－術式…18／3－術後管理…20
　❺意図的再植の症例 ………………………………………………………………………… 21
　　Case 1　意図的再植を他院より依頼された症例（通常の根管治療で治癒しなかった症例）… 21
　　Case 2　根尖部の破折器具が除去できない症例 ……………………………………… 22
　　Case 3　根尖部の彎曲が強く，再根治が奏効しなかった症例 ……………………… 23
　　Case 4　根管内の穿孔を根管治療で封鎖できなかった症例 ………………………… 25
Ⅲ　外傷歯の再植 ……………………………………………………………………………… 26
　❶外傷歯の分類 ……………………………………………………………………………… 26
　❷外傷歯の予後に関する因子 ……………………………………………………………… 26
　❸外傷歯の再植の特殊性 …………………………………………………………………… 26

❹ 外傷歯に対する一般的な認識と今後の課題 …………………………………27
❺ 保存液に関する新しい情報 ………………………………………………………28
　Case 5　外傷歯の再植例（厳密には外科的挺出の症例）……………………28

3章　外科的挺出　………………………………………………… 下地 勲　31

Ⅰ　はじめに …………………………………………………………………32
外科的挺出が適応できる歯の条件 ……………………………………………32

Ⅱ　外科的挺出と矯正的挺出の使い分け ………………………………33
❶ 原則的には矯正的挺出を優先 …………………………………………………33
❷ 外科的挺出が矯正的挺出より有利な場合 ……………………………………33

Ⅲ　外科的挺出の適応と臨床の実際 ……………………………………34
❶ 外科的挺出の適応症 ……………………………………………………………34
❷ 外科的挺出の術式，術後管理 …………………………………………………34
　1－術前処置…34／2－術式…34／3－術後管理…36
❸ 外科的挺出の症例 ………………………………………………………………36
　Case 1　5⏋の骨縁下カリエスと穿孔の症例 ………………………………36
　Case 2　外科的挺出が矯正的挺出より有利な症例 …………………………38
　Case 3　全顎に及ぶ多数の骨縁下カリエスの症例 …………………………39
　Case 4　キーティース 3|3 の骨縁下カリエスの症例 ………………………41

Ⅳ　外科的挺出の予後 ……………………………………………………44
❶ 文献的考察 ………………………………………………………………………44
❷ 筆者の臨床結果と考察 …………………………………………………………44

4章　歯根未完成歯の移植 ……………………………………… 下地 勲　45

Ⅰ　はじめに――成功の基準と特徴 ……………………………………46

Ⅱ　移植後の歯髄治癒と歯髄壊死の診断 ………………………………47
❶ X線写真による診断 ……………………………………………………………47
　1－歯髄腔の閉鎖による診断…47／2－根尖孔の閉鎖による診断…48
　3－根尖周囲の陰影による診断…50／4－炎症性歯根吸収による診断…50
❷ 歯髄診断器による診断 …………………………………………………………51
　1－歯髄診断器による知覚反応検査（電気歯髄診）の信頼性…51／2－電気歯髄診の位置づけとPCOとの関連…51

Ⅲ　歯根未完成歯の移植の症例 …………………………………………52
❶ 歯髄治癒を示す症例 ……………………………………………………………52
　Case 1　歯髄治癒に加えて遠心部歯周組織が改善された症例 ……………52
　Case 2　歯髄治癒と歯根成長を示す移植例 …………………………………53
　Case 3　歯髄治癒と歯根成長を示す小臼歯の症例 …………………………54
　Case 4　歯根成長が十分でない歯髄治癒を示す長期経過症例 ……………55
　Case 5　歯髄腔の閉鎖が少ない歯髄治癒の症例 ……………………………56
❷ 歯髄壊死の症例 …………………………………………………………………57
　Case 6　歯髄壊死が起こった症例 ……………………………………………57
❸ 歯髄治癒から歯髄壊死に転じた症例 …………………………………………58
　Case 7　移植15年後，歯髄治癒から歯髄壊死に転じた珍しい例 …………58

Ⅳ 移植後の歯髄治癒に影響を与える因子 ……60
- ❶ 歯根の発育段階 ……60
- ❷ 根尖孔の幅 ……60
- ❸ 移植歯の口腔外時間 ……60
- ❹ その他の因子 ……60

Ⅴ 歯髄腔閉鎖のメカニズム ……61
- ❶ 歯冠部歯髄がいったん壊死に陥る場合 ……62
- ❷ 歯冠部歯髄が生存し続ける場合 ……62

Ⅵ 歯根未完成歯の移植時期 ……63

Ⅶ 歯根未完成歯移植と完成歯移植の比較 ……63

5章 歯根完成歯の移植　　　下地 勲　65

Ⅰ はじめに ……66

Ⅱ 抜歯窩への直後移植 ……66
- ❶ 利 点 ……66
- ❷ 直後移植を避けたい症例 ……66
  - Case 1　抜歯窩への直後移植（新鮮破折歯）の症例 ……67
  - Case 2　抜歯窩への直後移植（陳旧性破折歯）の症例 ……68

Ⅲ 治癒期の抜歯窩への移植 ……69
- ❶ 適応症 ……69
- ❷ 適応について慎重な検討を要する症例 ……69
- ❸ 欠 点 ……69
- ❹ 術式のポイント ……69
  - Case 3　治癒期の抜歯窩への移植の症例 ……70

Ⅳ 無歯顎堤への移植 ……72
- Case 4　上顎片側性無歯顎遊離端欠損への移植例 ……72

Ⅴ 抜歯窩＋無歯顎堤への移植 ……73
- Case 5　抜歯窩＋無歯顎堤への直後移植の組み合わせ症例 ……74

Ⅵ 抜歯直後移植と無歯顎堤への移植の違い ……76
- ❶ 治癒の早さと形態 ……76
- ❷ 基礎の知見にみる2つの移植後の治癒像 ……76
  - 1－細胞…76／2－線維…77／3－血管…78／4－神経…79

6章 歯の移植が有効な欠損歯列　　81

Ⅰ はじめに　　　下地 勲　82

Ⅱ 中間1歯欠損 ……82
- Case 1　埋伏智歯の移植により中間1歯欠損を防止できた症例 ……83

Ⅲ 遊離端1歯欠損 ……84
- Case 2　歯の移植により遊離端1歯欠損を防止できた症例 ……85

Ⅳ 長い中間欠損 ……86
- Case 3　無歯顎堤部への移植により長い中間欠損を防止できた症例 ……86

Ⅴ 前遊離端欠損 ……88
- Case 4　矯正的挺出と外科的挺出により遊離端欠損を防止できた症例 ……88

Ⅵ 遊離端欠損（特に片側遊離端欠損） ……………………………………………………… 90
① 矯正治療のため要抜歯となった歯または歯根を活用 ………………………………… 90
② 片側遊離端1歯（7番）欠損にも有効な歯の移植 …………………………………… 90
　Case 5　歯の移植により片側遊離端欠損（下顎）から歯列改変できた症例 ………… 91

Ⅶ 遊離端欠損＋中間欠損 ………………………………………………………………………… 92
　Case 6　分割歯根の移植により片側遊離端欠損＋中間欠損を防止できた症例 ……… 92

Ⅷ 部分床義歯への適応 …………………………………………………………………………… 94
① 部分床義歯の鉤歯としての移植 …………………………………………… 仲村裕之　94
　Case 7　可撤性義歯の鉤歯として24年間機能している歯の移植症例 ……………… 94
　Case 8　可撤性義歯の鉤歯として約21年間機能している歯の移植症例 …………… 95
　Case 9　最後の咬合支持を歯の移植で死守している症例 ……………………………… 97
② 移植歯を部分床義歯のサポートに活用した症例 ………………………… 下地　勲　98
　Case 10　移植歯をコーピングにして義歯の沈下を防止した症例 ……………………… 99

7章　歯の移植術式 ……………………………………………………………… 下地　勲　103

Ⅰ 歯根完成歯の移植 ……………………………………………………………………………… 104
① 術前検査 ……………………………………………………………………………………… 104
　1－移植歯の検査…104／2－受容床の検査…105
② 術　式 ………………………………………………………………………………………… 106
　1－局所麻酔…106／2－移植歯の処置…107／3－受容床の切開，剥離…109／4－移植歯の計測…112／5－ソケットの一次形成…112／6－ソケットの二次形成…114／7－移植歯の挿入…114／8－縫合…116／9－固定…116
③ 術後管理 ……………………………………………………………………………………… 119
　1－歯周組織治癒期（移植直後から固定除去までの3週間）…119／2－歯根吸収観察・対応期（移植直後3週間～1年）…120
　Case 1　症例でみる術式（治癒期の抜歯窩への移植） ………………………………… 122

Ⅱ 歯根未完成歯の移植 ………………………………………………………………………… 126
① 術前検査 ……………………………………………………………………………………… 126
　1－移植歯の検査…126／2－受容床の検査…126
② 術　式 ………………………………………………………………………………………… 126
　1－歯根未完成歯移植の術式の流れ…126
③ 術後管理 ……………………………………………………………………………………… 128
　1－術後管理の目標…128／2－術後管理のスケジュール…129

8章　むずかしい歯の移植の症例にどう対応するか？ ……………………… 131

Ⅰ はじめに——再生機能を引き出す ………………………………………… 下地　勲　132
Ⅱ 骨増生による対応 ……………………………………………………………………………… 133
① 移植後，骨欠損部に骨が増えるメカニズム ……………………………………………… 133
　1－移植歯の歯根膜が再生機能を発揮するメカニズム…133／2－再生が起こるには「足場」としての構造的条件も必要…134
② 受容床の壁が1つだけ欠損している場合の対応 ……………………………………… 135
　1－足場として自家骨を利用…135
　Case 1　足場として受容床の自家骨を利用した症例 ………………………………… 135

  Case 2 足場として移植歯の自家骨を利用した症例1 ………………………… 138
  Case 3 足場として移植歯の自家骨を利用した症例2 ………………………… 140
 2－足場として肉芽組織を利用…142
  Case 4 受容床の骨壁が1つだけ欠損——足場として肉芽組織を利用した症例 ………… 142
 ❸ 受容床の壁が2つ以上欠損している症例 ……………………………………………… 144
  Case 5 受容床の骨壁が頬舌的に根尖まで失われた症例 ……………………… 145
  Case 6 受容床の歯槽骨と付着歯肉が根尖付近まで失われた症例 …………… 146
  Case 7 重度の歯周炎で自然脱落した歯の歯槽骨がほとんど消失（付着ゼロ）した症例 … 147
 Ⅲ **可能な角度で埋入後，整直する対応** ……………………………………………… 148
  Case 8 受容床が狭すぎたため移植歯を深く傾斜埋入した後，矯正により整直した症例 … 148
  Case 9 受容床が狭すぎたため移植歯を傾斜埋入した後，自然移動で整直した症例 …… 151
 Ⅳ **上顎洞底の低い症例への対応** …………………………………………… 塚原宏泰 153
 ❶ ソケットリフトを用いた上顎臼歯部への歯の移植法—上顎洞への対応 ………………… 153
  Case 10 ソケットリフトを用いた上顎臼歯部への移植症例1 …………………… 153
 ❷ 歯の移植の場合，どの術式を選択すべきか——ラテラルウィンドウかソケットリフトか … 154
 ❸ ソケットリフトを用いた上顎臼歯部への歯の移植の診断および術前準備のポイント …… 155
 ❹ ソケットリフトを用いた上顎臼歯部への歯の移植の術式 ……………………………… 156
  Case 11 ソケットリフトを用いた上顎臼歯部への移植症例2 …………………… 156
 ❺ ソケットリフトを用いた歯の移植の術後管理 …………………………………………… 159
  Case 12 ソケットリフトを用いた3歯の移植 …………………………………… 160
 ❻ Case 10〜12のまとめ ……………………………………………………………… 162

9章　インプラントが必要な欠損歯列——移植適用が困難な場合　下地 勲　163

Ⅰ **はじめに** …………………………………………………………………………… 164
 なぜ，どのようにインプラントを導入したのか？ ……………………………………… 164
Ⅱ **インプラントが特に有効な欠損歯列** …………………………………………… 165
 ❶ 片側遊離端欠損 ………………………………………………………………………… 167
  Case 1 下顎片側遊離端欠損へのインプラント（天然歯を救うための対応）……… 168
 ❷ 長い中間欠損 …………………………………………………………………………… 169
  Case 2 下顎の長い中間欠損へのインプラント（顎堤が狭すぎて移植が困難な症例）… 169
 ❸ 中間1歯欠損 …………………………………………………………………………… 171
  Case 3 中間1歯欠損へのインプラント（6̲の保護） ………………………… 171
 Ⅲ **歯の移植とインプラントの共存** ………………………………………………… 173
  Case 4 歯の移植とインプラントの共存例1 …………………………………… 173
  Case 5 歯の移植とインプラントの共存例2 …………………………………… 177

10章　歯の移植と矯正治療　下地 勲　183

Ⅰ **はじめに** …………………………………………………………………………… 184
 ❶ 移植より移動が優先 …………………………………………………………………… 184
 ❷ 矯正治療で抜去される歯の活用 ……………………………………………………… 184
Ⅱ **歯の移動か歯の移植か？—処置方針の選択—** ……………………………… 185
 1－歯の移植＝歯根膜の再生機能を活用…185／2－歯の移動＝歯根膜の恒常性維持機能を活用…185

- ❶ 矯正移動 ……………………………………………………………………………… 186
  - Case 1　移植と矯正的移動により左右臼歯部の咬合支持を獲得した症例 ……… 186
  - Case 2　移植でなく矯正的移動を行った症例 ……………………………………… 188
- ❷ 自然移動 ……………………………………………………………………………… 189
  - Case 3　移植でなく自然移動を促した症例 ………………………………………… 189
- Ⅲ　矯正治療で抜去した歯を移植に活用 ………………………………………………… 190
  - ❶ 歯根完成歯 …………………………………………………………………………… 190
    - Case 4　矯正治療（上顎前突）で抜去した歯を移植した症例 …………………… 190
    - Case 5　矯正治療（下顎前突）で抜去した歯を移植した症例 …………………… 192
  - ❷ 歯根未完成歯 ………………………………………………………………………… 194
    - Case 6　移植と矯正を組み合わせた症例（$\frac{5\ 4}{5}|\frac{}{5}$ 先欠の珍しいケース） ……… 194
    - Case 7　移植と矯正を組み合わせた症例（$\overline{5\ 4}|\overline{4\ 5}$ 先欠の珍しいケース） ……… 196
  - ❸ 矯正を前提とする移植の問題点 …………………………………………………… 198

11章　歯の移植におけるCTの活用 ……………………………………………………… 199

- Ⅰ　はじめに ………………………………………………………………… 下地　勲　200
- Ⅱ　診断および治療方針立案におけるCTの活用 ………………………… 猪狩寛晶　201
  - Case 1　歯の移植により遊離端欠損および中間欠損を回避した症例 …………… 201
  - Case 2　歯の移植と歯の移動により臼歯部の咬合支持を確保した症例 ………… 203
- Ⅲ　治療の評価と経過観察におけるCTの活用 …………………………… 梅津　修　207
  - Case 3　顎堤の幅と高さが不足している症例 ……………………………………… 207
  - Case 4　顎堤の高さが不足している症例 …………………………………………… 209
- まとめ …………………………………………………………………………………… 212

12章　歯の移植後のトラブルと対応 …………………………………………… 下地　勲　213

- Ⅰ　はじめに ………………………………………………………………………………… 214
- Ⅱ　歯根吸収 ………………………………………………………………………………… 214
  - ❶ 歯根吸収の種類 ……………………………………………………………………… 214
  - ❷ 歯根吸収の発生メカニズム ………………………………………………………… 215
  - ❸ 各歯根吸収の関係と大まかな流れ ………………………………………………… 216
- Ⅲ　歯根吸収の診断と対応 ………………………………………………………………… 217
  - ❶ 表面歯根吸収 ………………………………………………………………………… 217
  - ❷ 炎症性歯根吸収 ……………………………………………………………………… 217
    - 1－診断…217／2－X線写真による診断の限界…217／3－予防を前提にした移植の方法…218／4-対応…218
    - Case 1　炎症性歯根吸収の症例 ……………………………………………………… 218
  - ❸ 置換性歯根吸収 ……………………………………………………………………… 220
    - 1－診断…220／2－診断の留意点と限界…220／3－予防を前提にした移植の方法…221／4-対応…221／5－一時性置換性歯根吸収…221
    - Case 2　置換性歯根吸収の症例 ……………………………………………………… 222
    - Case 3　一時性置換性歯根吸収の症例 ……………………………………………… 223
  - ❹ 炎症性歯根吸収と置換性歯根吸収の相互移行 …………………………………… 224

Case 4　置換性歯根吸収から炎症性歯根吸収へ移行した症例 ……………… 225
Ⅳ　歯根吸収と骨吸収のメカニズムとの関連 …………………………………………… 226
Ⅴ　付着の部分的非獲得 …………………………………………………………………… 227
　❶ 付着の部分的非獲得とは ……………………………………………………………… 227
　❷ 細菌性因子の関与 ……………………………………………………………………… 227
　　1－移植歯…227／2－受容側…228／3－術中の感染予防対策…228
　　Case 5　細菌性因子が関与した歯周病罹患歯を移植歯として利用した症例 …… 229
　❸ 物理的因子などの関与 ………………………………………………………………… 231
　　1－移植歯自体が有する問題点と予防策…231／2－固定用材料による問題点と予防策…232
　　Case 6　物理的因子などが関与したと思われる付着の部分的非獲得の症例 …… 232

13章　歯の移植に関するQ&A　　　　　　　　　　　　　　　　下地　勲　235

移植歯の歯内療法の時期に関する　Q&A ………………………………………………… 236
　Q1：移植歯が生活歯の場合，抜髄は移植前と後のどちらがよいか？ ………………… 236
移植歯を抜去する際に行う「歯を動揺させる処置」に関する　Q&A ………………… 237
　Q2：移植歯を抜去する際，術前に「歯を動揺させる処置」を行ったほうがよいか？ … 237
Andreasen の基礎研究の結果に対する　Q&A ………………………………………… 239
　Q3：歯根未完成歯の移植後，歯髄壊死を起こした場合，移植後8週間で80%以上が診断可能であるといわれるが，具体的にはどのような所見で判断すればよいのであろうか？ …… 239
　Q4：さまざまな研究により，破骨細胞による歯根吸収を防御しているのは歯根膜の最内層であることがわかっているが，移植歯を抜去した際，肉眼的に歯根膜が大きく剥がれ，その存在を確認することが困難な場合でも，ある程度の最内層は存在していると考えてよいのであろうか？ …………………………………………………………………………………………… 240
　Q5：歯根未完成歯の移植後に歯髄腔の閉鎖（PCO）が生じて治癒が起こった後，一定の期間を経て根尖病変が生じる場合があるが，根管治療は行えるのか？ …………………… 240
術式に関する　Q&A ……………………………………………………………………… 241
　Q6：ソケットは，移植歯の歯根の大きさにぴったりと合わせて形成したほうがよいか？ …… 241
　Q7：移植歯に咬合圧を与える時期は，移植後に経過した期間によって決定するのか，移植歯の動揺度を基準に決定するのか？ ………………………………………………………… 241
　Q8：移植歯の動揺に関しては，どのような点を目安に評価すればよいのか？ ……… 242
　Q9：移植後，X線写真で経過観察していくときに気をつけてみなければいけない点は何か？ … 242
　Q10：水酸化カルシウム製剤は具体的には何を使うのか？ …………………………… 242
　Q11：有髄歯と失活歯を移植する場合，それぞれ気をつける点は何か？ …………… 242
　Q12：移植後にMTMや矯正をしたいとき，移植後，どれくらいの期間が経過した時点で開始すればよいか？ ……………………………………………………………………………… 243
　Q13：根尖近くが彎曲している移植歯を抜去したとき，根尖2～3mmが欠けてしまう場合がある．このような場合，そのまま移植してよいのか，それとも移植をあきらめたほうがよいのか？ …………………………………………………………………………………………… 243

本書で使用された覚えておきたい英語一覧…244／参考文献…246／索引…251

デザイン：M's杉山光章，イラスト：TDL

Visual Contents

歯根膜の主要な構成要素

歯根膜の臨床上の機能を考えるとき，①細胞，②線維，③血管，④神経の4つの側面から全体像を統一してみるとわかりやすい．

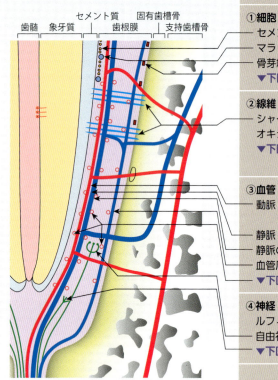

(井上ほか，1996[1])

	再植・数種の移植（治癒のメカニズムと導入しやすい順序．1→6の順で難しくなる）	移植・再植後の治癒のメカニズム ▶ p79，図4参照	1．意図的再植 ▶ p13，2章参照
	治癒に関与する4要素（①〜④）▶ p76参照	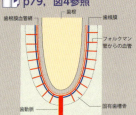	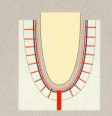
①細胞 — セメント芽細胞 — マラッセ上皮遺残 — 骨芽細胞 ▼下図1参照	セメント芽細胞とマラッセ上皮遺残は歯根側に残り，おもに歯根側より治癒が生じる．〔治癒の時期＝2〜3週間後〕	ソケット壁の固有歯槽骨（歯槽硬線）は再植歯の歯根と既に適応しているため，骨改造現象は低く，治癒はきわめて早い．	
②線維 — シャーピー線維 オキシタラン線維 ▼下図2参照	移植歯側とソケット側の双方より伸びてくる（無歯顎堤部での移植では移植側からのみ伸びる）．〔治癒の時期＝3〜4週間後〕	【術式上のポイント】・逆根充操作を迅速に行う．・根尖病変の十分な掻爬．・長すぎない固定期間．	
③血管 — 動脈 — 静脈 ─並走（歯根寄り） — 静脈のみ走行（歯槽骨寄り） — 血管周囲増殖能をもつ細胞 ▼下図3参照	移植歯側とソケット側の双方から伸びてくる．〔治癒の時期＝2〜3週間後〕		
④神経 — ルフィニ神経終末（機械感覚） — 自由神経終末（痛覚） ▼下図4参照	歯根側は貪食され，ソケット側の骨髄より入ってくる．〔治癒の時期＝約4週間後もっとも遅い〕		
受容床（ソケット）の特徴	(1) ソケットと移植歯の適合	もと通り良好	
	(2) 移植歯歯根膜への血流	もと通り良好	
	(3) ソケット歯槽骨の反応	最小	
	(4) ソケット内の歯根膜残留	非常に多い	

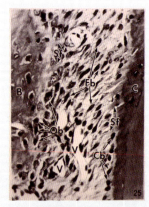

図1　歯根膜の細胞
B：固有歯槽骨，Ob：骨芽細胞，Fb：線維芽細胞，Cb：セメント芽細胞，C：セメント質，Sf：シャーピー線維，V：血管．（下野ほか，1988[2]）

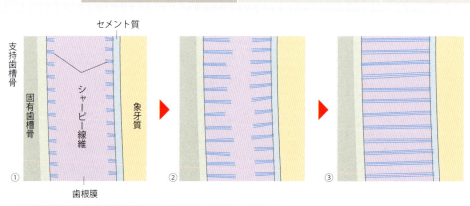

図2　歯根膜主線維の発生の過程
①：固有歯槽骨およびセメント質双方よりシャーピー線維が立ち上がる．
②：この時点では固有歯槽骨側からのシャーピー線維が長い．
③：セメント質側からのシャーピー線維も長くなり，歯根膜腔内で固有歯槽骨側からの線維と重なる．その後，咬合接触をもって機能するようになると線維は線維束となって構成される．

(Lindhe，1983[3] 改変)

			歯根完成歯の移植		
	2. 外科的挺出 (歯槽窩内移植) ▶p31, 3章参照	3. 歯根未完成歯の移植 ▶p45, 4章参照	4. 抜歯窩への直後移植 ▶p66, 5章-Ⅱ参照	5. 治癒期の抜歯窩への移植 ▶p69, 5章-Ⅲ参照	6. 無歯顎堤への移植 ▶p72, 5章-Ⅳ参照
	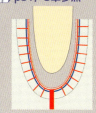	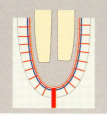	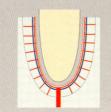	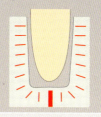	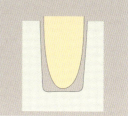
	再植と同様，固有歯槽骨（歯槽硬線）は根尖付近以外，移植歯根と良好に適応しているため，治癒は早い． 【術式上のポイント】 ・脱臼，挺出は原則，歯肉弁を剥離し，明視下で行う． ・生物学的幅径に従い，健全歯根膜が骨縁上1mm露出する位置で固定する． ・補綴学的には歯肉縁上に健全歯質を1mm以上露出させ，フェルール効果を獲得し，歯冠側漏洩（コロナルリーケージ）を防止する．	6番か7番を抜歯後，8番を移植するケースが多く，歯槽中隔を削る程度で可能である． 1や2と受容床の条件は似ているため良好である．若年者であるため，移植歯側からの歯根膜の増加も旺盛で，治癒は非常に早い． 【再植および他の移植との違い】 歯周組織の治癒に加え，歯髄治癒を目標とする． 【術式上のポイント】 ・歯小嚢をなるべく歯根側につけて抜歯を行い，歯根発育度に応じてやや深めに埋入する．	ソケット削除が少ないときは1や2の場合に近い条件となるため，一般的に治癒は早い． 【術式上のポイント】 ・移植歯に大きな根尖病変やポケットが5mm以上存在する場合は行わず，5に変更する．	抜歯後約2週間で化骨期になる．治癒に関与する細胞，線維，血管，神経の4要素の位置が，1と全く異なるため注意を要する． 【術式上のポイント】 ・6と同じ基準で，切開，剥離が必要である． ・一定のソケット形成が必要だが，歯槽骨は軟らかく手技的には容易である． ・固有歯槽骨（歯槽硬線部）は固く残存しているため，形成境界の部位はわかりやすい．	治癒に関与する4要素は，1～5までの移植・再植と全く異なる．血液供給は骨髄から行われ，固有歯槽骨は存在しないため治癒に長い期間を要する． 【術式上のポイント】 ・移植歯歯根形態に見合ったソケット形成が要求される．1～5の移植・再植の経験を踏まえたうえで行ったほうがよい （▶p103, 7章参照）
			抜歯窩への直後移植と無歯顎堤への移植における臨床上の違いは，p76で詳述．		
	良好（根尖側で空く）	一様でない	抜歯窩と移植歯根の大きさによる	ソケット形成により一様でない	ソケット形成により一様でない
	もとに近い	もとに近い	もとにやや近い	再植とは全く異なる	骨髄の血管から十分に供給される
	非常に小さい	小さい	小さい	大きい	非常に大きい
	多い	多い	ソケット削除量による	なし	なし

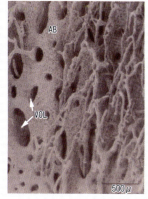

図3 歯根膜への血液供給．固有歯槽骨の表面の拡大像

歯根膜への血液供給は，根尖部の歯槽動脈のほかに，フォルクマン管（VOL）を通しても行われる．AB：歯槽骨．

（高橋，1980[4]）

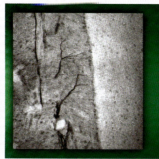

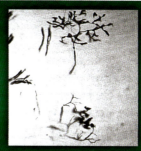

図4 歯根膜に分布する神経

左：痛覚をつかさどる自由神経終末，右：機械感覚（ルフィニ神経終末）．移植・再植後，自由神経終末は容易に復活するが，ルフィニ神経終末は困難とされる．しかし，自由終末が代償的に機械感覚をつかさどるようになるともいわれる．

（前田ほか，1995[5]）

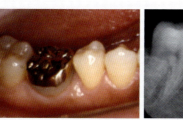

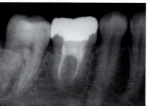

臨床術式 ▶p103, 7章参照

図5 移植，再植の成功の基準

組織学的には，歯小嚢由来のセメント質，歯根膜，固有歯槽骨が三位一体で形成されること（この3者は付着装着といわれる）．

臨床的には，歯周ポケットや生理的動揺の範囲が正常で，X線写真で歯根膜空隙と歯槽硬線（固有歯槽骨）が認められること．

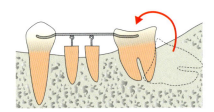

1章 どのようなケースから始めて，レベルアップしていけばよいか？

Tooth Transplantation Replantation

Ⅰ　はじめに
Ⅱ　意図的再植
Ⅲ　外科的挺出
Ⅳ　歯根未完成歯の移植
Ⅴ　歯根完成歯の移植

1章 どのようなケースから始めて，レベルアップしていけばよいか？

I―はじめに

1 移植の適応の前提

すべての移植処置において重視すべき共通点は，移植歯の選択にあたって，原則的に機能していない不要な歯を選ぶということである[1]．具体的には**表1**に示す通りで，埋伏歯，転位歯，対合歯のない歯，矯正治療による抜去歯などが対象となる．

また，移植歯が大臼歯で複根の場合，歯根が一定の長さであれば，歯単位でなく，歯根単位で移植が行われることもある．このような歯根単位での移植を検討すれば，移植の適応症は増す．受容床の顎堤幅が狭く，1歯まるごとの移植が不可能な場合でも，歯根を分割することにより移植が容易に行えて，複数の分割歯根を連結補綴すれば，機能性および耐久性からも満足が得られることは多い．

表1 移植歯の選択基準

機能していない不要な歯を選ぶ
1. 埋伏歯，転位歯
2. 対合歯のない歯
3. 矯正治療による抜去歯
   （歯根単位の移植も多い）

（下地，1995[1]）

2 臨床導入の実際

歯の移植にはいくつかの種類が存在し，難易度も異なる．

そこで本章では，移植・再植を実際に臨床に取り入れるにあたり，どのような症例から始め，いかにレベルアップしていけばよいかを述べる（**表2**）．

これは，以前から各地で筆者が移植・再植の講演を行うたびに，質問を受ける内容でもある．筆者が実際に約40年前に移植を始め，その後，徐々に難易度の高い症例へと進めてきた経験を踏まえて，臨床導入の方向を示したい．

歯科臨床のほかの分野と同様に，移植・再植においてもやさしい症例からより困難な症例へとレベルアップしていくことが，術者にとっても，また患者さんにとっても，きわめて重要なことである．

**表2の中で3のみが歯根未完成歯で，ほかは完成歯である．また，1のみが再植で，2～4は移植である．

2の外科的挺出は脱臼後，もとのソケットに戻すことから再植の一種ともいえるが，海外では通常，歯槽窩内移植とも呼ばれる[2]ため，本書でもその分類に従った．

一般に，再植とはいったん抜歯した後，深さも角度ももとの位置に戻す場合をいう．たとえば，難治性の根尖性歯周炎が通常の歯内療法ではどうしても治癒せず，いったん抜歯した後，根尖孔付近を切断後，逆根管充填を行い，歯根をもとに戻す意図的再植と，外傷などで脱離した歯をもとに戻す外傷歯の再植の2つが存在する．

本章では，**表2**に示した移植・再植の4項目について総論的に述べ，各項目については次章以降で詳述する．

表2 初心者にとって手がけやすい，移植・再植の順番

1. 意図的再植
2. 外科的挺出（歯槽窩内移植）
3. 歯根未完成歯の移植
4. 歯根完成歯の移植
   1）抜歯窩への直後移植
   2）治癒期の抜歯窩への移植
   3）無歯顎堤部への移植

（下地，1995[1]）

1章―どのようなケースから始めて，レベルアップしていけばよいか？

II―意図的再植

　もっともやさしい意図的再植に関して，特別な手技は不要である．歯を保存したい意志が強く，安全に抜歯を行える術者であればすぐにでも着手可能な方法である．この処置を成功させることによって，いったん抜去された歯が再度生着することを実感することは重要なことである．

　術式などの詳細はp13，**2章「意図的再植」**を参照されたい．

　ある治療目的をもった計画的な再植であることから意図的再植といわれ[3]，外傷などによる脱離歯の再植と区別される．

　意図的再植においては，抜歯時と挿入時に，いかにして歯根膜の損傷を減らすかということがもっとも重要である．

Case 1 意図的再植の症例

51歳，女性
主訴：左下の奥歯（7⏋）の歯肉が腫れて痛みが強い

1：1991年6月．初診時．7⏋根尖部にかなり大きな透過像が認められた．

2：7⏋の根管充塡状態が不良のため歯内療法をやり直したが，近心根は閉鎖しており，どうしても根管口をみつけることができなかった．また，遠心根にはステップが生じており，再治療を2度行ったにもかかわらず，前医の根管充塡の状態と同じになってしまった．

3：歯根膜に触れないように歯冠部を滅菌生理食塩液を浸したガーゼで把持しながら，すみやかに根尖孔の窩洞形成を行い，アマルガムで充塡した（その後の研究でアマルガムは漏洩が起こりやすいことがわかり，現在，筆者はスーパーボンドをおもに使用）．この後，縫合糸のみで固定．咬合調整は抜歯前に対合歯と1～2mmのクリアランスが得られるように行った．

4, **5**：1992年3月（再植後9ヵ月）のX線写真．根尖部の透過像はほとんど消失している．もちろん臨床症状もない．

6：1994年6月のX線写真．

7, **8**：2012年9月．再植後21年3ヵ月経過．症状はなく快適な様子だが，X線写真では依然，歯根膜空隙と歯槽硬線はみられないため，結合組織性治癒は起こっておらず，瘢痕治癒の状態と思われる．これは逆根管充塡材がアマルガムであったことと関連があると推測される（スー

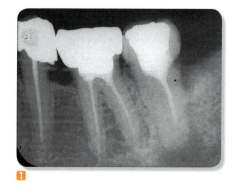
1

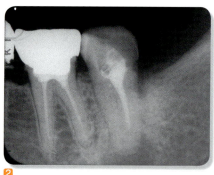
2

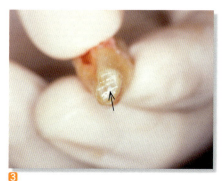
3

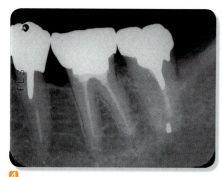
4

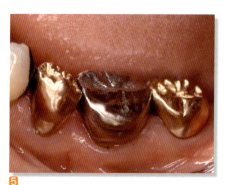
5

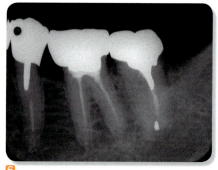
6

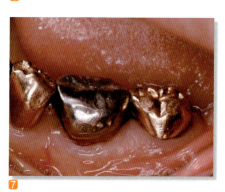
7

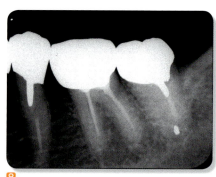
8

パーボンドを使用したp22，2章 Case-2 の経過時のX線写真で歯根膜空隙，歯槽硬線の状態を比較のこと）．

Ⅲ―外科的挺出

　2番目にやさしい外科的挺出（surgical extrusion）の術式も特別な手技は不要で，すぐにでも臨床に導入すべきである．

　術式などの詳細はp13，**3章「外科的挺出」**を参照されたい．

　カリエスや歯根破折線が歯肉縁下に深く入り込み，生物学的幅径を侵している場合，そのままの状態では歯周組織の健康が維持できず，また確実な歯冠修復処置を行えない場合が多い．その改善のため外科的に歯を挺出させることを外科的挺出という．通常は矯正的挺出が優先されるが，症例によっては外科的挺出が有利な場合がある[1]．

　外科的挺出は，同一の部位（ソケット）に戻すため再植の一種ということもできるが，海外では，戻すときに異なる高さで固定するため，移植の分類に入り，歯槽窩内移植（intra-alveolar transplantation）と呼ばれることもある．

　適応症としては，矯正的挺出を行うと挺出量が多くなり，歯槽骨内の歯根が短くなる症例や，矯正的挺出のためのアンカーが存在しない症例である．

　挺出する歯の条件としては，歯根の歯質が一定の幅を有し，かつ歯根形態も単根に近いことである．

Case 2 外科的挺出の症例

50歳，女性
主訴：右下の奥歯（7|）が痛くて噛めない

1，**2**：1992年9月．7| に深い骨縁下カリエスと破折がみられた．第一選択として矯正的挺出が考えられたが，歯根形態が単根で脱臼しやすいこと，アンカーとなる小臼歯群がポーセレンで連結されていたために矯正装置がやや大きく繁雑になること，患者さんが短期間の治療を希望したことから，外科的挺出が妥当と判断し，実施した．

3：同日．外科的挺出では必ず歯肉弁を剥離し，明視下で歯根と歯槽骨の境界部に細いヘーベルを確実に挿入することにより，安全に脱臼させる．その後，0.016×0.016の矯正用ワイヤーで固定する．

4：同日のX線写真．露出させた歯根膜に面した血餅の中に固有歯槽骨が生じることを想定，計算し，生物学的幅径を基準に挺出量を決める．

5：1993年7月．歯周組織の治癒を待つ．

6：1995年12月．露出させた歯根膜の部分に固有歯槽骨（歯槽硬線）が生じ，その外側に支持歯槽骨が生じている（矢印）．

7：外科的挺出後11年5カ月．近心面で増加した歯槽骨は長期に安定している．

8：2013年3月．術後20年を越えたが，経過は良好である．

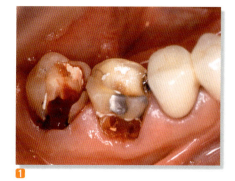
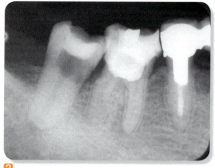
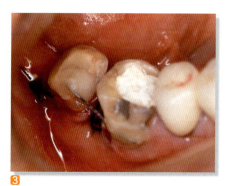
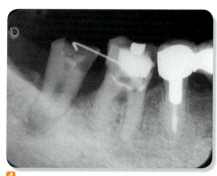
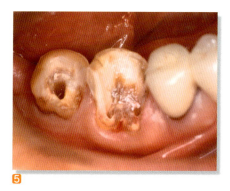
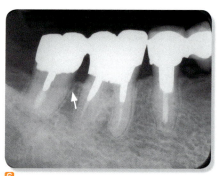
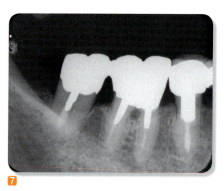
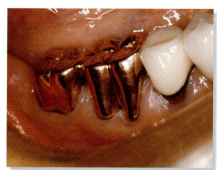

1章―どのようなケースから始めて，レベルアップしていけばよいか？

Ⅳ―歯根未完成歯の移植

歯根未完成歯は歯根が短いため，移植に際し，ソケット形成が不要かわずかな量で済むことが多く，3番目に導入しやすい方法として位置づけられる．歯根未完成歯の移植においては，歯周組織の治癒に加えて歯髄治癒も成功の基準となる点が大きな特徴である[1]．詳細はp45，**4章「歯根未完成歯の移植」**を参照されたい．

Case 3 歯根未完成歯の抜歯窩への移植例

18歳，女性
主訴：左下の奥歯（⌊6）が腫れて痛い

初診時　1986年6月

| 8 7 6 5 4 3 2 1 | 1 2 3 4 5 6 7 8 |
| 8 7 6 5 4 3 2 1 | 1 2 3 4 5 6 7 8 |

↓　　　　移植後

| 8 7 6 5 4 3 2 1 | 1 2 3 4 5 6 7 8 |
| 8 7 6 5 4 3 2 1 | 1 2 3 4 5 **6** 7 |

移植：⌊8 → ⌊6部

1，**2**：1986年6月．⌊6はカリエスが深く抜歯となった．

3：⌊6部に埋伏歯⌊8を移植した．歯根は未完成で，根尖孔の幅は1mm以上存在する．

4：1989年10月．歯髄による歯冠および歯根象牙質の形成が生じた．知覚反応は陽性である．

5：1993年7月．知覚反応は陽性である．

6：1994年6月．ブラッシングの不良により，26歳の若さで近心にわずかな骨欠損がみられる．

7，**8**：2011年4月．移植後24年10ヵ月．多忙な患者さんで，リコール時は毎回，多くの歯垢，歯石を沈着させ，遠心部で歯周炎の一定の進行がみられるが，動揺や違和感などはない．

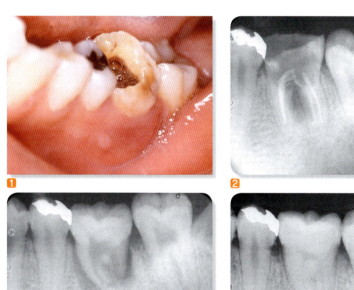
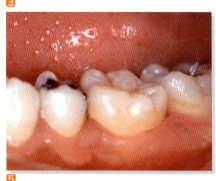
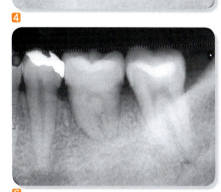
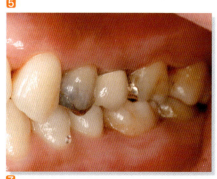
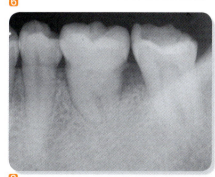

1章—どのようなケースから始めて，レベルアップしていけばよいか？

V—歯根完成歯の移植

1 抜歯窩への直後移植[1, 4)]

受容側の抜歯後，ただちに移植を行う場合をさす．
移植特有の手技を必要としないため，4番目に導入しやすい方法である．

Case 4 歯根完成歯の抜歯窩への直後移植例

32歳，女性
主訴：他院にて6⎤の抜歯後にブリッジ装着を提案され，拒否し来院

初診時　1991年2月

| 8 | 7 | 6 | 5 | 4 | 3 | 2 | 1 | 1 | 2 | 3 | 4 | 5 | 6 | 7 | |
| 8 | 7 | 6 | 5 | 4 | 3 | 2 | 1 | 1 | 2 | 3 | 4 | 5 | 6 | 7 | 8 |

↓　　　　移植後

| 8 | 7 | 6 | 5 | 4 | 3 | 2 | 1 | 1 | 2 | 3 | 4 | 5 | 6 | 7 | |
| 8 | 7 | 6 | 5 | 4 | 3 | 2 | 1 | 1 | 2 | 3 | 4 | 5 | 6 | 7 |

移植：8⎤→6⎤部

1，**2**：1991年2月．初診時．6⎤のカリエスは深く，髄床底に破折と穿孔が認められたため，抜歯後，対合歯のない8⎤を移植することにした．ブリッジにより2本の健全歯を削ることは患者さん，筆者ともに望まなかった．

3：移植時のX線写真．

4：1993年10月．支台歯形成時．患者さんの都合により，移植後，来院が2年以上途絶えたため，歯冠修復の時期が遅れた．通常は8カ月から1年の間に行う．

5：1994年9月．歯根膜空隙と歯槽硬線が明瞭に認められる．

6：同時期の口腔内写真．移植歯の歯冠部の崩壊が少ない場合，歯肉縁上にマージンを設定したオンレータイプの修復を行うようにしている．

7，**8**：13年1カ月後．経過良好．患者さんは，「移植していなかったら，前後の2本の歯を削られていたんですよね」と来院のたびに感謝される．

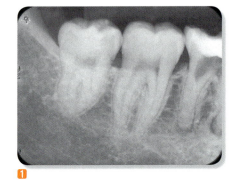
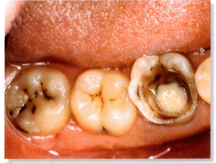
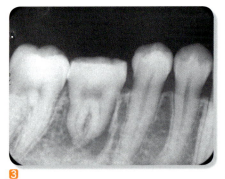
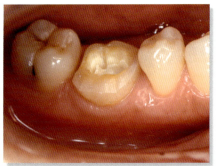
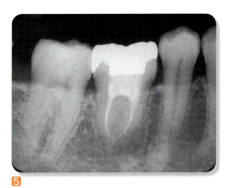
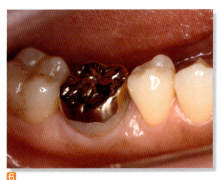
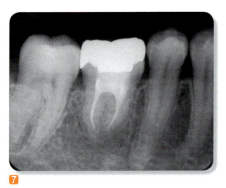
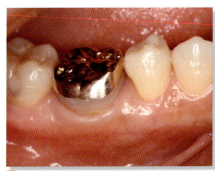

② 治癒期の抜歯窩への移植

受容側の抜歯後，直後移植を行わず，一定の治癒期間をおいてから移植する場合をさす[1, 4]．

この段階から移植に特有の歯周剝離，ソケット形成という手技が必要とされる．しかし，これまで述べた，よりやさしい症例を経験し，本書で述べる留意点を踏まえて行えば，硬い骨にソケット形成を行うわけではないので，比較的容易である．「①抜歯窩への直後移植」を経験したうえで行ったほうがよい．

Case 5 歯根完成歯による治癒期の抜歯窩への移植例

48歳，女性
主訴：右側で噛めない

初診時　1995年6月

| 7 | 6 | 5 | 4 | 3 | 2 | 1 | 1 | 2 | 3 | 4 | 5 | 6 | 7 |
| 8 | 7 | | 5 | 4 | 3 | 2 | 1 | 1 | 2 | 3 | 4 | 5 | | 7 |

⬇　移植後

| 7 | 6 | 5 | 4 | 3 | 2 | 1 | 1 | 2 | 3 | 4 | 5 | 6 | 7 |
| | 7 | | 5 | 4 | 3 | 2 | 1 | 1 | 2 | 3 | 4 | 5 | | 7 |

移植：8̄ → 7̄ 部

1：1995年6月．右下ブリッジの支台歯である 7̄ に重度のカリエスと歯根破折が生じ，保存不可能で抜歯となった．

2：7̄ のクラウンを外した状態．

3：8̄ を 7̄ 部へ移植することになったが，顎堤は頬舌的にも上下的にも著しく吸収している．インプラントなら GBR が必要だが，移植の場合は歯根膜の再生機能を利用できるため，陥没した部位に移植し，その後，矯正的挺出を行うことにした．

4：ソケット形成後．舌側に骨壁が全く存在していないため，歯根膜の再生機能を活用して，この部位での歯周組織の再生を目指すことにした．

5：移植歯 8̄．複根歯で歯根ボリュームは大きい．

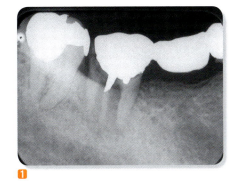
1

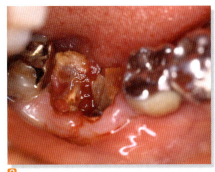
2

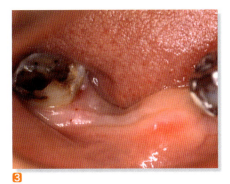
3

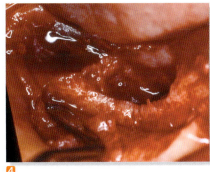
4

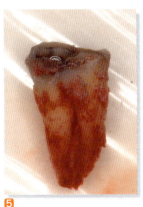
5

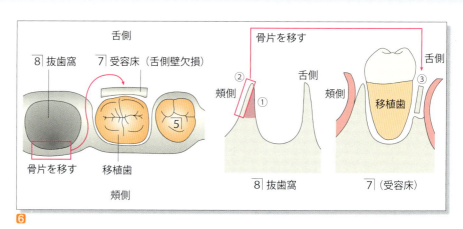

6

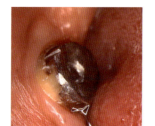
7

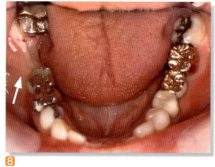
8

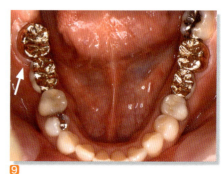
9

6：舌側壁欠損への対応．
①骨壁の採取を容易にするため，あらかじめ赤い部分を内側から削り，抜歯窩頬側骨壁を薄くしておく．
②頬側の骨壁（赤線部）を採取後，受容床の舌側にスペースメイキングとして挿入する．
③骨壁挿入後に縫合する．

7：1996年5月．移植後1年．移植後3週間から6カ月の間にゆっくりとやや頬側寄りに自然挺出が生じ，陥没していた歯槽骨を含めた歯周組織が上がってきた（予定した矯正的挺出は不要となった）．

8：術前の咬合面観．7|部の顎堤は頬舌的にも萎縮していた（矢印）．

9：1996年6月．術後の咬合面観．7|部の移植歯の歯周組織は膨らみを増し，よみがえった（矢印）．

10：同時期のX線写真．深く入れられた移植歯は自然挺出し，骨レベルは平坦になっていた．

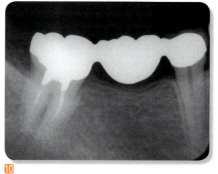
10

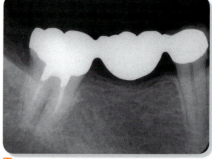
11

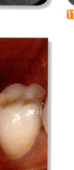
12

11：2010年7月．移植後14年2カ月経過．

12：2011年8月．移植後15年3カ月経過．患者さんが体調不良により清掃不十分ではあるが，咀嚼機能は十分に維持されていた．

❸ 無歯顎堤部への移植

受容側の抜歯が少なくとも数カ月以上前に行われ，歯槽骨を含め，顎堤が十分に治癒している部位へ移植を行う場合をさす[1]．歯肉を切開，剝離し，移植歯に見合ったソケットを歯槽骨の中にあらたに形成しなければならないため，これまで述べた再植および移植の中では外科的侵襲が多く，手技としてはもっともむずかしい．

抜歯後，長期間経過していることが多いため，歯槽骨の吸収が起こり，移植歯を受け入れるだけの幅および高さが不足している場合も多く，まさにこの点が最大の課題となる．

しかし，すでに述べた5つの段階の処置を積み重ねていけば，基本的な手技は同じであることから，容易に行えるようになる．

症例は，咬合性外傷の関与で喪失したと思われる7|部への移植例である．41歳までカリエスや歯周病は1本もなかったが，7|のみ動揺が生じて，数年前に抜歯された（|3の頬側転位による犬歯咬合誘導の欠如が関与した可能性が考えられる）．

過度な力が加わる7|部に移植された歯が，長期に生存するかどうか不安であった症例である．

Case 6 無歯顎堤遊離端1歯欠損への移植例

41歳，女性
主訴：強い痛みがある7|が対合歯肉にあたるまで挺出し，ときどき7|部の歯肉を噛んで痛い

初診時　1992年4月
移植後
移植：|8→7|部

❶：1992年4月．初診時．左側のほうが咀嚼しやすいため，おもに左側で噛むことが多く，時に左の関節が痛み，口が開きにくいことがあった．

❷〜❹：対合歯のない|8を7|部へ移植し，右側でも咀嚼できる条件をつくることにした．

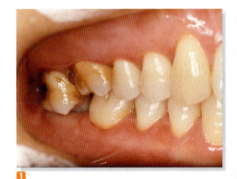
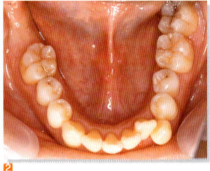
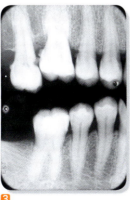
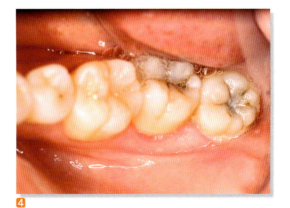

5：$\overline{7}$部へ移植し，$\overline{6}$と固定した．根尖が曲がっていたため，深い部位で遠心寄りに大きめにソケットを形成した．

6：1995年12月．$\overline{7}$部の移植歯および挺出した対合歯$\overline{7|}$の歯冠修復後の状態．

7：手前の$\overline{6|}$とサイズが同じで頬側面が揃う点は，ブラッシングがもっともしづらいこの部位においては大きな利点であり，インプラントでは得られにくいことである．

8：同時期のX線写真．移植歯の根管は著しく彎曲，狭窄し，思い通りの根管治療を行えなかった．

9，10：移植後約22年も経過した移植歯の咬合面には，生理的な範囲での摩耗が生じている．第二大臼歯は最後臼歯であることから（特にこの症例のように対角線上の犬歯のガイドが喪失している場合），生涯，咬合干渉が起こることが多く，生理的範囲内での摩耗が生じる前提で考えると，感覚受容器が存在する移植がインプラントより有利である．

また，歯冠修復に使う材料も歯質の硬度に近い金属を選択したほうがよい．初診時にみられた左側片側咀嚼はなくなり，顎関節症の症状もなくなっていた．

7番1歯欠損に対しては「放置」という考えも多いが，本症例のように，欠損のまま放置することが片側咀嚼の原因となり，さまざまな症状につながっている場合は積極的に介入すべきと考える．

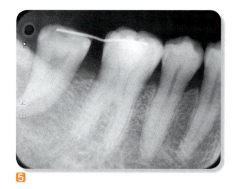
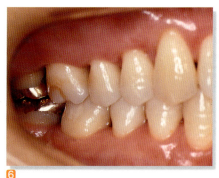
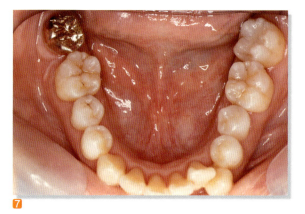
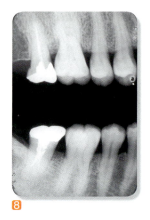
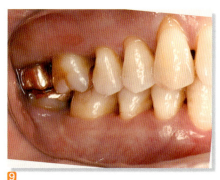
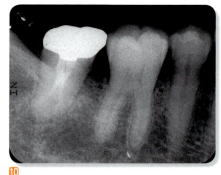

以上，ステップバイステップで無歯顎堤への移植ができるようになれば，p131，**8章「むずかしい歯の移植の症例にどう対応するか？」**のレベルに達することになり，臨床における治療手段の幅が広がり，新しい，高度な臨床への展開が可能となる．

Tooth Transplantation Replantation

2章 意図的再植

Ⅰ　はじめに
Ⅱ　意図的再植の実際
Ⅲ　外傷歯の再植

I―はじめに

　再植とは，何らかの理由で歯槽窩から脱落した歯，または抜去された歯をもとの歯槽窩に挿入して固定し，歯の機能を少しでも長く営ませようとすることをいう．厳密にいうと，挿入された歯の位置が，上下的な深さおよび角度ともに再植前と同一である場合をいう．仮に，少しでも再植前の位置から変化がある場合は，歯の移植のうち「外科的挺出（歯槽窩内移植）」の範疇になる．

　再植はおもに2つに分けることができ，脱離などが生じた外傷歯を戻す場合と，ある目的をもって，いったん抜歯を行い，口腔外で必要な処置を施してから戻す場合がある．前者が救急を含む処置であるのに対し，後者は計画的に行うことから「意図的再植」とよばれる．

　いずれの場合も，その予後は健全な歯根膜が再植時にどの程度残っているかにかかっている．

　本章では，意図的再植を中心に述べる．

Ⅱ―意図的再植の実際

❶ 意図的再植の目的と問題点

　意図的再植とは，いったん抜歯を行い，口腔内では困難な処置を直視のもと，口腔外で行った後，再び歯槽窩に戻すことをいう．歯周組織に大きな問題がなく，根尖部の病変が通常の歯内療法によってどうしても改善できない場合や，根管壁に穿孔が存在し，口腔内からの対応が不可能な場合に適用される．

　これはある治療目的をもった計画的な再植であることから意図的再植といわれ[1～4]，外傷などによる脱離歯の再植と区別される．

　意図的再植においては，抜歯時と挿入時に，いかにして歯根膜の損傷を減らすかがもっとも重要である．問題点としては，おもに，歯根吸収の可能性と抜歯時の歯根破折の可能性がある．

❷ 意図的再植の適応（表1）

1．適応の前提

　意図的再植は，根尖部に病変が存在し（または疑われる），あらゆる処置法においても改善が得られないか，もしくはほかの処置を施すこと自体がむずかしい場合に適応されることが多い．適応にあたっての前提として以下の条件が必要である．

1）抜歯と再植が比較的容易に行えるような歯根であること

　具体的には，大きな歯根離開，彎曲，肥大などがなく，難抜歯が予測されず，しかも円滑にもとの抜歯窩へ戻せるような歯であることが前提となる．歯根離開歯は，歯槽骨の弾性のため，抜歯が可能であっても戻すことは不可能な場合があることを理解しておく必要がある．

2）抜歯時に歯冠，歯根破折を生じないような歯質であること

　重度のカリエスや，太すぎる根管形成，コアなどのために歯質が薄くなっている場合はむずかしい．

表1　意図的再植の適応

1．適応の前提	1）歯根の条件：大きな歯根離開，彎曲，肥大がないこと 2）歯質の条件：重度のカリエス，太すぎる根管形成，コアなどで歯質が薄すぎないこと
2．適応症	1）根尖病変が通常の歯内療法で改善しない場合，あるいは根管壁に穿孔が存在し，通常の歯内療法では対応が不可能な場合 2）歯内療法の再治療自体が困難な場合 　①根管内に除去の困難なコアや器具が存在する場合 　②根管拡大自体がステップなどでどうしても行えない場合 3）歯根端切除が部位的にどうしても行えない場合 4）歯根端切除が行われたが，どうしても改善しない場合 5）直視以外に根尖部の異常の診断が行えない場合 6）穿孔への処置

2. 適応症

おもな適応症は，以下の通りである．一定のリスクを伴う処置であるため，ほかの処置法でどうしても改善が得られず，もはや抜歯以外に方法がないと診断された場合にのみ適応すべきである．

1）通常の歯内療法を繰り返し行っても，どうしても改善しない場合

根尖孔が大きく破壊され，水酸化カルシウムによるアペキシフィケーション*などの歯内療法によっても，根尖部の封鎖が困難な場合などに適応する．

2）歯内療法の再治療自体が困難な場合

原因としては以下の2つの場合が考えられる．

①根管内に除去の困難な強固なコアや破折した器具などが存在し，それらを無理やり除去することにより，歯根破折や穿孔が起こりかねない場合．

②以前の歯内療法によって根管内に強いステップが生じていたり，根管内が狭窄，または閉塞して，どうしても根尖部まで器具の到達が得られない場合．

3）歯根端切除が部位的に困難，または危険を伴う場合

下顎第二大臼歯は部位的に歯根端切除術が困難であることから，もっとも意図的再植の適応となりやすい．ただし，歯根の離開度が少なく，抜歯や再植が著しく困難でないことが予想される場合に限定される．

通常，上顎は6番の近心根までは歯根端切除が意図的再植より優先されるが，上顎5番あたりの根尖が上顎洞底に近接したり，入り込んでいる可能性がある場合，意図的再植が優先されることもあり，状況に応じて適応する．

下顎においては，5番はオトガイ孔との位置関係で歯根端切除が危険な場合があり，意図的再植を適応する場合がある．

4）歯根端切除などの処置が適切に行われたにもかかわらず，どうしても改善しない場合

5）直視以外に根尖部の異常の診断が行えない場合

これはきわめてまれなケースであるが，たとえば，根尖部の異常の原因が，CT像や歯肉弁の剥離を含め，あらゆる方法でどうしても診断できず，したがって，疼痛への対応も一時的にせよ奏効せず，まさに最後の手段として根尖を含む歯根表面を直接，観察する以外に診断および処置ができないような場合に行う．もちろん，これはもはや抜歯する以外に患者さんの苦痛に対応できない場合を意味している．この処置で，X線写真などでは確認できなかった微細な破折線などを口腔外での顕微鏡で発見できる場合がある．

6）穿孔への処置

意図的再植が適応となる穿孔の症例は，根管の穿孔が根管口から根尖側に離れた部位で生じ，通常の歯内療法で穿孔部の封鎖ができない場合である．もはや抜歯以外に対応策がないときに，いったん抜歯し，穿孔部を口腔外で封鎖し，ソケットに戻す方法である（→ p25，本章 Case-4 参照）．

---

*アペキシフィケーション
apexification
根尖狭窄部が破壊されて根尖孔が広がると，緊密な根管充填を行うことがむずかしくなるため，水酸化カルシウムにより歯根膜のセメント質形成能を促し，根尖部やセメント質様硬組織で狭くすることをいう．

3 意図的再植の成功率 —移植との比較 (表2, 3)

歯の移植後の予後を判定する場合，歯根吸収の有無が主要な基準になるが，意図的再植の場合，これに加えて，術前に存在した難治性の根尖病変が治癒したかどうかも大きな基準となる．Andreasenら[5]によれば，意図的再植後5年の生存率は85%，歯根膜治癒率は44～88%，根尖病変の治癒率は50～78%である．また興味深い結果として，その成功率は，術前，再植歯に大きな根尖病変があるほど高い．理由は，抜歯および再植操作を弱い力で行うため，歯根膜の損傷が少ないからであろう．

意図的再植の成功率に関与する因子

意図的再植の成功率を低下させうる因子として以下のことが考えられる．

①口腔外での根尖孔への処置（窩洞形成や根管充塡，充塡処置など）における歯根膜に対する物理的刺激，感染の可能性などがある．

移植の場合も，以前は抜歯後，口腔外で歯内療法が行われていた時期があり，この場合の成功率は非常に低かったことが報告されている[5]が，意図的再植ではこれらの処置を回避できないため，いかに歯根膜に損傷を与えず短時間で行うかが重要になる．

②再植であるがゆえのソケットとの緊密な適合は，移植の場合に比べてソケット壁との接触が強くなり，歯根膜の損傷がやや大きくなるとの懸念があげられているが，万一その場合でも，ソケットに歯根膜腔が多く残留するため，その歯根膜細胞の増加により損傷部は回復されることが多いと筆者は考えている．

表2　文献別にみた意図的再植の長期経過

	観察年数（平均）	患者の年齢（平均）	歯数（本）	歯の生存率（%）	歯根膜の治癒（%）	根尖部歯周組織の治癒（%）	良好な治癒（%）
Bielas et al, 1959	1～6 (3.3)		610				
Deeb et al, 1965*	5		55		44		
**	5		165		74		
Emmertsen & Andreasen, 1966	1～13 (4.3)	14～58 (30.1)	100	80	69	50	39
Grossman, 1966	2～11 (5.6)	10～50 (27.5)	45	80			62
Grossman, 1980	2～19 (6.5)				77		
Raasch, 1984	0.7 (0.7)	11～53 (27.0)	18	83	83	78	56

* アマルガムを用いた逆根管充塡
** 正根管充塡
(Andreasen, 1991[5])

表3　文献別にみた第三大臼歯の移植の長期経過

	観察年数 （平均）	患者の年齢 （平均）	歯数 （本）	歯根発育 段階*	歯の生存率 （％）	歯根膜の 治癒 （％）**	歯髄の治癒 知覚反応 （％）	歯髄腔の 閉鎖（％）	歯肉の治癒 （％）
Nordenram, 1963	0.5～7	13～22 (17.2)	61	I	79	85	56	52	77
Galanter & Minami, 1968	1～10	15～23	31	I	74	94	84		100
Andreasen et al., 1970	0.7～6	13～23	31	I	95	94	50	56	84
		19～46	56***	C	96	21			50
Sing & Dubani, 1970	(0.4)	13～17	25	I			76	84	84
Hovinga, 1986	2～10 (6.0)	14～21 (17.5)	16	I	100	100			
Nethander et al., 1988	1～5	13～65 (30.7)	57****	I	89	79			
Andreasen, 1990	0.5～20 (4.7)	15～21	151	I, C	96	81			93

* 根未完成の第三大臼歯＝I
* 根完成の第三大臼歯＝C
** 歯根吸収の徴候を伴わない歯根膜の治癒
*** 移植時に歯内治療を施した埋伏第三大臼歯
**** 移植がすべて2段階法で行われた例
(Andreasen, 1991[5])

4　意図的再植の術式と術後管理

1．再植歯の術前処置

1）術前に，可能なかぎりの根管充塡処置を完了させ，根尖部の死腔の大きさを最小限にしておく

再植時の根管充塡孔の窩洞形成と充塡処置（逆根管充塡）を最小の範囲と最短の時間でより確実に行い，歯根膜損傷のリスクを減らすことができる．

2）術前に，再植歯を含めて歯周治療を徹底的に行う

再植歯や周辺歯にプラークや歯石が付着していると手術時にソケット内へ細菌を埋入させ，感染の可能性を高める．また，再植後の歯周組織の治癒にも影響を及ぼす．術前にプラークコントロールの確立とルートプレーニングなどによって歯周病上の問題を解決しておく必要がある．

3）再植歯のカリエスは可能なかぎり除去しておく

少なくとも抜歯の際に，鉗子やヘーベルが触れる場所に存在しないようにしておく．また，金属など充塡物も除去しておく．鉗子で金属片などを歯根膜表面に付着させてしまう場合があるので注意が必要．

2．術　式

表4にまとめた通りであるが，以下，項目ごとに詳しく述べる．術式の基本は移植と同じなので，p103，**7章「歯の移植術式」**を参照のこと．

1）局所麻酔

歯根膜に損傷を与える歯根膜内注射は絶対に避ける．

表4　意図的再植の術式と術後管理の要点
1. 再植歯の術前処置
    1）可能なかぎりの根管充塡処置
    2）徹底した歯周治療
    3）カリエス，充塡物などの処置
2. 術　式
    1）局所麻酔
    2）咬合面の削合
    （金属，充塡物などの完全除去）
    3）再植歯の清掃，消毒
    4）歯肉弁剝離と歯根膜の切開
    5）再植歯の抜去（鉗子主体）
    6）抜歯窩の保護
    7）再植歯の歯根表面の検査
    8）根尖孔の窩洞形成
    9）窩洞への充塡
    10）抜歯窩根尖周囲組織の十分な搔爬
    11）再植歯の挿入
    12）固定（縫合など）
3. 術後管理
    1）歯周組織治癒期
    2）歯根吸収観察・対応期

2) 咬合面の術前削合

再植後の歯の安静のために重要である．特に，金属などが充填されていると，術後に咬合調整を行うことにより削除片が歯肉溝内に付着する可能性があり，歯周組織の治癒に影響を及ぼす可能性もでてくる．

3) 再植歯の歯冠部の清掃や消毒

プラークを受容床へ持ち込まないために必要である．

4) 歯肉弁の剥離

歯肉弁の剥離なしで行えることも多いが，歯質が薄いなど，条件が悪い場合も多いので，できるだけ剥離し，歯根と歯槽骨の境界を明視下で確認しながら慎重に抜歯を行う．また，抜歯時に歯根膜をできるかぎり歯根に付着させるため，歯根膜の切開はなるべく細いメス（No.390かNo.390C）やヘーベルによって行う．歯根膜腔に挿入し，歯根表面を損傷しないよう深い位置まで歯根膜を切断する．

5) 再植歯の抜去

なるべく鉗子のみでゆっくりと回転させながら行う．どうしてもヘーベルが必要な場合は幅の小さいものを，おもに隣接面で使用し，広い面積での歯根膜の損傷を防ぐ．

6) 抜歯窩の保護

抜歯後，滅菌したガーゼで入口を塞ぐ．抜歯から再植を行うまで，7)～9) の処置を行わなければならず，一定の時間がかかるためである．

7) 再植歯の歯根表面の検査

対応すべき根尖孔の位置，状態などを確認する．根尖孔の位置を発見できず，根尖部を被う炎症性肉芽組織を除去したり，根尖部をわずかに切除しなければならない場合もある．また，部分的な亀裂，大きな側枝の存在などについても注意深く検査する必要がある．不明瞭な場合は顕微鏡で確認する．根尖孔周辺に肉芽組織が付着して，根尖孔がみえない場合も多いが，根尖病変がある場合，必ずそれを除去し，根管口を確認して，以下の処置に移る．

8) 根尖孔の窩洞形成

必要があれば根尖孔付近を1～2mmカットした後，逆根管充填用の窩洞形成を行う．窩洞形成は形態番号1/4の小さなラウンドバーか形態番号699の細いフィッシャーバー，あるいは超音波のチップなどを用いて，必要最小限の大きさに留める．深さは側枝のもとを封鎖する意味でも窩洞入り口から3mm程度，歯冠方向に形成する（**図1**）．生理食塩液を浸したガーゼで把持しながら根尖孔の窩洞形成を行い，歯根膜の汚染と乾燥を避ける．

9) 窩洞への充填

素早く正確に行う．

10) 抜歯窩の掻爬

特に根尖部に病変が存在する場合，十分に行う（ただし，下顎第二大臼歯の根尖が下歯槽管と重なっている場合は慎重に行う）．

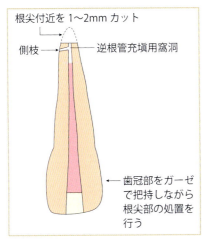

図1 逆根管充填時のポイント
根尖部を1～2mmカット後，側枝が存在する可能性があるため，逆根管充填用窩洞は約3mmの深さまで形成し，すみやかにスーパーボンドを充填する．

11）再植歯の挿入

歯根膜の損傷を最小限にするため，ゆっくりと所定の位置まで行う．強圧を加えないようにする．

12）固　定

縫合糸のみで十分であり，ワイヤーなどの使用は不要な場合が多い．しかし，根尖部病変が非常に大きい症例などにおいては，術後，再植歯が血餅により抜歯窩から浮き上がり，咬合が高くなる場合があるため，細いワイヤーで固定することもある．

3．術後管理

歯根完成歯の移植の術後管理とほとんど同様のため，要点のみを述べる．詳しくはp103，**7章「歯の移植術式」**を参照されたい．

1）歯周組織治癒期（術直後〜術後3週間）

再植後，歯肉付着が生じるには1週間かかるといわれる．この時期は患者さんのブラッシングが困難なため，可能な範囲で来院してもらい，歯肉縁上の歯頸部のプラークをエキスカベータなどで静かに，確実に除去する．また，歯根膜治癒が生じるには約8週かかるといわれるため，少なくとも3〜4週間は強い咬合力が加わらないように配慮する．

2）歯根吸収観察・対応期（術後3週間〜1年）

再植は，移植の場合と違いコアが装着されていたり，ガッタパーチャポイントによる根管充塡が行われていることが多いため，万一，炎症性歯根吸収が生じた場合，水酸化カルシウム療法による迅速な対応が困難である．したがって，再植の場合は術後8週から1年の間に生じやすい置換性歯根吸収への対応がおもになるが，この点に関してはp213，**12章「歯の移植後のトラブルと対応」**で詳しく記載しているため参照されたい．

固定の除去などに関しても移植の場合とほとんど同様のため，**7章「歯の移植術式」**を参照されたい．

5 意図的再植の症例

意図的再植を行った4つの症例を以下に示す．

Case 1 意図的再植を他医院より依頼された症例（通常の根管治療で治癒しなかった症例）

47歳，女性
主訴：左下の奥歯（7）が痛い

❶：1997年1月．7に根尖病変を認める．前医で2度の歯内療法と歯冠修復を行った後，再発を生じたため意図的再植を計画されたようだが，信頼関係の微妙な崩れから患者さんは別の医院への紹介を希望し，当院に来院した．したがって，当医院で再度，根管治療を行うという選択肢はなく，外科処置の適応となった．

❷：1997年2月．冠除去時の状態．鉗子をかけたら，冠のみはずれた．根尖相当部歯肉にわずかな腫脹がみられた．抜歯の前に咬合面を2mmほど落とした．

❸，❹：抜歯された歯の歯根部．変性したセメント質を有する根尖部を2mm切断して象牙質面を露出させた．

❺：根尖側根管内を超音波のチップか通常のバーで窩洞形成を行う．逆根管充填はGCの光硬化アイオノマーを使用した（最近はスーパーボンドが多い．アマルガムは漏洩が起こりやすいので避ける）．

❻：再植後，縫合糸のみで固定．

❼：1997年3月．術後1カ月．

❽，❾：2004年7月．7年5カ月後のX線写真．根尖部透過像は1997年末には消失し，その後，再発もみられない．根尖部に明瞭な歯根膜空隙と歯槽硬線がみられる．切断された根尖部象牙質の表面に歯根膜，セメント質，固有歯槽骨の形成が生じたことが示唆される．

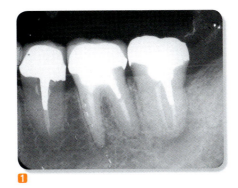
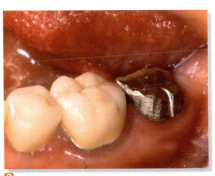
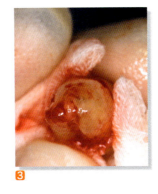
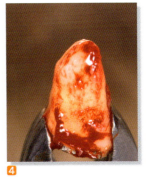
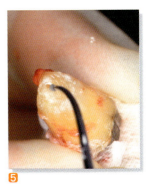
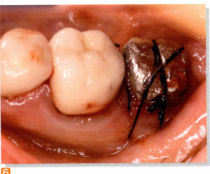
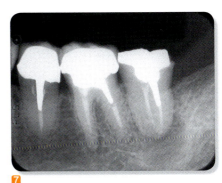
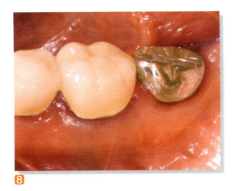
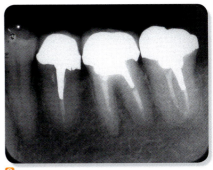

Case 2 根尖部の破折器具が除去できない症例

32歳，女性
主訴：右下の奥歯（7⏌）がずっと痛い

❶：2007年2月．初診時．頬側にサイナストラクト（瘻孔）を認めた．

❷：根尖部の透過像がみられ，近心根尖部先端にピーソリーマーらしきものが突き出ている像がみえる．通常の歯内療法での対応は困難と判断した．複根歯ではあるが，離開はなく，抜歯は容易と思われたので，意図的再植を計画した．

❸：慎重に抜歯を行った．やはり近心根尖から金属が出ていた．

❹：1mmほど歯根先端部切除し，逆根管充填のための小さな窩洞形成を行い，ペーパーポイントなどで十分に乾燥した．

❺：スーパーボンドによる逆根管充填を極細の筆で行った．

❻：抜歯窩の根尖部を掻爬し，縫合糸による十の字結紮で固定した．

❼：同時期のX線写真．

❽：疼痛と腫脹はすぐに，根尖の透過像は4カ月後に消失した．

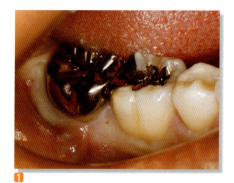
❶

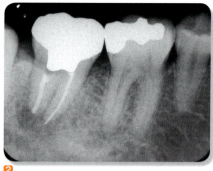
❷

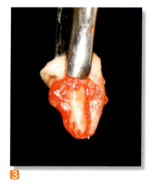
❸

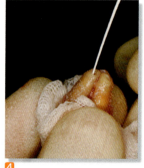
❹

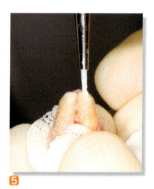
❺

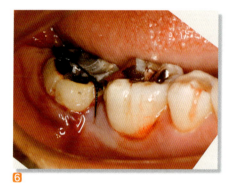
❻

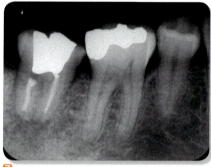
❼

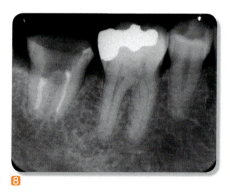
❽

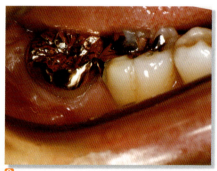
❾

⑨, ⑩：歯冠修復後，2年1カ月．サイナストラクトが消失．臨床症状はなく，X線写真でも問題はない．
⑪：2012年5月．症状はなく，順調に経過している．

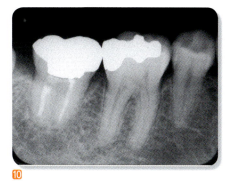
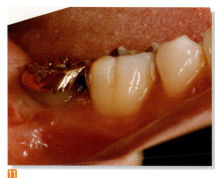

Case 3 　根尖部の彎曲が強く，再根治が奏効しなかった症例

45歳，女性
主訴：左上の奥歯（└5）が腫れて，噛むと痛い

解剖学的に根尖部と上顎洞の近接があり，歯根端切除は危険なため，あえて意図的再植を行った症例．

①：2003年3月．初診時．頬側にサイナストラクトが存在していた．頬側のプロービングデプスは正常値．

②：サイナストラクトの入り口から挿入されたガッタパーチャは根尖部に到達し，エンド由来が疑われた．

③, ④：2度の歯内療法を行うが，⑤にみるように，根尖近くの強い彎曲に根管拡大が追随できず，歯肉腫脹と疼痛は改善されなかった．そこで，外科処置として歯根端切除術を考えたが，X線写真から病変が上顎洞に及んでいる可能性が高く，リスクが高いことから意図的再植を行うことにした．

⑤：まず抜歯を試みたが，想像以上に根尖寄りの頬舌的彎曲が強く，ほぼ90°近かった．鉗子やヘーベルではどうしても抜歯できなかったので，やむをえず頬側骨に，細いバーで縦溝を入れて，頬側方向に引き抜くようにいったん抜歯した．

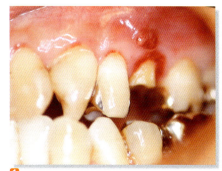
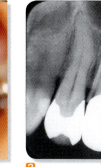
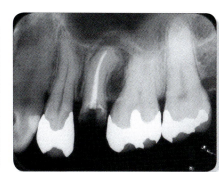

③ 1回目の根管充填後　　④ 2回目の根管充填後

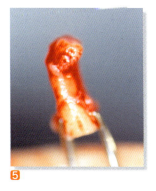
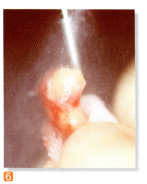
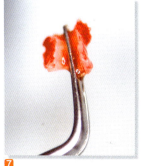

⑥：根尖部を生理食塩液注入下で2mm切除し，窩洞形成後，スーパーボンドで逆根管充填を行った．

⑦：除去された頬側の骨片．分割して生理食塩液で保存した．

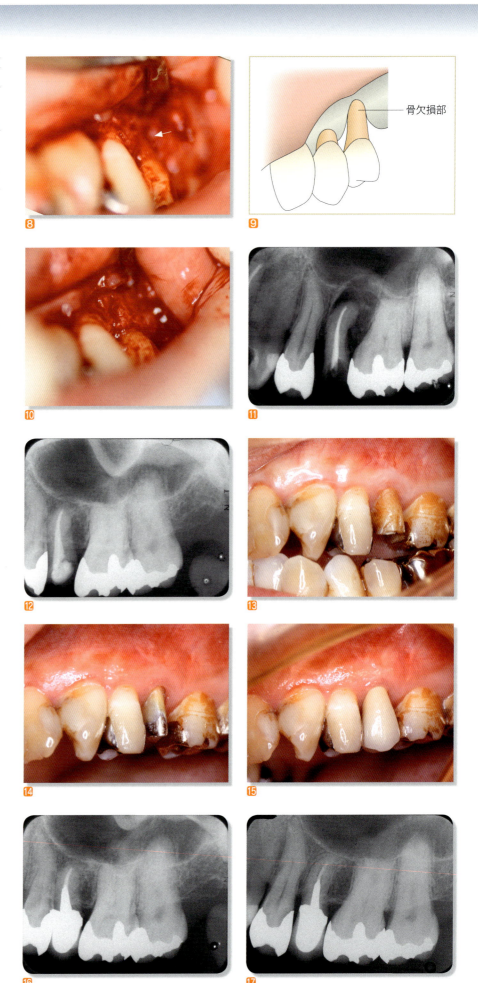

8, 9：2004年6月．再植時．頬側部に骨欠損がみられ（矢印），再植歯の頬側歯根が露出していた．

10：分割した 7 の骨片を露出した再植歯の歯根膜の上に，スペースメイキングとして静かにおき，歯肉弁を縫合する．キープされた血餅はいずれ歯槽骨に置き換わる（→p135〜→p141，8章 Case-1〜3 参照）

11：再植時．根尖部透過像は大きかった．

12, 13：2005年5月．術後11カ月．根尖病変の改善と 5 頬側歯周組織の治癒が生じた．

14, 15：2005年8月．歯冠修復．

16：2006年7月．

17：2014年10月．歯周組織に問題はない．

Case 4 根管内の穿孔を根管治療で封鎖できなかった症例

70歳, 女性
主訴: 他医院で|23 を含めて抜歯の診断を受け, 可撤性ではなく, 固定性補綴を強く希望

1～3: 2004年1月. 3|は深いカリエスに加え, 根管中央部に穿孔の疑いがあり, ファイルを入れると大量の出血, 排膿を認め, 根管治療自体が不可能であった.

4: 数回, 水酸化カルシウム貼薬を試みたが, 一時的にも出血, 排膿が止まらず, 外科的に穿孔部を封鎖することにした.

5: 超音波スケーラーに細いチップを装着して, 穿孔部の明示を行う. 穿孔の位置から, 根管内からのアプローチはやはり無理であったことがわかった.

6: スーパーボンドで閉鎖した.

7: 歯肉縁下の深いカリエスへの対応も必要なことから, 生物学的幅径を獲得するために, 数mm挺出させた位置で縫合固定した. つまり, 外科的挺出も行った.

8: 治癒を待つ間, やはり深い縁下カリエスのあった|23 を外科的挺出により保存をはかった.

9: 約1年, テンポラリークラウンでゆっくりと経過観察. |23 も保存できる環境ができた.

10, 11: 歯冠修復後の状態と同時期の 3|のX線写真. この症例でも穿孔部周辺の歯根膜が, セメント質を添加しながら増加し, 穿孔部を閉鎖した可能性が考えられる.

12: 2012年10月. 再植後8年9カ月経過.

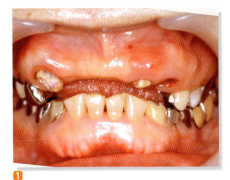
1

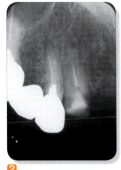
2

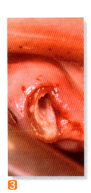
3

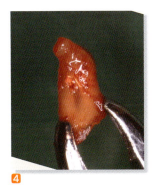
4

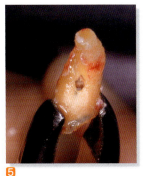
5

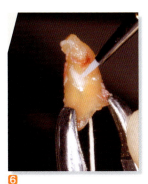
6

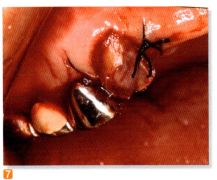
7

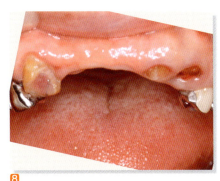
8

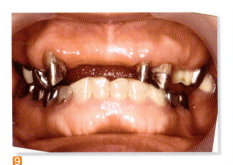
9

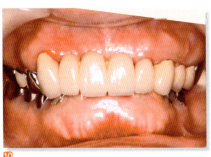
10

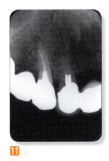
11

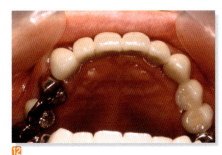
12

III—外傷歯の再植

1 外傷歯の分類

　外傷歯に関する分類はWHOの分類をはじめ，いくつか存在するが，ここではAndreasenの分類の中から「歯冠-歯根破折」と「歯根破折」の2つを中心に取り上げる[6]．

　理由は，一般開業医にとって，遭遇する頻度が高く，かつ保存が可能か否かの判断が困難な場合が多いからである．

　この2つに比べて軽度の「歯冠破折」の症例は，歯髄への損傷が起こったとしても，歯自体が失われることにはならないことから，本章では省略する．

　また逆に，これらに比べてより重篤な打撲・亜脱臼，挺出性脱臼・側方性脱臼，脱離，埋入性脱臼などの症例は，偏位していなければその位置での固定，偏位していれば本来の位置へ整復・固定することが，共通かつ明確な治療方針の基本となるため，やはり本章では割愛する．

2 外傷歯の予後に関する因子

　特有の因子として，歯根膜の損傷の程度，歯の脱離後における経過時間の長さ，歯根膜の感染や汚染の程度，来院までの歯の保管方法など，医院の側ではコントロールできない多くの要素が存在する．

　このため，特に子どもの場合，学校や家庭周辺で起こる確率が高いことから，歯の外傷歯の予後は，周囲の（医療従事者ではない）人たち，すなわち，学校の教師や職員の人たち，保護者や近所の人たちのすみやかな対応の仕方にかかることになる．

3 外傷歯の再植の特殊性

　歯科医師が少なく，応急処置が数多く存在した以前に比べて，最近は歯科医院が増えたことや，口腔の健康に対する患者さんの意識が高まったことにより，応急処置を必要とする症例は少なくなり，治療の多くは詳細な検査のもとに計画的に行われるようになった．

　しかし，依然として突然の来院があるのは外傷歯の症例である．

　再植処置の中で，意図的再植は事前に計画を立てて行うが，外傷歯の再植は，歯科において，数少ない緊急医療である．正しい知識と技術で迅速に対応しなければ，短期間で歯の喪失，歯列の崩壊，顎機能の低下，審美障害などを招く可能性も大きい．しかも，予後に重要なのは事故現場に居合わせた人たちの最初の対応の仕方であることからして，学校の教師，家族，スポーツ指導者などとの連携

も通常の診療とは異なり，新たな視点からの取り組みが要求される．

特に子どもの歯の外傷に対しては，多くの歯科医師が検診などで，すでに学校とのかかわりを有していることから，診療室で待機する姿勢ではなく，教師，両親などへの日常的な啓発活動が重要である．この点に関しては内外的にもすでに多くの国で重要な課題となっており，その活動効果についての多くの報告がなされている（次項4，5で詳述）．

④ 外傷歯に対する一般的な認識と今後の課題

子どもの歯の外傷については，受傷時，周囲に居合わせる頻度の高い，家族（両親），教師たちが，どの程度の正しい知識を有しているかを詳しく調査した研究がいくつか報告されている．外傷歯治療の予後を左右するのは，実際には歯科医院での対応ではなく，その場に居合わせた専門家ではない人たちの対応である．したがって，歯科医師としては，そのような人たちが外傷歯の知識をどの程度もっているかを正しく認識することがまず重要である．

多くの研究から，両親や教師が歯の外傷への対応に関する簡単なパンフレットを読んだり，歯科医師による30分程度の講義を受講することにより，対応が大幅に向上することがわかっている．そして興味深いのは，両親より教師のほうが外傷歯に関する知識が乏しいことである．その理由は定かではないが，教師が両親より若い場合が多く，子どもの健康への関心がより低いためと推測されている[7, 8]．

また多くの両親が，脱離した乳歯の外傷歯は，永久歯の場合と違い，後続永久歯歯胚へ影響を及ぼす可能性があるため再植すべきではないこと，また，脱落後，再植するまでの時間は短いほど良好な予後につながることを理解していることが判明した（歯根膜は，18分間は乾燥状態でも生存することが Andreasen の実験[5]でわかっている）．

しかし現実には，一般の人にとっては歯を戻すことより，ソケットからの出血を止めることが優先され，再植が止血の最良の手段であるという歯科の専門的な知識は有していないことから，再植自体が選択肢になることはほとんどないようである．それゆえに専門家からの正しい情報の伝達が必要である．教師や両親に対する実際のアンケート調査[8]で，「医療機関を訪れるまでの間，外傷歯をどう保存するか」の問いに多くの人が「ハンカチにくるむ」と回答するなど，正しい知識を持ち合わせていない事実が多くみられた点は留意する必要がある．

⑤ 保存液に関する新しい情報

外傷歯の保存液として，一般の人の間でも牛乳はある程度，普及しつつあるよ

うである．もっとも推奨できる方法は歯科用の歯の保存液であるが，学校の保健室に生理食塩液を保管しておく程度のシステムが現実的である．最近の研究では卵白が有効とする報告もみられる[9]．

Case 5 外傷歯の再植例（厳密には外科的挺出の症例）

35歳，男性
主訴：約1週間前の外傷による1|1の歯冠・歯根破折で来院

1，2：2006年1月．|1の歯冠部は破折後，喪失し歯肉に覆われていた．破折線は歯槽骨縁に及んでおり，残された歯根長は十分ではなかったが，2|（当院で約17年前に歯根端切除を行った）と連結すれば保存可能と診断した．

3：破折していた1|の歯冠部を除去後，歯肉が増殖した状態．

4：1|1の破折部の状態を確認するために歯肉切開，剥離．微細な破折線が根管内まで及んでいる可能性があったため，単なる外科的挺出では不安があり，いったん抜歯し，歯根表面に破折線が存在していないか確認した．

5：顕微鏡で歯根表面に破折線が認められなかったので，再植を行うことにした．筆者が保存の最低条件とする8mm歯根長（連結が前提の場合）が確認できた．

6，7：もとの深い位置まで戻すと生物学的幅径が不足するため，歯肉縁上に1mm程度の歯質が露出する位置で縫合固定した．厳密には，この時点では再植でなく，外科的挺出（歯槽窩内移植）ということになる．

8：補強用ワイヤーを渡して，テンポラリークラウンを装着した．

9～11：特に口蓋側で歯肉縁上に1mmの健全歯質を獲得することに

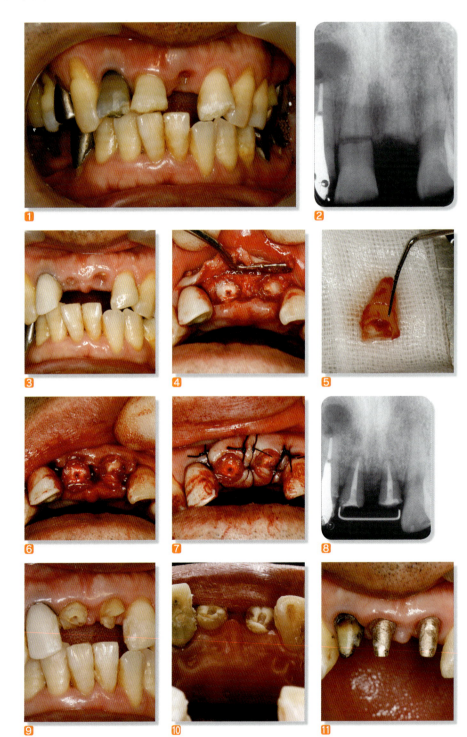

より,歯冠側漏洩を防止し,フェルール効果が発揮できる.すなわち,歯冠修復を行える環境がはじめて確立されたので,コアを装着した.

⑫:前側方運動をガイドする上顎前歯においては,歯根破折,コアごと脱落などのトラブルを防止するためにも,口蓋側で歯肉縁上に1mm以上の歯質を確保することの重要性は,多くの実験的研究からも明らかにされている.なお,保存した21|1の歯根が非常に短いことから,|2に切削なしでキーウェイを掘り込んだ(矢印)舌面インレーを接着し,21|1とで半固定にした.

⑬,⑭:歯冠修復時.

⑮,⑯:2015年5月.問題は起こっていない.

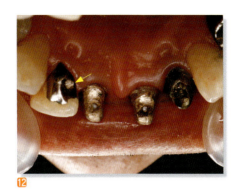
⑫

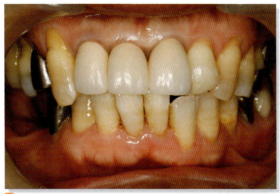
⑬

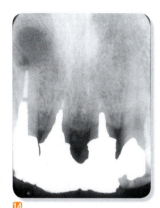
⑭

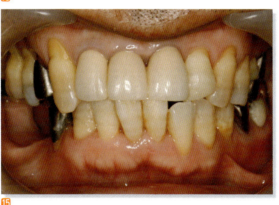
⑮

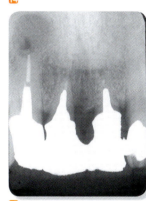
⑯

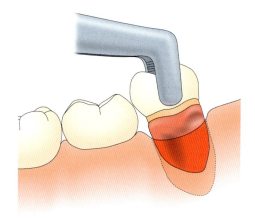

3章 外科的挺出

I　はじめに
II　外科的挺出と矯正的挺出の使い分け
III　外科的挺出の適応と臨床の実際
IV　外科的挺出の予後

3章―外科的挺出

I―はじめに

「外科的挺出」は，着実に臨床家の間で普及しつつある．しかし，原則的には決して治療の第一選択肢として採用されるべき方法ではない点に留意したい．より安全で確実な「矯正的挺出」という方法が別に存在するからである．一定のリスクを伴う外科的挺出は，深いカリエスや歯根破折によって保存の危機にさらされ，もはや抜歯以外に対応の手段がなく，まさに歯の保存における最後の手段として，矯正的挺出が不都合，または経済的および時間的理由などで患者さんに受け入れられない場合にはじめて検討すべきものである．

ただし，十分な生物学的理論背景に基づき，適応症を厳選して慎重に行えば，成功率の高い，きわめて有効な治療選択肢として位置づけられる方法であることも認識すべきである．

外科的挺出は歯槽窩内移植とも呼ばれ，歯の移植の範疇に含まれる．

外科的挺出が適応できる歯の条件（図1）

外科的挺出を考えるとき，意識すべきことは最低限必要な歯質である．

深い歯肉縁下カリエスや歯根破折が起こった場合，どの程度まで歯は残せるのであろうか？　無理に保存しても，短期間でトラブルが起これば，逆に患者さんに迷惑をかけることになるため，筆者は歯冠修復後，最低10数年以上，十分に機能させることを目標としている．

また以前から，保存か抜歯かの基準を，他歯との連結を前提にした場合，上下顎的健全歯質の存在が8mm，単独もしくは遊離端ブリッジ（ブリッジ支台歯）の場合，10mmという数値を具体的に提起し，臨床経過の中でその後も検証してきており，現在もその妥当性を確認している（図1）．これ以上歯根が短いと，長期的に機能するためのコアの長さを確保できない．もちろん，根管壁がカリエスなどで薄くなっている場合は長さが条件を満たしていても適応できない．

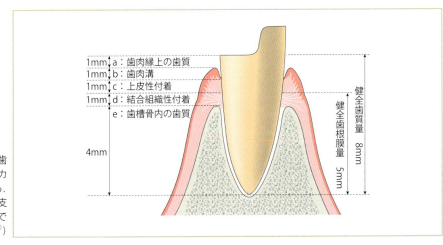

図1　歯の保存のために最低限必要な歯質
歯を保存するために最低限必要となる健全歯質の量は8mmである．ただし，根管壁がカリエスなどで薄くなっている場合は異なる．単独の歯冠修復，および遊離端ブリッジの支台歯とする場合は10mmの歯根長が必要である． （下地，2004[1]）

Ⅱ—外科的挺出と矯正的挺出の使い分け

① 原則的には矯正的挺出を優先

矯正的挺出は「歯の移動」に含まれ，外科的挺出は「歯の移植」に含まれる．したがって，2つの挺出法の違いは本質的には「移動」と「移植」の違いということになる．表1に示すように，術中のトラブル（歯根および歯槽骨縁の破折）の可能性，術後の歯根膜損傷による歯根吸収の可能性，周囲歯槽骨欠損の改善の予知性などから総合的に判断すると，原則的にはまず矯正的挺出の適用を優先させるべきである[2]．

② 外科的挺出が矯正的挺出より有利な場合

表1に示したように外科的挺出は矯正的挺出に比較してリスクが存在する．

しかし，まれではあるが，矯正的挺出を行うと挺出量が多くなる場合に限って，矯正的挺出よりむしろ外科的挺出が有利となる[3]．つまり，外科的に回転させて挺出を行うことにより挺出量を減らし，骨内の歯根量を最大限に確保できる場合である．さらにこの場合，歯根破折とコアごと脱落することを防止するうえで有効といわれている，口蓋側での歯肉縁上の歯質の獲得（フェルール効果付与）が容易に行える[4〜7]．また，支台歯形成の際，ヘビーシャンファーまたはショルダー形成のために削除量が多くなりがちな唇・頬側へ破折面をもってくることにより，全体としての歯質削除量を減らせるという利点もある．もちろん，矯正的挺出によっても歯の回転は可能であるが，大きく回転させるとなると治療期間の長さ，煩雑さなどから考えて，外科的挺出の適応が有利ということである（→ p38，本章 Case-2 参照）．

表1 外科的挺出と矯正的挺出の使い分け

	矯正的挺出	外科的挺出
1. 分類	歯の移動	歯の再植または移植
2. 歯根膜の損傷	少ない	大きい
3. 術後歯根吸収	ほとんどない	起こりうる
4. 術中の歯根破折と歯槽骨骨折	ない	起こりうる
5. 骨植強固な複根歯	可能	適応外
6. 治療期間	やや長い	短い
7. 装置	やや煩雑	不要
8. 術後の外科処置	ほとんどの場合必要	不要
9. 大きな回転移動	困難	容易
10. 固定源	原則的には2歯以上必要（ただし，可撤性補綴物でも可能）	固定歯1本が望ましいが，なくても縫合のみでも可能
11. 骨欠損の改善	すべてのタイプの欠損に有効	3壁性骨欠損では可能性が高い（特に弱い力＋長い保定期間が有効．1〜2壁性では予測困難）
12. 付着歯肉幅の増加	弱い力で可能性あり	不変

（下地，1993[2]）

III—外科的挺出の適応と臨床の実際

1 外科的挺出の適応症

　意図的再植のときと同様，基本的には彎曲の少ない単根歯が適応の前提となる．歯根彎曲が強いと，抜歯自体は歯槽骨の弾性を活用して可能であるが，抜歯窩に戻すのが困難なためである．大臼歯においては，歯根が単根に似た形態の場合に適応しうるが，歯根の離開がみられる場合は，適応しないほうがよい．ただし，歯根が長い（8mm以上）症例では分割後，挺出させ，2根を連結して保存することは可能である．

　また，図1で述べた通り，一定の健全歯質量（歯根長）と厚みを有する歯に限定される．

　外科的挺出の適応症と診断し，抜歯を試みるも円滑に抜歯を行えず著しい歯根膜の損傷や歯根破折を起こしそうな事態になることがまれにある．このような場合，外科的挺出を断念して矯正的挺出に変更する勇気も必要である．

2 外科的挺出の術式，術後管理

　表2に示した処置は，対象となる歯が破折歯の場合である．いったん抜歯して，口腔外において顕微鏡で微細な破折線の波及状態を観察する．破折は歯肉縁上に限局されているようにみえる場合でも，骨縁下深い部位まで波及している場合があるためである．

　一方，縁下カリエスがある場合は完全に抜歯せず（ソケットから取り出さず），一定の位置まで挺出させるだけで済むことが多い．

1．術前処置

1) 生活歯は抜髄後，水酸化カルシウム（またはその製剤）で根管充塡しておく．
2) 失活歯で根管充塡が不良な場合は再歯内療法後，水酸化カルシウムで根管充塡しておく．失活歯で根管充塡が良好な場合はそのままにしておく．

2．術式（→p103，7章「歯の移植術式」参照）

　表2の通りであるが，項目ごとに詳しく述べる．

1) 局所麻酔

　歯根膜に損傷を与えない方法で行う（歯根膜内注射は禁忌）．

2) 咬合面の削合

　挺出量に応じて行う．挺出後，対合歯との間に1mm以上のクリアランスを確保できるよう削合の量を決める．

3) 歯質の清掃・消毒

　術中，プラークをソケット内に持ち込まないために必要である．

表2　外科的挺出の術式，術後管理（縁下カリエス，破折歯の場合）

1. 術前処置
   歯内療法上の必要な処置は完了しておく．
2. 術式
   1) 局所麻酔
   2) 咬合面の削合
   3) 歯質の清掃，消毒
   4) 歯肉弁の剝離
   5) 歯根膜の切開
   6) 抜歯
   7) 抜歯窩の唾液からの保護（ガーゼ）
   8) （できれば顕微鏡使用）歯根表面の検査（特に破折のとき）
   9) （抜歯窩の搔爬）
   10) 挺出歯の挿入
   11) （挺出歯の回転）
   12) 挺出歯の位置づけ
   13) 縫合
   14) 固定
   ＊症例によっては，6) の抜歯まで行わず脱臼＋挺出で済む場合あり
3. 術後管理
   1) 歯周組織治癒期（術直後～術後3週間）
   2) 歯根吸収観察・対応期（術後3週間～1年）
      ①固定の除去
      ②歯内療法
   3) 歯根吸収観察・対応期

4）歯肉弁の剝離

破折部の視野を確保し，脱臼を安全かつ確実に行うことが目的で，抜歯時の歯根破折，歯槽骨辺縁の損傷を減らすことができる．

5）歯根膜の切開

抜歯時に歯根膜をなるべく歯根に付着させる目的で行う．薄くて細長いメスやペリオトームを歯根膜腔に挿入し，歯根表面を損傷しないよう注意し，できるだけ深い位置まで歯根膜を切断する．

6）抜　歯

鉗子で確実に把持できる状態の場合，ゆっくりと回転を加えながら行う．強い力で一気に頰舌的に揺さぶることは避ける．骨縁直下の歯質部は挺出後，歯肉縁上に位置することになるため，ヘーベルを挿入しても，その部位の歯根膜を損傷しても問題とならない．ヘーベルをなるべく当てないほうがよい移植の場合と違う点である．なお，抜歯まで行わず，脱臼で所定の位置まで挺出できれば，生物学的幅径が獲得できた状態で固定する場合もある．

7）抜歯窩の唾液からの保護

抜歯後，滅菌したガーゼで抜歯窩入口を塞いでおく．

8）歯根表面の検査（歯根破折の場合）

破折線がどこまで及んでいるのかを慎重に確認することが重要である．不明瞭な場合は顕微鏡で正確に確認することも必要である．

9）抜歯窩の搔爬

X線写真上で根尖部に病変が存在する場合は特に必要である．

10）挺出歯の挿入

歯根膜の損傷を最小限にするため，ゆっくりと行う．絶対に強圧を加えないようにする．

11）挺出歯の回転

回転させることによって歯根の挺出量が少なくなる場合に行う．通常は，上顎前歯や小臼歯などガイドにかかわる歯では口蓋側（舌側）の歯肉縁上に多くの歯質が獲得できるような位置まで回転する（→ p38，本章 Case-2 参照）．

12）挺出歯の位置づけ

歯根の長さに余裕がある場合，破折線の最深部が歯肉縁上1mm以上の位置にくるようにする．そのためには，骨縁上4mmの位置に破折部の最深部を位置づける．しかし，歯根長が足りない場合が現実には多いため，部分的であれば，歯肉縁下1mmの位置（骨縁上2mmの位置）に破折部の最深部を位置づけざるを得ないこともある．

13）縫　合

歯肉弁を挺出歯に適合させ，ソケット入口部の血餅を保護するために必要である．

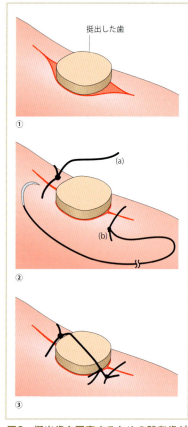

図2 挺出歯を固定するための残存歯が周囲に存在しないときの固定法
①歯肉溝に切開線を入れて脱臼した後、必要な量だけ挺出する．
②まず縫合糸で遠心部を結紮し、1本を長くしておく（a），次に、近心頰側部で，aの対角線上の位置で縫合の結紮部をつくる（b）．
③遠心部に長く残しておいた結紮線の縫合糸と、近心部から延ばした縫合糸を歯の咬合面上か近心部でしっかりと結びつける（必要に応じて咬合面に凹部を付与し、接着性レジンなどで縫合糸に固定する）．

14) 固　定

ワイヤーと接着レジンによって行う．前歯部の場合、審美的な配慮から唇面にシェルなどを接着する．

残存歯が周囲に存在しないときの固定法

図2に示した縫合糸による結紮で、孤立歯でも外科的挺出は可能である．

3. 術後管理（→p103, 7章「歯の移植術式」参照）

歯の移植の術後管理とほとんど同様のため、要点のみを述べる．

1）歯周組織治癒期（術直後〜術後3週間）

可能な範囲で何度か来院してもらい、歯肉縁上の歯頸部のプラークを除去する．また、3〜4週間は強い咬合力が加わらないよう咬合に配慮する．

2）歯根吸収観察・対応期（術後3週間〜1年）

固定の除去は通常、術後3週間に行う．歯内療法（ガッタパーチャポイントによる根管充塡）が行われている場合はそのまま経過をみるが、水酸化カルシウムで術前根管充塡が行われている場合は2，3カ月ごとに水酸化カルシウムを取り換え、少なくとも3カ月後にガッタパーチャポイントによる最終根管充塡を行う．これは移植後3カ月間は炎症性歯根吸収が起こる可能性があり、この期間中は根管内に水酸化カルシウムが存在したほうが望ましく、ガッタパーチャポイント充塡、ましてやコアが装着されていた場合、炎症性歯根吸収への対応が遅れるためである．

また、術後8週〜1年の間に生じやすい置換性歯根吸収の観察と対応も重要であるが、この点に関しても移植の場合とほとんど同様である．

③ 外科的挺出の症例

外科的挺出を行った症例を以下に示す．

Case ❶ 5⏌の骨縁下カリエスと穿孔の症例

35歳，女性
主訴：5⏌で噛みにくい
❶，❷：2005年9月．5⏌に骨縁下カリエスと舌側の穿孔がみられる．

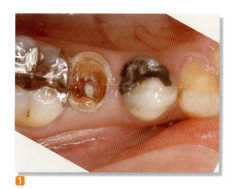
❶

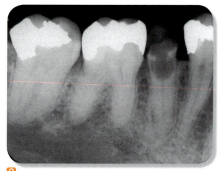
❷

3, **4**：穿孔の正確な状態を確認するため，矯正的挺出でなく，あえて外科的挺出を行い，歯肉弁を剥離し，直視下でヘーベルを歯槽骨縁と歯根の隙間に慎重にあてた．

このように，カリエスや穿孔の正確な位置が確認できない症例では，矯正的挺出は挺出量を決められないので，外科的挺出を行う．

ヘーベルは歯根膜を損傷しやすいので，通常の移植の場合，なるべく鉗子主体の抜歯を心がけたいが，外科的挺出の場合は問題とならない．歯根膜がたとえ損傷されたとしても，術後に数mm挺出されることにより，術後は歯肉縁上あるいは上皮付着部に位置づけられるからである．

5：探針を使用し，舌側の穿孔の深さ，大きさ，軟化象牙質や破折線の有無と範囲などを顕微鏡下で観察した．

6, **7**：生物学的幅径を確保し，歯肉縁上に1mmの健全歯質が露出する高さで，0.016×0.016の矯正用ワイヤーと縫合糸で固定した．

8：固定後．水酸化カルシウム貼薬を経て，最終根管充塡を行った（根尖近くは狭窄していた）．

9, **10**：2007年1月．メタルコアの装着後，歯冠修復した．ブリッジが回避されたことで患者さんは満足された．

11, **12**：2014年11月．

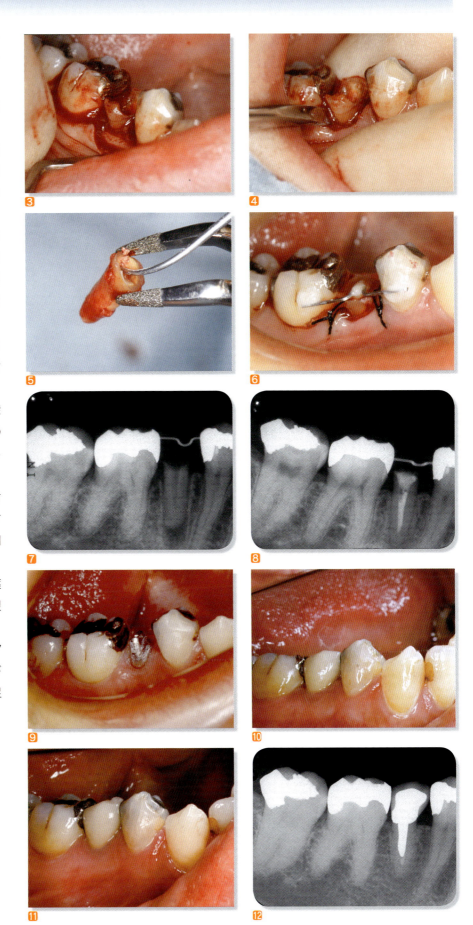

Case 2 外科的挺出が矯正的挺出より有利な症例

63歳，女性
主訴：⌊1 の歯根破折

1, 2：1993年5月．⌊1 の近心部に歯根破折による歯槽骨の吸収がみられる．この部位でのプロービングデプスは8mmであった．歯根破折に対してはほとんどの場合，矯正的挺出を行うが，この症例では破折線が近心から口蓋側にかけて骨縁下に深く及んでおり，このような場合，きわめて例外的ではあるが，矯正的挺出より外科的挺出が有利となる．

3：上顎前歯および小臼歯において，カリエスや破折線が口蓋側で深い場合，180°回転しながら外科的挺出を行うことにより挺出量を減らすことができる．もし，回転をさせずに矯正的挺出を行った場合，必要な挺出量が大きくなる．

4, 5：外科的挺出後のX線写真．1994年2月の口腔内写真．歯質がなるべく口蓋側の歯肉縁上に多く露出するように約180°回転し，外科的挺出を行う．このことにより，挺出量を減らすことができ，また歯根破折を防止するうえで有効とされる口蓋側での歯肉線上の歯質を獲得し，フェルール効果を得ることができた．

6, 7：2008年4月．外科的挺出後約15年経過時．⌊1 は短い歯根となったが，連結なしで，しかも臼歯部には咬合支持歯がない（デンチャー）という咬合条件の中で問題なく経過している．このような場合，⌊1 は対合歯との咬合関係ではセントリックストップのみ付与し，前方運動時の接触は与えない．さらに，定期的な咬合の検査を欠かさないことが重要である．

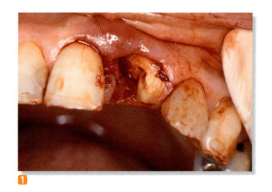
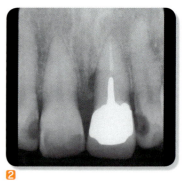

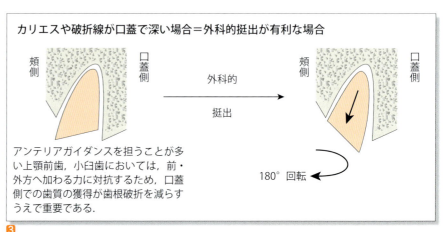

カリエスや破折線が口蓋で深い場合＝外科的挺出が有利な場合

アンテリアガイダンスを担うことが多い上顎前歯，小臼歯においては，前・外方へ加わる力に対抗するため，口蓋側での歯質の獲得が歯根破折を減らすうえで重要である．

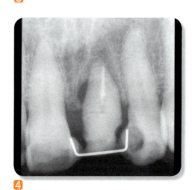
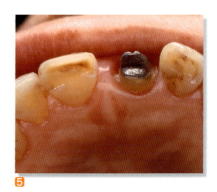

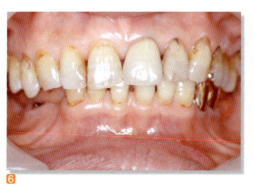
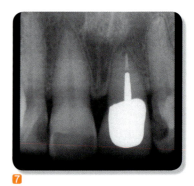

8：2011年6月のX線写真．歯肉退縮と歯頸部カリエスにレジン充填をしている点以外は問題ない．

9：2013年8月の口腔内写真．20年3カ月後．下顎臼歯部が可撤性義歯で上顎前歯への負担は大きいが，|1 に問題はない．歯頸部のカリエスが再発を繰り返し，レジンを再充填した．

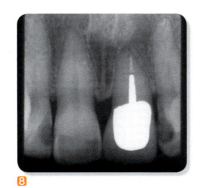
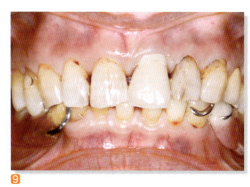

Case 3 　全顎に及ぶ多数の骨縁下カリエスの症例

63歳，女性
主訴：全顎にわたる深い縁下カリエスおよび下顎前歯部を中心とする動揺の大きな歯周炎の治療を希望

1〜4：432|234 は深いカリエスのため，また，21|12 は歯周炎による動揺のため，すでに数年前に他医院で抜歯の診断を受けたことがあった．

5：|2 は歯根長が短く，保存不可能であったが，432|34 は健全歯根長が8mmを超えていたことから，連結すれば保存可能と診断し外科的挺出を行った．矯正的挺出を選択しなかった理由は治療期間が長いことと，費用が高くなる点であった．外科的挺出させる場合，歯肉溝に切開線を入れ，歯根と歯槽骨の境界に明視下で，小さいヘーベルを慎重に挿入する．

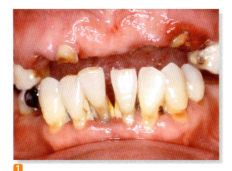
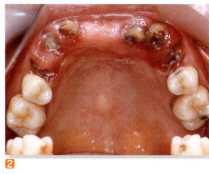
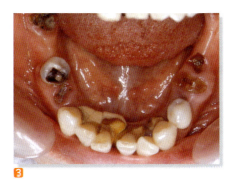
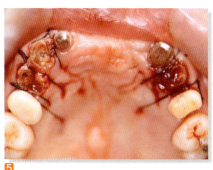
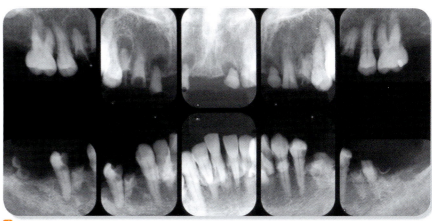

6：外科的挺出後，テンポラリークラウンで固定．

7：支台築造を行う．

8：挺出後，3カ月を待って支台歯形成，補綴物装着．下顎は可撤性義歯で対応．

9：上顎だけは義歯除去時の外観を気にして，可撤性を嫌い，固定性を強く希望していたため，満足がえられた．

10：初診より4年後．下顎前歯の歯槽骨も安定し，抜髄も避けることができた．

11，**12**：初診より16年5カ月後．下顎両側臼歯部欠損で，前歯部に負担がかかる症例であるが，予後が長期に安定しているのは，咬合の要である 3│3 が抜歯されずに，保存されたことも関係している．

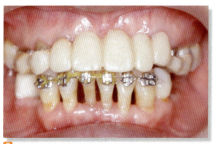
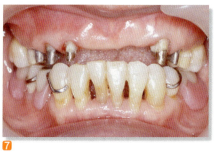
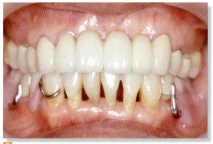
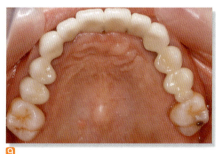
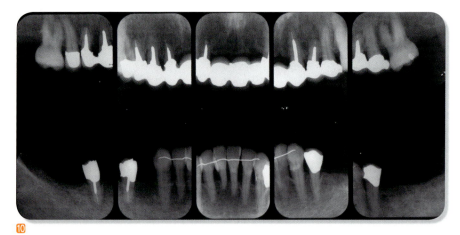
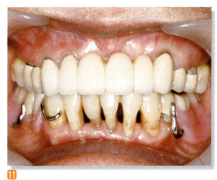
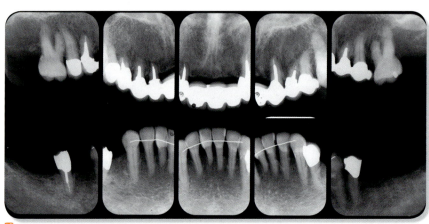

Case 4 キーティース 3|3 の骨縁下カリエスの症例

57歳，女性
主訴：左右の犬歯付近が動いて噛みにくい

①, ②：2008年6月．初診時．上顎前歯部の不快感と動揺で来院．

③：1|1 の補綴物除去時．3|3 に加えて 1| も，特に口蓋側は歯肉縁下カリエスが進行．患者さんは 3〜3 部位のみの治療を希望した．

④, ⑤：3|3 の補綴物除去時．ともに骨縁下カリエスが進行し，歯肉に埋もれていた（矢印）．

⑥：3| の軟化象牙質を徹底除去した．

⑦：切開線を入れて歯肉弁を軽く剥離し，直視下で歯根膜損傷に注意して慎重に外科的挺出を行った．この症例で 3|3 に矯正的挺出を行うことはアンカーの問題，期間の長期化などからきわめて困難と思われた．

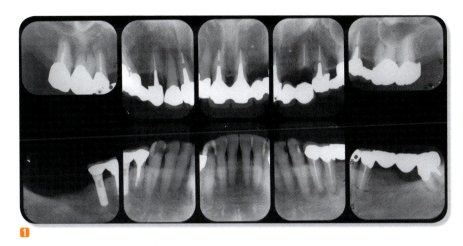

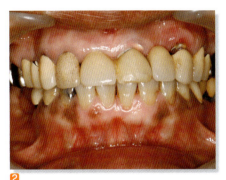
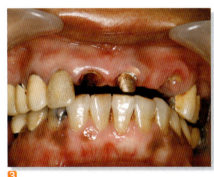

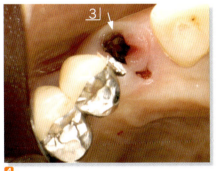
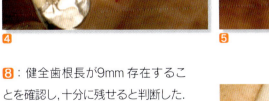
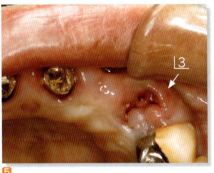
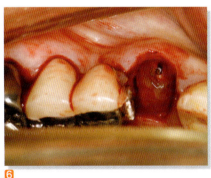

⑧：健全歯根長が 9mm 存在することを確認し，十分に残せると判断した．

⑨：口蓋側に歯肉縁上 1mm の歯質が露出する位置で縫合し，固定した．

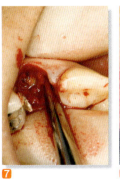
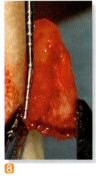
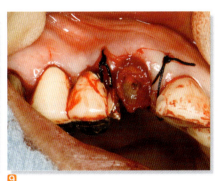

⑩, ⑪：次に，└3の歯肉弁を剥離後，歯根と歯槽骨辺縁を明示し，剥離前に取り切れなかった軟化象牙質を徹底的に除去した（この症例はカリエスが深すぎて歯肉に覆われていたため，術前に軟化象牙質を完全に除去することが不可能だった）．

⑫：健全歯根長が10mm存在することの確認と破折などがないことのチェックを顕微鏡（または拡大鏡）下で行った．

⑬：特に口蓋側歯肉縁上に1mmの歯質が露出する位置で縫合固定した．残根咬合面の凹部に即時重合レジンを盛り，縫合糸と絡ませる．

⑭：歯周組織の治癒を待って，コアを装着した．

⑮：2010年2月．補綴物装着時．

⑯, ⑰：2011年に左下ブリッジの支台歯であった└8に歯根破折が生じたので，患者さんの強い希望と脆弱な（犬歯を含む）前歯群を支える意味で，└6 7部にインプラントを埋入し，咬合支持をはかることとした．しかし，同部位は骨幅が狭く，このままではインプラント埋入は困難．

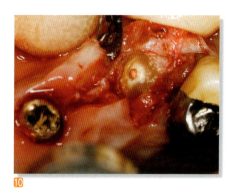
⑩

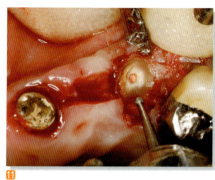
⑪

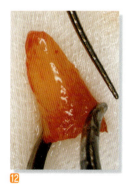
⑫

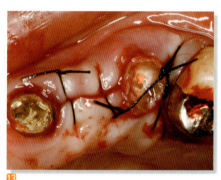
⑬

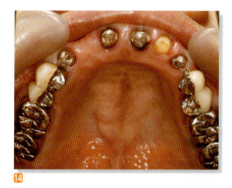
⑭

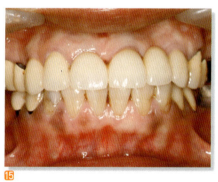
⑮

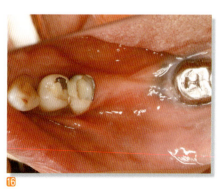
⑯

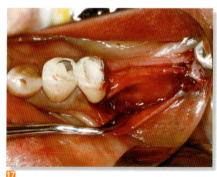
⑰

⑱：インプラント埋入に先立ち，GBRを行った．膜の試適（Cytoblast）．
⑲：埋入に必要な骨幅が得られた．
⑳：2本のインプラントを埋入後，補綴物装着．
㉑：2013年1月のX線写真．
㉒〜㉕：2015年5月．補綴物装着後5年3カ月．p39，本章 Case-3 同様，2犬歯が保全できたこともあり，短期間の観察ながら，経過は良好である．

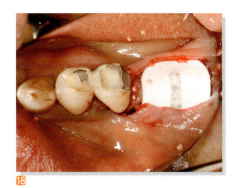
⑱

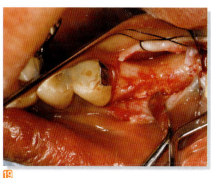
⑲

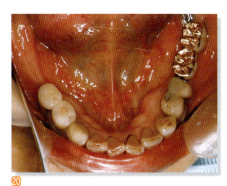
⑳

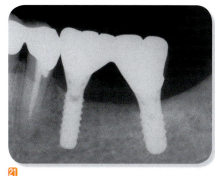
㉑

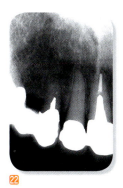
㉒

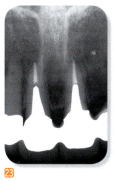
㉓

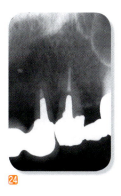
㉔

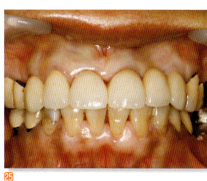
㉕

3章—外科的挺出

Ⅳ—外科的挺出の予後

1 文献的考察

外科的挺出後の歯根吸収に関する報告は非常に少なく，**表3**にまとめた程度である．歯根膜治癒率はそれぞれの報告で平均88%，74%と意外に低い[8, 9]．ただし，報告のあった歯根吸収はすべて表面吸収で，進行性のものではないとしているので，臨床的な失敗にはつながりにくいと思われる．これはAndreasen（1990）とKristerson（1985）が歯の移植後の歯根膜治癒率としてそれぞれ述べている平均86%，82%に近い．

2 筆者の臨床結果と考察

しかし，筆者の行った外科的挺出52例の4年経過後の歯根膜治癒は，50例（96%）でみられ（根尖病変が1例に存在），海外のデータより高く，臨床における信頼度は大きい．これは日本人と欧米人の歯根の長さなどの違いが関与しているのかもしれない．欧米人の歯根は長い場合が多く，抜歯時，埋入時に歯根膜損傷が大きくなる可能性がある．

外科的挺出は歯の移植の範疇に含まれるが，違う部位に移植される通常の症例と違い，再植同様，挺出した状態で同一のソケットに戻される．抜歯時に歯根膜が大きな損傷を受けたとしても，剝離した歯根膜はソケット内壁に残留する．この残留歯根膜が挺出した歯の歯根膜治癒に有利にかかわると思われる．ただし，Andreasenによれば，再植後の治癒に関与するのは再植歯の歯根表面の歯根膜であり，ソケット壁の歯根膜は関与しない[10]とされるが，これは筆者の経験とは一致せず，同意できない．筆者の臨床結果からは，外科的挺出以外にも，意図的再植や抜歯直後移植のようにソケット内壁に歯根膜が残留している場合，治癒が早くかつ成功率が高い事実から，ソケット内の歯根膜は治癒にとって重要であると思われる．

表3 外科的挺出の経過報告

	観察年数（平均）	患者の年齢(平均)	歯数(本)	歯の生存率(%)	歯根膜の治癒(%)	根尖周囲組織の治癒(%)	歯肉の治癒(%)
Tegsjö ほか	4 (4.0)	9-33 (15.0)	56	91	88	98	—
Kahnberg ほか	(2.4)	13-75 (31.0)	41	100	74	95	100
下地	4	—	52	100	100	96	100

海外での外科的挺出後の歯根膜治癒率は，88%，74%と低いが，すべて表面吸収で進行性ではないとされる．ちなみに筆者の場合，歯の生存率，歯根膜治癒率はそれぞれ100%，96%であり，現在のところほとんど問題が生じていない．

(Tegsjö U, et al, 1978[8] と Kahnberg K-E, et al, 1982[9] より改変)

4章 歯根未完成歯の移植

- I はじめに――成功の基準と特徴
- II 移植後の歯髄治癒と歯髄壊死の診断
- III 歯根未完成歯の移植の症例
- IV 移植後の歯髄治癒に影響を与える因子
- V 歯髄腔閉鎖のメカニズム
- VI 歯根未完成歯の移植時期
- VII 歯根未完成歯移植と完成歯移植の比較

I — はじめに──成功の基準と特徴

歯根完成歯の移植では，歯周組織の治癒が成功の大きな基準となるが，歯根未完成歯の場合は，これに歯髄治癒が加わる．臨床的には歯根完成歯の移植はX線写真上で根尖孔幅が1mm以下，歯根未完成歯の移植は1mm以上の状態をさす．詳細は後述するが，移植後の歯髄治癒率は根尖孔幅が1mm以下のとき10%，1〜2.9mmのとき80%，3mm以上のとき95%とされる[1]．

歯根完成歯の移植後，通常は歯髄が生存し続けることはなく，壊死に陥るため，原則的に歯内療法が行われ，歯根膜を中心とした歯周組織の治癒が目標となる．これに対して歯根未完成歯の移植の場合，根尖孔幅が1mm以上であれば，多くは歯髄治癒が生じるが，歯髄壊死に陥り，炎症性歯根吸収や歯根成長の停止を招く場合もある．

つまり，歯根未完成歯の移植は，移植後の歯周組織の治癒に加え，歯髄治癒の経過を丁寧に観察していかねばならず，手技はやさしいが，適応の診断と術後管理のむずかしさに特徴がある．手技における成功のためのポイントを図1に示す．

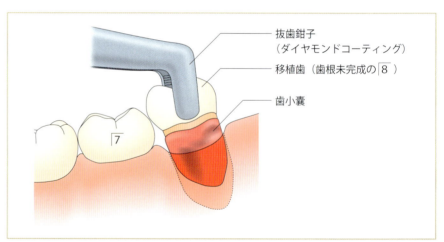

図1 歯根未完成歯移植の成功のためのポイント
抜歯時，歯根周囲の軟組織である歯小嚢に損傷を与えないように，移植歯を鉗子のみでなるべく歯根側に付着させたまま抜歯を行うことである．決して強引に引き抜かず，歯根に付着した歯小嚢の外側にメスを入れるのも有効である．軟組織がソケット内に残りそうなときは，なるべく多くの軟組織が歯根側に残る位置でメスを使ってカットする．軟組織には，治癒にかかわるヘルトウィッヒ上皮鞘が含まれているからである．

4章―歯根未完成歯の移植

II―移植後の歯髄治癒と歯髄壊死の診断

歯髄治癒と歯髄壊死の鑑別診断はX線写真と歯髄診断器による知覚反応によって行われる．それらの具体的な基準は**表1**の通りである．以下，これらの各項目について詳しく述べる．

① X線写真による診断

1．歯髄腔の閉鎖による診断

歯髄治癒の診断基準のなかでもっとも重要なのは，X線写真上での歯髄腔の閉鎖（pulp canal obliteration：PCO）の確認である．PCOは生理的な加齢現象として，あるいは歯の表面の摩耗に対する防御反応としても生じる[3]．日常臨床で，高齢者の歯や重度な摩耗，咬耗歯に著しいPCOが起こっている現象にたびたび遭遇する．このように，通常長い期間をかけて生じるPCOが，歯への外傷[4]，歯の移植[5]，矯正治療[5,6]などの際には著しく加速され，短期間に生じることがある[7]．特に歯根未完成歯が移植後に歯髄治癒を生じた場合，ほとんどの症例でPCOが認められ，逆に歯髄壊死となったものは認められないことから，PCOは歯髄治癒の最大の診断基準として考えられている．

筆者が1992年に，歯根未完成歯移植後の治癒の症例として，PCOが生じたX線写真を提示したとき「歯髄腔が狭窄，もしくは閉鎖しているのに，なぜ治癒なのか？歯髄壊死ではないのか？」との疑問が寄せられたこともあったが，PCOは後述するように，臨床的および病理学的にも治癒なのである．

PCOのメカニズムについてはp61で詳述するが，一言でいえば，外傷もしくは移植という大きな刺激に対する防御反応を含めた歯髄の反応の現れである．刺激がより大きい場合は当然，歯髄壊死が生じることから，PCOは歯髄壊死との境界に近い．しかし，決して歯髄壊死ではないぎりぎりの歯髄の治癒形態ということができる．そのため歯髄治癒を示すPCOと歯髄壊死の鑑別がむずかしい場合もあるが，歯髄壊死は8週間で80％以上の診断が可能であるのに対し，PCOは8週目からようやく生じ始め，6カ月ではほとんどの症例でみられるようにな

表1　歯髄治癒と歯髄壊死の鑑別診断

診断の基準	歯髄治癒	歯髄壊死
〔X線写真〕		
1．歯髄腔の閉鎖（PCO）	2～6カ月以内に生じる	生じない
2．根尖孔の閉鎖	生じる	生じない
3．根尖周囲の陰影	消失（骨で満たされる）	存続（骨が生じない）
4．炎症性歯根吸収	生じない	生じうる
〔歯髄診断器による知覚反応〕	90％は6カ月以内に生じる	原則的に生じない

PCO = pulp canal obliteration

(Kling M, et al, 1986[2])

るといわれる[7]．このことから，3〜6カ月の間に，知覚反応，サイナストラクト出現なども参考にすれば，診断は通常，可能である．

[PCOの分類]

Andreasenは，PCOを歯髄腔および根管腔がすべて閉鎖してしまう「total PCO」と，歯髄腔は閉鎖するが根管腔はわずかに認められる「partial PCO」に分類している[7]．筆者の臨床経験からすると，partial PCOは一定の期間を要して，ゆっくりとtotal PCOに近い形態へ移行していくことが多いが，移植後20年以上経過しても，歯髄腔が閉鎖せず，やや狭窄した程度で存続する場合もまれにある（→ p56，本章 Case-5 参照）

2．根尖孔の閉鎖による診断

歯髄治癒の診断基準のなかで2番目に重要なのは，X線写真上での根尖孔の閉鎖である．歯髄治癒が生じると原則的には根尖孔が閉鎖するが，歯髄壊死の場合，閉鎖せず，移植時の根尖孔が開いたままの状態が長期に持続する．

根尖孔の閉鎖に加えて，歯根が本来の長さまで成長すれば，理想的な治癒が得られたことになるが，移植後の歯根成長は移植時の歯根の長さに規制される側面も大きく，本来の長さまで成長するとは限らない．しかし，成長が得られなくても長期生存は可能であり（→ p55，本章 Case-4 参照），成功の範疇に入る．

移植後の歯周組織の治癒と歯根成長は以下のように起こる．

1）歯周組織の発生（図2）

歯根象牙質が根尖方向に成長するに伴い，ヘルトウィッヒ上皮鞘（内，外エナメル上皮の重なった層）も根尖側へ成長する．歯根象牙質がある程度成長すると，上皮鞘の一部が分断され，その隙間から周囲の歯小嚢の細胞が象牙質の表面に移動し，セメント質，歯根膜，固有歯槽骨を形成する．

2）歯周組織のできるメカニズム

まず，ヘルトウィッヒ上皮鞘の内エナメル上皮細胞（あるいは後で述べるマラッセ上皮遺残）が歯根象牙質の上にもエナメル基質タンパク（90％はアメロジェニンというタンパク質．後述）を分泌し，それが周囲の歯小嚢の細胞を刺激して，セメント芽細胞を誘導し，無細胞セメント質を形成する[8〜12]．その後，歯小嚢の細胞が線維芽細胞に分化して歯根膜を，さらに骨芽細胞に分化して固有歯槽骨[13〜15]を形成し，歯周組織が形成される．この3つをいわゆる付着装置と呼ぶ．

なお，このような考えに対して，「ヘルトウィッヒ上皮鞘の細胞がセメント芽細胞に分化しセメント質を形成する」との説も存在する．すなわち，TGFβ1誘導下でセメント芽細胞へ分化することが基礎実験で示されている[16, 17]ことも付記しておく．

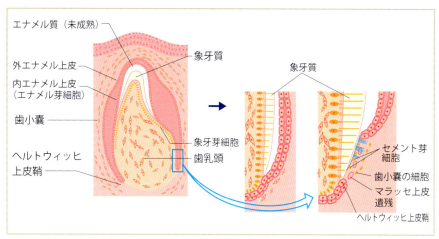

図2 象牙質，歯髄，歯周組織の発生の流れ
歯根未完成歯の移植後の歯根成長と根尖孔の閉鎖にはヘルトウィッヒ上皮鞘がかかわるため，これを損傷しないことが成功のポイントとなる．ヘルトウィッヒ上皮鞘により歯根の外形が決定される．内側には歯髄（歯乳頭）によって象牙質が形成され，外側は歯小嚢からセメント質が形成される．すなわち，ヘルトウィッヒ上皮鞘は歯髄と歯根膜を区分する．

[臨床術式への示唆]

　いずれにしてもヘルトウィッヒ上皮鞘が歯周組織の発生，成長と深くかかわっていることは間違いなく，臨床例においては歯根未完成歯の移植において，ヘルトウィッヒ上皮鞘を含む歯小嚢をなるべく損傷しないよう慎重に抜歯し，ソケットに静かに挿入することが，その後の歯周組織の治癒および歯根成長に重要である．歯根周辺，特に根尖を囲む形で厚い軟組織が付着してくる場合が多いので，移植歯をソケットから強引に引き抜かず，極力，軟組織を歯根側に付着させたまま静かに引き抜く（図1参照）．

3）マラッセ上皮遺残

　歯根象牙質の成長に伴って分断されたヘルトウィッヒ上皮鞘は，この後，細胞死を起こすこともなく，セメント芽細胞の近くで歯根寄りにマラッセ上皮遺残として生存し続ける．その意義については歯根膜の恒常性維持などに関与しているとの考えも示されている[18]．

4）エムドゲインの出現

　これまで触れた歯周組織の発生の過程を歯周炎に罹患した歯根面上に引き起こし，歯周組織の再生を目指して開発されたのがEMD（enamel matrix derivative）を主剤成分とするエムドゲインである．そのコンセプトは図1で示したヘルトウィッヒ上皮鞘（その中の内エナメル上皮部）あるいはマラッセ上皮遺残の歯胚上皮が歯根象牙質表面にエナメル基質を分泌し，それが歯小嚢の細胞をセメント芽細胞へ分化させる環境を提供することになる．

　すなわち，哺乳類の中ではアメロジェニンの分子構造は類似し，相互の適合性がよいことから，ブタの歯小嚢から取り出したアメロジェニンをヒトの歯周炎の治療に応用することになったということである．

3. 根尖周囲の陰影による診断

　歯髄治癒の診断基準のなかで3番目に重要なのは，X線写真上での根尖周囲部の陰影の消失である．歯根未完成歯の歯根の長さは短いため，移植後は通常，移植歯の根尖部とソケットの間には，ある程度の空隙が存在する．歯髄治癒が進行すると，この空隙（X線写真では陰影）はすみやかに消失していくが，歯髄壊死に陥った場合は当然，消失しない．通常の根尖性歯周炎の場合，根尖部にみられる陰影が，病変として，ある時期から発現するのに対して，移植後の歯髄壊死の場合，すでに存在していた（病変ではない）陰影部がそのまま存続する形をとるため，術者には単なる治癒の遅延として判断される危険性があり，その結果，診断と処置が後手に回る場合があるので注意したい（→p57，本章 Case-6 参照）．

4. 炎症性歯根吸収による診断

　歯髄壊死の指標の1つとして重要なのは，炎症性歯根吸収の発現である．Andreasen は，矯正治療の計画が立てられた370本の小臼歯を利用して歯の移植を行った結果，歯髄治癒の症例では炎症性歯根吸収がほとんど起こらず，歯髄壊死の症例では起こることが多い[19]ことを明らかにしており，これは動物実験の結果とも一致している[20]．筆者の経験でも歯髄治癒が生じた症例で，X線写真上に炎症性の吸収像が認められたのは一例もない．一方，歯髄壊死から炎症性歯根吸収に移行した症例を経験している（→p218，12章 Case-1 参照）．これらのことから歯髄壊死と炎症性歯根吸収が深く関連していることは間違いない．もちろん，歯髄壊死が生じたら，すべて炎症性歯根吸収につながるわけではない．移植時の歯根膜とセメント質の損傷が非常に小さく，吸収窩がセメント質の中間部まで到達していない場合は，周辺の歯根膜によって修復が可能であることがわかっている[21]．この場合は表面吸収と定義される．

　しかし，歯髄壊死の状態が放置され，かつ移植による吸収窩がセメント質を貫いて象牙細管を露出させ，根管や象牙細管中の毒素が歯根表面に拡散すると，生体の防御反応としてマクロファージが出現，ついには破骨細胞が出現し，炎症性歯根吸収を招くことになる．特に，歯根未完成歯の移植後，歯髄壊死に陥った場合，炎症性歯根吸収を引き起こしやすいのは象牙細管が太いためと考えられており[22]，根完成歯の移植後も実験的には2週間前後で重大な歯髄壊死と自己融解が生ずるといわれることから，できるだけ早期の根管処置が炎症性歯根吸収の発現を防止するうえで重要である．

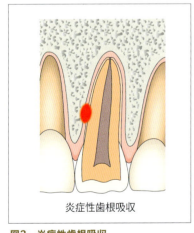

図3　炎症性歯根吸収
歯髄壊死が炎症性歯根吸収を引き起こす場合がある（→p215，12章**図2**参照）．

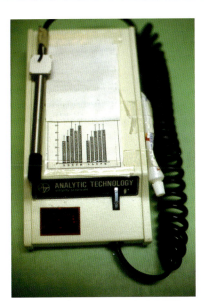

図4 筆者が使用している歯髄診断器
（AnalyticTechnology 社製）
目盛りが最大値80程度を示す精度の高い診断器が望ましい.

2 歯髄診断器による診断

1. 歯髄診断器による知覚反応検査（電気歯髄診）の信頼性

　移植後，歯髄治癒が生じた場合，6カ月以内には電気歯髄診によって90％に知覚反応が認められるといわれる[1]．筆者の症例でも，歯髄治癒の症例は，経年的（10年以上の場合）に痛覚閾値が高まる傾向があるものの，ほとんどすべて陽性を示している．歯髄治癒が生じた場合，歯髄腔のなかに形成された硬組織の結節の間を神経線維束が走行し，その分枝は新しく形成された非定形的な象牙芽細胞の層に達するほどに神経線維に再生が生じるといわれる[23]．しかし神経線維の数も直径も正常ではないといわれ[24]，移植後，長期間を経た症例で知覚反応の若干の低下がみられるのは，これが原因なのかもしれない．

　一方，歯髄壊死に陥ったほとんどの症例で，電気歯髄診による反応は認められないと報告され，筆者の実感とも一致する．

　しかし，まれに陽性反応を示すことがあり，反応値が高い場合，歯根膜の反応の可能性もある．

　Weine は，電気刺激に対して知覚反応を呈しても歯髄が正常であるとは限らないと述べ，その理由として，歯髄の神経組織は炎症に対して高い抵抗力があるため，周囲の組織が変性してしまった後でも長期にわたって反応を失わない点をあげている[25]．また，複根の歯根未完成歯の移植の場合，1根のみ歯髄治癒が生じ，他根は壊死を生じる場合もある．このような場合も知覚反応は陽性を示し，正確な歯髄の状態を診断することはできない．このような歯髄診断のむずかしさは移植歯だけでなく，通常の歯の場合でもたびたび経験するところである．

　なお，歯髄診断は目盛りが最大値80程度を示す正確な診断器で行う（**図4**）．

2. 電気歯髄診の位置づけと PCO との関連

　これまで述べた理由から，歯髄の治癒および歯髄壊死の診断にあたっての電気歯髄診は絶対的なものではなく，X線写真による PCO などの診断の補助手段として位置づけるべきである．電気歯髄診の結果にこだわり過ぎて，診断と処置が後手に回らないよう，注意が必要な場合もある．

　PCO が生じた場合，一応，ほとんどの症例で知覚反応も認められ，歯髄腔が完全に硬組織で閉鎖された後でも，すでに述べたように，90％においては引き続き認められるといわれる．しかし，total PCO を示した症例の10～23年に及ぶ長期経過観察を行った結果，約半分が知覚反応を示さなかったとの報告もあり[26]，10年前後を境に知覚反応に変化が生じるのかもしれない．一方，partial PCO を示す症例においては，知覚反応は反対側の対照歯と全く同一か，低い値を示す場合さえある[27,28]といわれており，知覚反応との相関性は total PCO の場合より強いと考えられる．

Ⅲ─歯根未完成歯の移植の症例

表2　移植後の歯髄治癒に影響を与えるおもな因子
1. 歯根の発育段階
2. 根尖孔の幅
3. 移植歯の口腔外時間
4. その他の因子

① 歯髄治癒を示す症例

歯根未完成歯の移植後の歯髄治癒および歯根成長は**表2**に示した因子に規制され、以下の症例で示すように、いくつかの異なる形態をとる．

Case 1　歯髄治癒に加えて遠心部歯周組織が改善された症例

19歳，女性
主訴：左下の奥が痛い

初診時　1988年11月

8	7	6	5	4	3	2	1	1	2	3	4	5	6	7	8
8	7	6	5	4	3	2	1	1	2	3	4	5	6	7	

　移植後

8	7	6	5	4	3	2	1	1	2	3	4	5	6	7	8
	7	6	5	4	3	2	1	1	2	3	4	5	6	**7**	

移植：8┘→7┘部

1：1988年10月．初診時．8┘を抜歯後，7┘を矯正的挺出によって保存することはできたが，7┘遠心部のカリエスが深く，歯槽骨レベルも非常に低い（矢印）ことから，7┘を抜歯後，歯根未完成歯の8┘を移植したほうが有利と診断した．

2：1988年11月．移植直後．移植歯遠心の骨レベルの低さにも注目（矢印）．

3，**4**：1989年10月．移植後11カ月．歯根膜の治癒は順調．歯髄腔の閉鎖は進行中．移植歯の遠心での支持歯槽骨の増加が著しいが，固有歯槽骨（歯槽硬線部）はまだ鮮明ではない．

5：1991年8月．移植歯歯髄診断は陽性，プロービングデプスは正常．歯槽硬線が少しみえてきた．

6：2004年1月．移植後16年3カ月経過．┌6の歯髄診断は陽性だが，根尖周辺の骨の緻密像が気になる．カリエスが深かったので部分歯髄壊死による硬化性骨炎が疑われる．

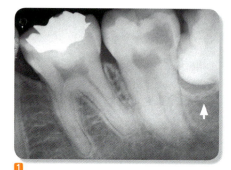

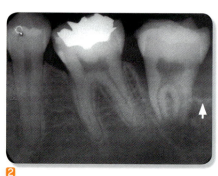

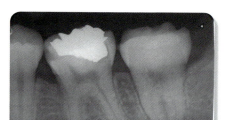

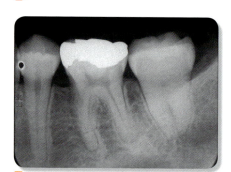

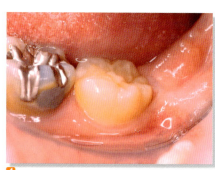

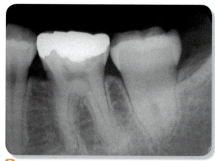

Ⅲ—歯根未完成歯の移植の症例　53

7：2005年11月．臨床的には移植歯7┘とともに┌6も症状はない．

8：2006年8月．しばらくリコールが途絶え，久しぶりの来院時，┌6は疼痛が発現したため，近くの医院で歯内療法が行われ，近心根尖に透過像を認めた．2004年以降，歯髄壊死が起こったことが推測できた．

9：2013年3月．移植後24年4カ月．歯髄診は正常値．

10：2014年4月．移植後25年5カ月．移植歯7┘は問題なく経過している．┌6の近心根尖部に依然，透過像が残るが，┌6でみられた遠心根周辺での強い硬化性骨炎の所見は改善されている．

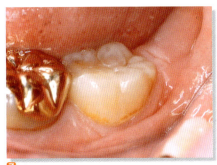
7

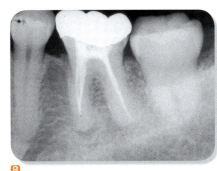
8

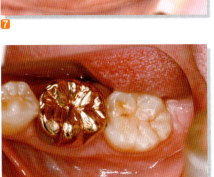
9

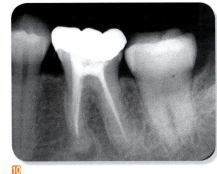
10

Case 2　歯髄治癒と歯根成長を示す移植例

17歳，女性
主訴：右下の奥歯が痛い

初診時　1990年3月

```
 8 7 6 5 4 3 2 1 | 1 2 3 4 5 6 7 8
 8 7 6 5 4 3 2 1 | 1 2 3 4 5 6 7 8
```
↓　　　移植後
```
 8 7 6 5 4 3 2 1 | 1 2 3 4 5 6 7 8
 8 7 6 5 4 3 2 1 | 1 2 3 4 5 6 7 8
```
移植：8┘→7┘部

1, 2：1990年3月．移植直前の状態．矯正的挺出によって7┘の保存はもちろん可能であるが，歯内療法，歯冠修復，遠心の骨切除が必要となり，その結果，頬側遠心部での付着歯肉幅の減少も生じる可能性がある．また，健全歯質が薄く少ないことから将来的には歯根破折の可能性もないとはいえない．これらのことから，7┘を抜歯後，歯根未完成歯の8┘を移植することが有利と判断した．

3：1990年4月．移植直後のX線写真．根尖孔の幅は1mm以上，ま

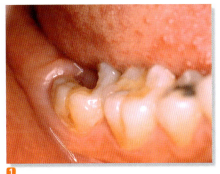
1

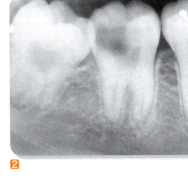
2

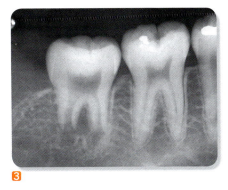
3

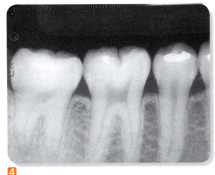
4

た，歯根長の発育度は2/3～3/4の間で歯根未完成歯の移植時期としては理想的であった．

4：1991年10月．移植後1年7カ月．歯髄診は正常値．

5, 6：移植後約15年．歯髄腔の閉鎖が認められ，歯髄治癒の基準を満たしている．また，歯根膜空隙および歯槽硬線も明瞭に認められる．歯冠修復を行う必要がない点が歯根未完成歯移植の大きな長所である．

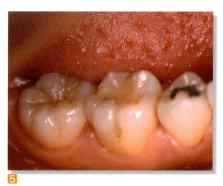
❺

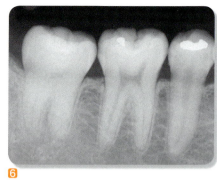
❻

Case 3 歯髄治癒と歯根成長を示す小臼歯の症例

13歳，男性
主訴：5⏌先天性欠如部に歯を入れてほしい

初診時　2006年1月

| 8 | 7 | 6 | 5 | 4 | 3 | 2 | 1 | 1 | 2 | 3 | 4 | 5 | 6 | 7 | 8 |
| 8 | 7 | 6 | 5 | 4 | 3 | 2 | 1 | 1 | 2 | 3 | 4 | 5 | 6 | 7 | 8 |

⬇　移植後

| 8 | 7 | 6 | 4 | 3 | 2 | 1 | 1 | 2 | 3 | 4 | 6 | 7 | 8 |

移植：⏌4→4⏌部．萌出誘導：⏌5→⏌4部

1：2005年11月．矯正治療の必要性から埋伏していた⏌5を先天性欠如部5⏌へ移植する方針を立てた．

2：2006年3月．5⏌先天性欠如部へ埋伏歯⏌5を移植した（矢印）．

3：2007年3月．歯根成長，PCO進行中で歯髄診は正常値であった．

4：2010年1月．矯正治療終了．移植歯である5⏌はtotal PCOに近く，歯髄診は正常値で歯根長も十分であった．遠心の歯根膜空隙がわずかに拡大しているが，動揺度，付着とも正常．（→p194, 10章 Case-6 参照）

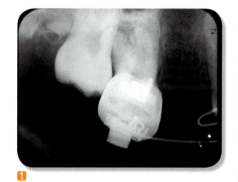
❶

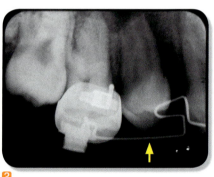
❷

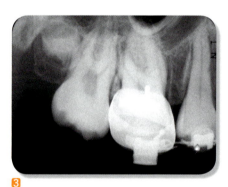
❸

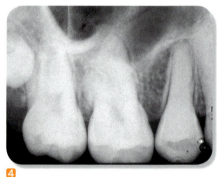
❹

Case 4 歯根成長が十分でない歯髄治癒を示す長期経過症例

16歳，男性
主訴：左下で噛めない

初診時　1977年9月

8	7	6	5	4	3	2	1	1	2	3	4	5	6	7	
	8	7	6	5	4	3	2	1	1	2	3	4	5	6	7	8

↓　　　移植後

	7	6	5	4	3	2	1	1	2	3	4	5	6	7	
8	7	6	5	4	3	2	1	1	2	3	4	5	6	7	8

移植：|8→|6部

1：1977年9月．深いカリエスのため|6を抜歯し，歯根未完成歯の|8を移植することにした．

2：移植直後．歯根長発育度が1/2で，移植時期としては早過ぎたが，|6が腫脹，疼痛を繰り返したためこの時期の移植となった（現在であれば，除痛処置を施し，歯根長が2/3まで成長するのを待つ）．

3：1977年12月．対合歯にあたるまで萌出した．

4：1979年6月．移植後1年9カ月．歯髄診は陽性であった．

5：1981年7月．移植後3年10カ月．

6：1982年10月．移植後5年1カ月．

7：1991年11月．移植後14年2カ月．

8：移植後約26年．遠心部カリエスのためインレーの窩洞形成がなされた．

（**7**，**8**は筆者の前開業地，那覇市の佐久川正明先生，浦添市の伊地弘昭先生がそれぞれ撮影し，送付してくださった）

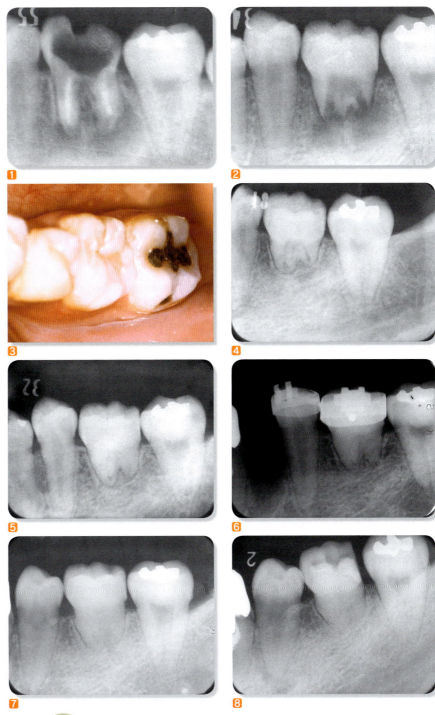

Case 4 注釈

本症例では歯髄腔の閉鎖（PCO），根尖孔の閉鎖など，歯髄治癒の条件は満たしているが，歯根の成長が停止している．抜歯時に移植歯のヘルトウィッヒ上皮鞘を損傷し，移植歯側に付着させることができなかった可能性が高いが，長期に問題なく機能していることから，臨床的には成功と評価できる．なお，1977年当時の筆者は，ヘルトウィッヒ上皮鞘の歯根未完成歯移植における役割についての文献に触れることができなかった．

Case 5 歯髄腔の閉鎖が少ない歯髄治癒の症例

18歳，女性
主訴：左下の奥歯（⎿7）が痛い

初診時　1992年5月

8	7	6	5	4	3	2	1	1	2	3	4	5	6	7	8
8	7	6	5	4	3	2	1	1	2	3	4	5	6	7	8

⬇　移植後

8	7	6	5	4	3	2	1	1	2	3	4	5	6	7	8
8	7	6	5	4	3	2	1	1	2	3	4	5	6	7	8

移植：⎿8→⎿7部

1〜3：1992年5月．⎿7の舌側から遠心にかけて深いカリエスがあった．矯正的挺出で保存も可能だが，対合歯とのクリアランスが小さく，装置の取り付けが困難なため，抜歯後，歯根未完成の埋伏歯⎿8を移植することにした．

4：抜歯された⎿7．深いカリエスがあり，健全歯質壁が非常に薄いことから，ノンカリエスの⎿8を移植したほうが有利と判断した．

5：1992年7月．移植時．歯根未完成歯の移植時期としては根尖孔幅1mm，歯根成長2/3の歯髄治癒が起こる境界的な段階で，PCOは進行するのか予測がむずかしかった．

6：1993年1月．移植後6カ月．歯髄診断は陽性であった．

7：2003年8月．移植後11年1カ月．歯髄診断は陽性であった．通常よりPCOの進行が遅く，歯髄腔が十分にみられる．

8，9：2013年11月．移植後21年4カ月．歯髄診は正常値で症状もなく問題ないが，歯髄腔が21年以上閉鎖しないのはまれである．

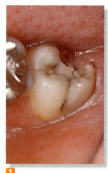
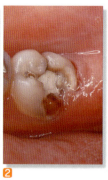
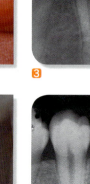
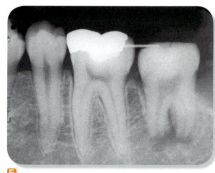
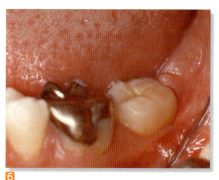
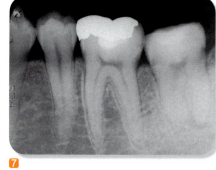
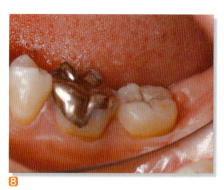
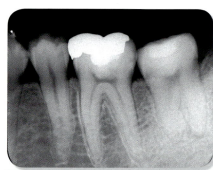

2 歯髄壊死の症例

前項までは歯髄治癒を示す症例を提示してきたが，本項では歯髄壊死に陥った例を提示する．歯髄壊死は通常，Case-6のように移植後早期に判明するが，Case-7のように10年以上経ってから診断される場合もあるため，移植後，定期的な経過観察が必要である．

Case 6 歯髄壊死が起こった症例

17歳，女性
主訴：7̄|で噛めない

初診時　1987年5月

|8|7|6|5|4|3|2|1|1|2|3|4|5|6|7|8|
|7|6|5|4|3|2|1|1|2|3|4|5|6|7|

↓ 移植後

|7|6|5|4|3|2|1|1|2|3|4|5|6|7|
|**7**|6|5|4|3|2|1|1|2|3|4|5|6|7|8|

移植：8̄|→7̄|部

1：1987年5月．7̄|は歯根破折のため抜歯を行い，歯根未完成の埋伏歯である8̄|を移植することにした．

2：1988年5月．移植後1年．術直後から患者さんの来院が途絶えたため必要な術後管理が行えなかった．X線写真でPCO，根尖孔閉鎖など歯髄治癒の所見はみられず，逆に根尖周囲陰影（遠心根）が残存することから歯髄壊死が疑われたが，歯髄診は陽性を示したため，歯内療法は行わず，様子をみた．当然，歯根成長もみられなかった．この後，再度，来院が途絶えた．

3：1990年5月．2年ぶりに来院．移植歯遠心の頰側歯肉部にサイナストラクト（矢印）が生じ，歯髄壊死が確定的となったため，炎症性歯根吸収の予防を目的として水酸化カルシウム貼薬を開始し，1カ月半～2カ月ごとに新しい水酸化カルシウムを取り替えた．

4：1990年9月．水酸化カルシウム療法継続中．遠心根尖部に存在していた陰影は消失した．

5, 6：2008年11月．移植後21

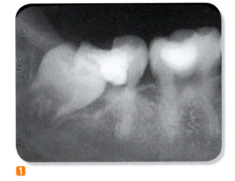
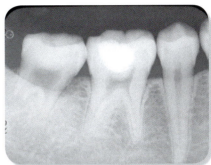
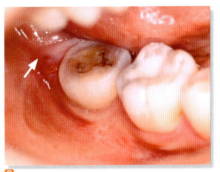
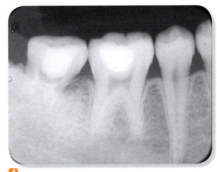
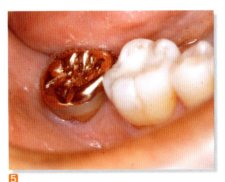
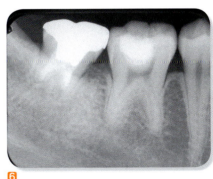

年6カ月．移植後，患者さんの来院が2度も途絶え，十分な術後管理ができず，歯髄壊死，歯根成長停止など順調な治癒は起こらなかったが，20年以上，満足できる咀嚼機能を維持している．歯周組織は正常で生理的動揺も認められ，X線写真でも歯根膜空隙，歯槽硬線ともに明瞭でない部分もあるが，置換性歯根吸収も起こっていないようである．

❸ 歯髄治癒から歯髄壊死に転じた症例

歯根未完成歯の移植後，いったん歯髄が治癒し，かつ歯根の成長がみられたにもかかわらず，10年以上経過後，歯髄壊死に転じる場合が，まれにある．その症例が Case-7 である．

Case 7 移植15年後，歯髄治癒から歯髄壊死に転じた珍しい症例

15歳，女性
主訴：右上の奥歯（6｜）がむし歯で歯が崩れて噛めない

初診時　1979年12月

| 8 | 7 | 6 | 5 | 4 | 3 | 2 | 1 | 1 | 2 | 3 | 4 | 5 | 6 | 7 |
| 8 | 7 | 6 | 5 | 4 | 3 | 2 | 1 | 1 | 2 | 3 | 4 | 5 | 6 | 7 |

↓　　移植後

| 8 | 7 | **6** | 5 | 4 | 3 | 2 | 1 | 1 | 2 | 3 | 4 | 5 | 6 | 7 |
| 8 | 7 | 6 | 5 | 4 | 3 | 2 | 1 | 1 | 2 | 3 | 4 | 5 | 6 | 7 |

移植：8｜→6｜部

❶：1979年12月．深いカリエスの6｜を抜歯後，8｜を移植した10日後の状態（術前のX線写真紛失）．歯根長発育度2/3，根尖孔幅1mm以上で，筆者の考えるベストの時期に移植できた．

❷，❸：1980年6月．移植後7カ月．X線写真でPCOの進行，根尖孔の閉鎖，歯根成長がみられ，また，歯髄診も陽性で，歯髄治癒が順調に生じていた．

❹：1982年5月．移植後2年6カ月．歯髄診は陽性で，❷に比べ，さらに歯根成長もみられる．

❺：1984年2月．移植後4年3カ月．歯髄診は陽性で，❹に比べ，さらに歯根成長は進み，歯根近心の歯槽硬線の拡大がみられるが，全体としては安定している．

❻：1991年9月．移植後11年9カ月．total PCOがみられ，問題はなく，歯髄は反対側の｜6に比べ，若干高い数値を示す．❺でみられた歯槽硬線の拡大は正常化している．7｜と比較しても，通常の天然歯の状態を示している．

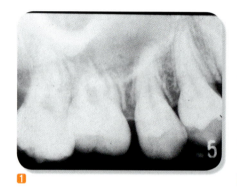
❶

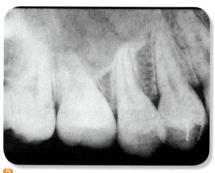
❷

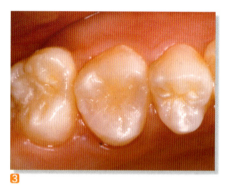
❸

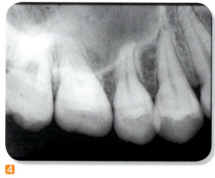
❹

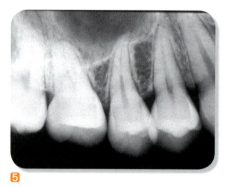
❺

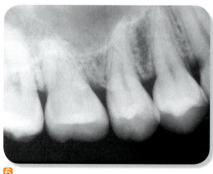
❻

7：1992年8月．移植後14年8カ月，**6**とは若干角度が異なるが，やはり6⏐部の移植歯は正常なX線像を示す．

8：1994年8月．突如，6⏐部の移植歯の根尖周囲に大きな陰影が認められるようになり，歯髄診も陰性に転じていた．移植歯にはカリエスは存在せず，もちろん，レジン充塡などもこれまで一切行われていない．しかし，不快症状は存在しないため，歯内療法は行わず，このまま経過観察をすることになった．

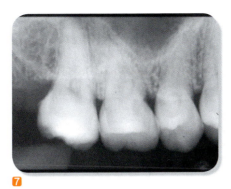
7

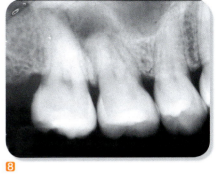
8

この症例はその後のX線写真などの資料はないものの，1999年，移植後21年以上経過した時点で，移植歯に症状はなく，十分に機能していることが患者さんからの連絡でわかった．
（1987年以降のX線写真は筆者の前開業地，那覇市の佐久川正明先生に撮影をお願いした）

Case 7 の考察

いったん歯髄治癒を生じた移植歯に支台歯形成が行われたり，カリエスが発生した場合，象牙細管の露出（歯根未完成歯では太い）が関与して歯髄壊死に陥ることは十分に考えられ，文献的にも発表されている[22]．しかし，この症例のようにノンカリエスで，しかも移植後15年近くも順調に経過してから突如，歯髄壊死に転じたのは，筆者の経験においてはじめてのことである．おそらく，移植後のX線写真および歯髄診断の検査では，一応歯髄治癒が生じたようにみえたものの，実際には微細な範囲で，毛細血管末端部での循環障害などが生じ，完全な歯髄治癒が起こらず，長い年月を経て徐々に歯髄壊死が進行してきた結果と考えられる．歯髄腔の閉鎖が起こった歯の歯内療法は不可能な場合もあり，感染による根尖性歯周炎による疼痛などが一切存在しない場合，歯内療法を行わず経過を観察するのも，1つの治療方針となりうる．

歯髄腔の閉鎖後，根尖部に症状が現われた場合

このような症例で，仮に根尖性歯周炎による激しい疼痛が生じ，歯内療法が不可能と診断されれば，最後に残された手段は，いったん抜歯して根尖周囲組織を十分に搔爬し，かつ根尖部をわずかに切除して逆根管充塡を行い，ソケットに戻す意図的再植以外にないと思われる．

本症例の移植歯8⏐は本来，歯根の離開も少なく，かつ根尖病変が大きいことから，意図的再植によって歯根膜に侵襲を与えることなく救済できる可能性が高い（根尖病変が大きいほど抜歯と挿入が容易に可能なことから，歯根膜への損傷が小さいため，再植の成功率が高い）．

IV — 移植後の歯髄治癒に影響を与える因子

1 歯根の発育段階

　歯根の発育段階が最終的な長さの3/4までの時期であれば，歯髄治癒は原則的に生じる．また，最終的な長さに達している場合でも，根尖孔が1mm以上開いていれば歯髄治癒が期待できるが，半分閉鎖してしまった場合は，その確率が半分に低下し，歯の萌出程度も歯髄治癒とかかわりが深いことがわかっている．歯髄治癒が生じる確率は，本来の咬合面に達するまで萌出している場合，56％と低いのに対し，咬合面に達していない場合は90％といわれる．さらに未萌出の場合，正常な位置にあれば96％であるが，位置異常があれば81％程度と報告されている[1]．

表3　根尖孔幅と歯髄治癒の関連
1. X線上での根尖孔幅の1mmの存在が歯髄治癒と歯髄壊死の分かれ目
2. 1mm以上：歯髄治癒の可能性大
   1mm以下：歯髄壊死の可能性大

2 根尖孔の幅

　移植歯のX線写真上の検査において，根尖孔幅が1mm存在するか否かが，移植後，歯髄治癒が生じるか，それとも歯髄壊死に陥るかの分かれ目となる（**表3**）．
　歯髄治癒の確率はその幅が1mm以下の場合に10％，1〜2.9mmの場合に80％，3mm以上の場合に95％以上といわれる（**表4**）[1]．
　臨床的には，根尖孔の幅のほうが歯根の発育段階よりも明確で，かつ安全な基準として活用することができる．

表4　根尖孔の幅による歯髄治癒の確率
1. 1mm以下：10％
2. 1〜2.9mm：80％
3. 3mm以上：95％

3 移植歯の口腔外時間

　歯根未完成歯の場合は30分以内であれば問題がないと思われる．実験的には歯髄治癒の確率は，それぞれ口腔外時間が0分の場合に97％，また11分〜30分の場合に93％といわれ[1]，あまり差が認められない．
　なお，歯根膜の場合，口腔外時間は18分以内であれば生存することが報告されている．

4 その他の因子

　歯髄の長さが長いほど，歯髄治癒の可能性は低くなるといわれる．また，特に歯根完成歯の移植においては，ソケットを形成するとき，内部クーリング（注水型）の切削具を用いたほうが歯髄治癒の可能性が高まるといわれる[23]．

4章―歯根未完成歯の移植

V―歯髄腔閉鎖のメカニズム

歯髄治癒が生じた場合，歯髄腔の閉鎖（PCO）が生じることはすでに述べた．

以下にPCOが起こるメカニズムについて述べる．この点に関する研究[24,25～30]は現在でも数が少なく，いまだ十分な結論に達していない点もあるが，要約すると図5に示したようになる．

歯根未完成歯（X線写真で根尖孔幅1mm以上を想定）を移植した場合，根尖部歯髄はほとんどの場合，移植後も生存し続け，歯髄治癒の方向に向かう．しかし根尖部から離れた歯冠部歯髄は，①いったん壊死に陥る場合と②生存し続け，治癒に向かう場合の2つがあるようである．①のいったん壊死に陥る場合はさら

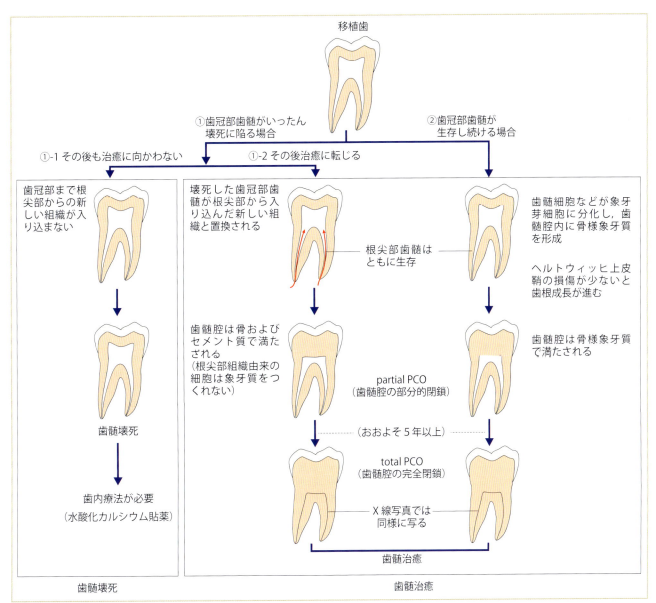

図5 歯髄腔の閉鎖（PCO）発生のメカニズム

に①-1その後も，その状態が持続し，治癒に向かわない（歯髄壊死）場合と①-2その後，根尖部からの新しい組織によって置換され，治癒の方向に転じる場合がある．この点について，以下さらに詳しく解説する．

1 歯冠部歯髄がいったん壊死に陥る場合（図5）

すでに触れたように歯冠部歯髄が壊死に陥った場合，この状態が持続し，①-1その後も，治癒に向かわない場合もあるが，根尖部か新しい組織によって置換され，その後，治癒に転じる場合もある[24～30]．すなわち，壊死に陥った組織の中に新しい血管が入り込むか，古い血管の再形成によって脈管再生が生じ，新しく入ってきた歯小嚢由来の組織中の未分化間葉細胞がセメント芽細胞と骨芽細胞に分化し，歯髄腔内にセメント質および骨を形成すると考えられる．いったん壊死した組織が新しい組織に置換される時期は，酸化還元酵素の活性を利用した化学的実験[21]によれば，移植後10～30日の間といわれる．これとは逆に①の壊死に陥った歯冠部歯髄が回復しない場合の理由としては，歯冠部まで新しい組織が入り込めないか，入り込めたとしても血液の供給に不足をきたした場合があげられている．これらのことから，根未完成歯の移植後の歯髄治癒は，歯周組織の治癒のように再生の形態をとることはなく，厳密には歯髄修復の範疇に入る．しかし，どのような形態をとったとしても，懸命に治癒しようとする歯髄の姿は，臨床全般を通じてより積極的に歯髄保存に努めることの重要性を臨床家に強く訴えているようにみえる．このような神経堤，外胚葉性間葉由来の歯髄細胞の再生力の強さを知るとき，臨床家としては安易に歯髄を除去することは避けたい気持ちになるはずである．

2 歯冠部歯髄が生存し続ける場合

歯冠部歯髄が生存し続ける場合，移植という，歯髄にとってはまさしく存亡にかかわる最大級の刺激に対して，同じく最大級の防御反応が生ずることになる．歯髄は細胞成分としては，おもに象牙芽細胞，歯髄細胞（線維芽細胞），未分化間葉細胞などからなるが，実験的には移植後，生存している歯髄を防御するために，歯髄細胞，未分化間葉細胞が分化して象牙芽細胞となり，骨様象牙質を形成することが明らかにされている[1, 22, 23]．歯髄細胞の象牙芽細胞への分化には，直接分化（第1様式）と，いったん脱分化して未分化間葉細胞に戻った後に再分化（第2様式）する2つの様式が存在し，侵襲が大きい場合，おもに第2様式が起こるといわれている[28]．歯冠部歯髄が生存し続ける場合は，おそらくこのようなメカニズムで歯髄腔内が骨様象牙質によって満たされていくと考えられる．また，根尖部歯髄はほとんど生存することから，同様のメカニズムで根管内も骨様象牙質で閉鎖されていくものと考えられる．

VI―歯根未完成歯の移植時期

表5 推奨される歯根未完成歯の移植時期

1. 歯根長発育度2/3の時期
   一生機能するのに十分な長さ
   歯根長1/2は歯周病になったとき不安
2. 根尖孔の幅が1mm以上の時期
   →歯髄治癒の可能性が大

実験的研究データと筆者の経験から，歯根未完成歯の移植の時期としては，デンタルX線写真上での歯根長の発育が2/3程度の時期がもっともよいと考えられる（**表5**）．その理由は，この程度の歯根の長さが得られていれば，移植後，万一，歯根成長が起こらない場合でも，生涯を通じて機能し続けることが可能であること，およびこの時期での根尖孔の幅は確実に1mmを超えており，歯髄治癒が期待できることである．歯根の長さの発育度が1/2程度の場合，歯髄治癒に関しては有利になると思われるが，将来，歯周病に罹患した場合のことを考慮に入れると，歯根の長さに不安が残る．

VII―歯根未完成歯移植と完成歯移植の比較

ここで，歯根未完成歯と完成歯の移植を比較してみる（**表6**）．歯根の長さが最終段階に達しているものの，根尖孔が閉鎖していない未完成歯を移植するにあたって，即刻，歯根未完成歯として移植すべきか，それとも根尖孔の閉鎖まで時期を遅らせて，歯根完成歯として移植したほうがよいのか，非常に迷う場合がある（→p218，12章 Case-1 参照）．

このようなとき2つの移植の違いを十分に理解しておく必要がある．歯根未完成歯の移植は，完成歯の移植との比較でみた場合，**表6**で示した長所と短所がある．両者の比較の結果から，移植歯の根尖孔幅が1mm以上認められれば，歯根の長さが最終段階に近い場合でも，根未完成歯として移植し，歯髄治癒を期待すべきであろう．万一，移植後，歯髄壊死に陥った場合でも，診断は容易であり，また処置も先に述べた水酸化カルシウム療法が奏効するからである．

表6 歯根未完成歯の移植の長所と短所

長所	1. 歯髄治癒の可能性がきわめて高い（筆者の経験では歯髄壊死が生じるのはきわめてまれである）． 2. 厚い歯小嚢，もしくは歯根膜に包まれているため，非常に弱い力で抜歯することができ，歯根面への損傷を最小限に抑えることができる．したがって，置換性歯根吸収はほとんどみられない． 3. 歯内療法を行う必要がない（侵襲の排除と治療時間の短縮）したがって，将来的に根管由来の疾患が生じることが少なく，また，生活歯に近いため歯根破折の危険性もほとんどない． 4. 移植歯はノンカリエスであることが多く，歯冠修復処置を行う必要がないことが多い（時間，費用，および修復処置によるリスクを軽減できる）． 5. 歯根の長さが短いので手技がやさしい．すなわち，抜歯しやすく，ソケット形成も容易である．
短所	歯髄壊死を生じる可能性がきわめてまれではあるが存在し，その場合，歯根発育が停止し，最悪の場合，炎症性歯根吸収も起こりうる（しかし炎症性歯根吸収への対応は可能：→p57，4章 Case-6，→p218，12章 Case-1 参照）．

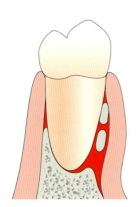

5章 歯根完成歯の移植

- I はじめに
- II 抜歯窩への直後移植
- III 治癒期の抜歯窩への移植
- IV 無歯顎堤への移植
- V 抜歯窩＋無歯顎堤への移植
- VI 抜歯直後移植と無歯顎堤への移植の違い

5章―歯根完成歯の移植

I―はじめに

表1　歯根完成歯移植の成功の基準

〔X線写真での所見〕
1. 正常な歯根膜腔隙と歯槽硬線が認められること
2. 進行中の歯根吸収がないこと．歯根吸収窩が存在しても歯根膜空隙と歯槽硬線で被われ進行が停止している
（一時性置換性歯根吸収であること）

〔口腔内所見〕
1. 生理的動揺が認められ，歯周組織が正常であること
2. 咀嚼時に痛みなどの不快症状がないこと

（下地，1995[1]）

歯の移植を行うにあたって重要なことは，歯根未完成歯と歯根完成歯を明確に区別することである．歯根未完成歯の場合，p45，**4章「歯根未完成歯の移植」**で述べたようにデンタルX線写真で根尖孔幅が1mm以上認められ，移植後，歯髄治癒が期待できるのに対し，歯根完成歯は根尖孔幅が1mm以下で，移植後，歯髄治癒は期待できず，原則的には3週間ほど経過した後に歯内療法を必要とする．歯根完成歯移植の成功の基準を**表1**に示す．p103，**7章「歯の移植術式」**の歯根未完成歯移植の基準と比較してほしい．

II―抜歯窩への直後移植

1　利点

①抜歯直後に移植するため，受容側の歯槽堤の吸収が起こらない．
②抜歯窩へ移植するため，ソケットをあらたに形成する必要がなく，手技が容易である．
③外科処置が1回で済む．
④抜去歯の歯根のスペース（長さと幅）を最大限に活用できるため，特に上顎洞や下歯槽管が近い症例では十分な深さまで安全に移植歯を挿入できる．

2　直後移植を避けたい症例

受容側の抜去歯が以下のような状態の場合は直後移植を避け，抜歯後2週間以降に移植したほうがよい（このような場合は次項，**III．治癒期の抜歯窩への移植**の適応症になる）．

①受容側の抜去歯の根尖部に大きな病変（特にサイナストラクト）が存在する場合．
②歯周病や陳旧性歯根破折のために深いポケット上皮が存在する場合．
　移植歯に歯根膜が存在するとしても，このような部位へ移植された場合，付着が部分的に得られない可能性がある（付着の非獲得が起こりうる）．
③受容側の抜歯窩のサイズが移植歯に比較して大きすぎる場合．
　たとえば，6番の部位へ小さな8番を移植するような場合，直後移植を行うと，ソケットとの適合が著しく悪くなったり，移植歯が小さすぎると歯肉弁で歯頸部を十分に閉鎖できず，血餅を保護できないことから治癒に影響を及ぼす可能性がある．

Case 1 抜歯窩への直後移植（新鮮破折歯）の症例

42歳，女性
主訴：噛むと右下の奥歯（6⏌）が痛い．歯肉が腫れている

初診時　1988年2月

8	7	6	5	4	3	2	1	1	2	3	4	5	6	7	
8	7	6	5	4	3	2	1	1	2	3	4	5	6	7	8

↓　　移植後

	7	6	5	4	3	2	1	1	2	3	4	5	6	7	8
	7	**6**	5	4	3	2	1	1	2	3	4	5	6	7	8

移植：⌊8 → 6⏌部

1, 2：1988年2月．初診時．来院の数日前，6⏌の歯冠から歯根に近遠心的な破折が起こり，保存不可能な状態だった．破折が数日前に起こったばかり（新鮮破折）だったため，まだポケット上皮は深くなく，幸いなことにプロービングデプスは遠心でほぼ正常であった．しかし，破折後，数週間以上経過しているときは「陳旧性」と位置づけ，抜歯後，約2週間経過時に移植を行う（次頁参照）．

3, 4：対合歯のない⌊8 を 6⏌部へ移植した．移植後3週間で歯内療法（水酸化カルシウム貼薬）を開始．

5, 6：1988年5月．移植後3カ月．

7, 8：1999年9月．

9, 10：2013年7月．移植後25年5カ月．長期に歯根膜空隙，歯槽硬線がみられた．しかし，周辺の歯の歯頸部に歯石沈着，水平的骨吸収がみられるようになり，再度，口腔衛生に対するモチベーションを強化した．移植後，長期間経過すると，移植したことを覚えていない患者さんも多いため，再認識させることは重要である．これはインプラントの場合も同様である．

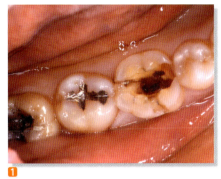
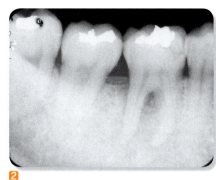
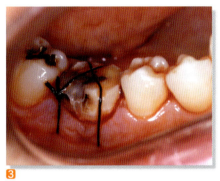
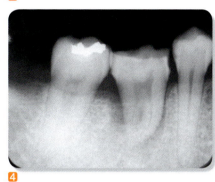
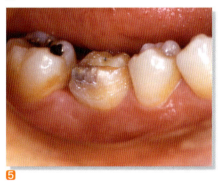
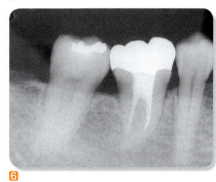
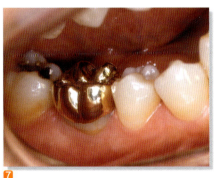
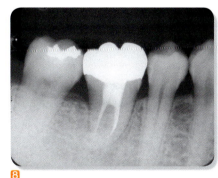
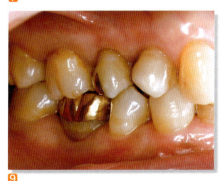
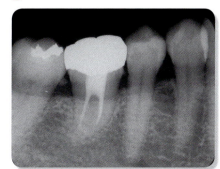

Case 2 抜歯窩への直後移植（陳旧性破折歯）の症例

25歳，女性
主訴：左下の奥歯（6）が痛い

初診時　2009年3月

| 8 | 7 | 6 | 5 | 4 | 3 | 2 | 1 | 1 | 2 | 3 | 4 | 5 | 6 | 7 | |
| 8 | 7 | 6 | 5 | 4 | 3 | 2 | 1 | 1 | 2 | 3 | 4 | 5 | 6 | 7 | |

 移植後

| 8 | 7 | 6 | 5 | 4 | 3 | 2 | 1 | 1 | 2 | 3 | 4 | 5 | 6 | 7 | |
| 8 | 7 | 6 | 5 | 4 | 3 | 2 | 1 | 1 | 2 | 3 | 4 | 5 | 6 | 7 | 8 |

移植：8 → 6部

1：2009年3月．6の近心にのみ7mm以上の深いポケットがあり，近心面の歯肉縁下に破折が認められ，垂直性骨欠損がみられる．

2：5遠心部カリエスのためメタルインレーを除去し，患者さんの審美的要望からハイブリッドインレーに置き換えた．

3：6の抜歯直後の状態．抜歯時に，多くの小さな破折片が生じたので，その取り残しがないかX線写真で確認した．5の咬合面から遠心にかけて裏層後，造影性のないハイブリッドインレーが装着されたがあたかも空洞が存在するかのようにみえる．

4：移植歯8は根尖部が強く彎曲していたため，抜歯は容易でなかったが，時間をかけて慎重に行った．

5：移植直後．0.016×0.016の矯正用ワイヤーで固定（→p117，図25参照）．抜歯窩の近心には7mmのポケット上皮が存在するので，十分な搔爬を行ってから移植する．

6：移植後3週間で歯内療法を開始し，水酸化カルシウム貼薬を行った．この直後，ワイヤーを除去した．

7：患者さんの来院が途絶え，移植後9カ月にガッタパーチャによる根管充填を行った（通常は移植後3～6カ月の間に行う）．

8：歯冠修復時．歯肉縁上マージンの髄室保持型のオンレーを装着．

9，**10**：移植後6年2カ月．

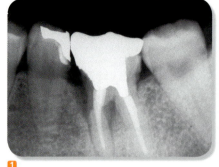
1

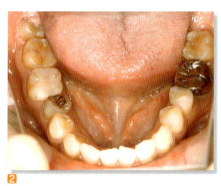
2

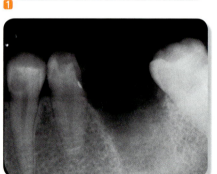
3

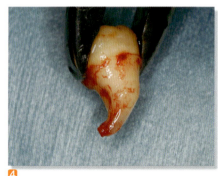
4

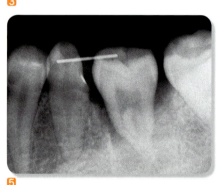
5

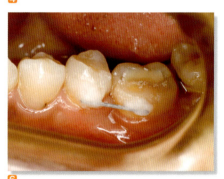
6

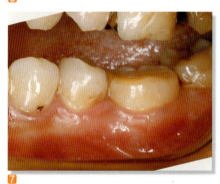
7

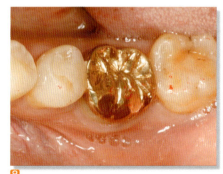
8

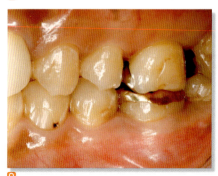
9

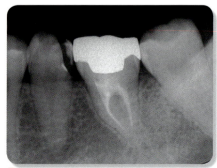
10

5章―歯根完成歯の移植

Ⅲ―治癒期の抜歯窩への移植

1 適応症

　前項「Ⅱ．抜歯窩への直後移植」において，直後移植を避けたい症例を上げたが，その場合は，抜歯後2週間以上期間をおいて，抜歯窩の初期の治癒を待ってから，移植したほうがよい．本書では，このような移植を抜歯直後の移植に対して「治癒期の抜歯窩への移植」と定義する[2]．その際に重要なことは，抜歯後治癒不全が起こっていないか，治癒は順調に進行しているかどうかを観察することである．

2 適応について慎重な検討を要する症例

　X線写真上で歯根の先端部が上顎洞や下歯槽管と交錯しているようにみえる大臼歯を抜去した後，その抜歯窩へ智歯などを移植する場合は，現在であればCTを撮影するのが当然となってきた．しかしCTが撮影できず，通常のX線写真で適応の診断を行うとき，移植までにあまり時間をおかないほうがよい．直後移植であれば上顎洞底の間に介在する薄い一層の歯槽骨の存在を器具で触知しながら移植歯を最大限，深い位置まで安全かつ容易に位置づけることができるが，抜歯窩の治癒期間をおきすぎると骨化が進行し，深い位置まで移植することが上顎洞や下歯槽管との関係で危険になることもあるためである．

3 欠点

①外科処置が2回になること．
②治癒期間をおきすぎると歯槽堤の吸収が起こり，移植が困難となる場合があること．

　以上のことを考慮に入れると，治癒期の抜歯窩への移植は，できれば抜歯後約2週間頃に行うことが望ましい．特に患者さんが若い場合は，抜歯窩の骨吸収の速度が早いので注意する．

4 術式のポイント

　受容側の歯を抜去後，複根歯の場合，下顎大臼歯であれば歯槽中隔は十分に削除し，上顎大臼歯であればCTで上顎洞との位置関係を確認して慎重にソケット形成をほぼ終了させておく．根尖病変が存在するケースでは十分に掻爬し，またポケットの深い部位ではポケット上皮をメスかオーシャンビンチゼルなどで掻爬し，新鮮面を露出する．

Case 3 治癒期の抜歯窩への移植の症例

53歳，女性
主訴：左下の奥歯（|6）が痛くて噛めない

初診時　2008年12月

|8|7|6|5|4|3|2|1|1|2|3|4|5|6|7|8|
|8|7|6|5|4|3|2|1|1|2|3|4|5|6|7|8|

⬇　移植後

|8|7|6|5|4|3|2|1|1|2|3|4|5|6|7|8|
|8|7|6|5|4|3|2|1|1|2|3|4|5|6|7| |

移植：|8 → |6 部

1〜7：2008年12月．初診時．|6の遠心に深い縁下カリエスと髄床底に近遠心に及ぶ破折が存在していた．歯根分割＋挺出での保存も検討したが，抜歯後，|8の移植が有利と判断した．破折の影響により|6の近心に5mm，遠心舌側部に7mmのプロービングデプスを認めたので，抜歯窩への直後移植はやめた．

8：移植歯|8の歯根は肥大気味で大きかった．

9：|6部において移植歯|8の歯根は頬側でほとんど露出したので，|8抜歯後，頬側壁を採取し，スペースメイキングとして活用した．

10：露出した移植歯の頬側歯根膜の上に骨片をのせて縫合した．この際，歯肉弁に縦切開は入れず，|5, |7に及ぶ歯肉溝内切開（エンベロープ切開）で行った．

11：2009年2月．移植時．

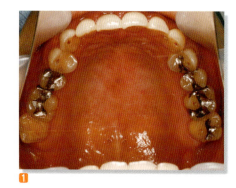
1

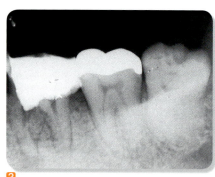
2

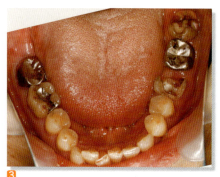
3

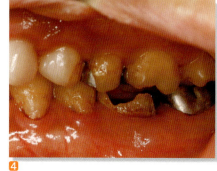
4

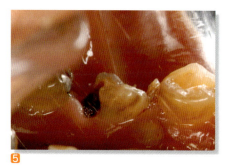
5

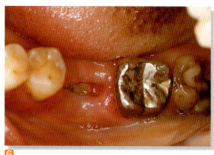
6

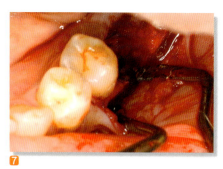
7

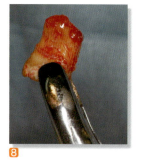
8

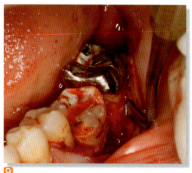
9

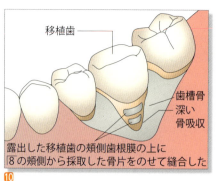
10

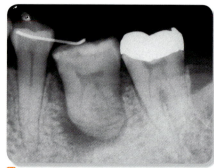
11

⓬：移植後3週間．歯肉療法を開始し，水酸化カルシウムを貼薬した．固定は0.016×0.016の矯正用ワイヤーで3週間行った．

⓭，⓮：移植後3カ月．水酸化カルシウムをガッタパーチャに変えた．

⓯：移植後5カ月半．コアを装着した．

⓰，⓱：歯冠修復時．

⓲，⓳：2010年2月．移植後5年2カ月．移植歯（6部）歯根近心面に歯根膜腔の拡大がみられた．

⓴，㉑：2015年4月．移植後10年6カ月．2010年12月にみられた歯根膜空隙の拡大は消失していた．

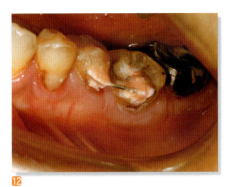
⓬

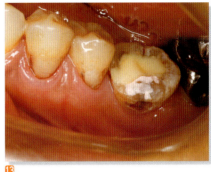
⓭

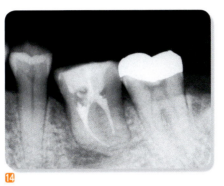
⓮

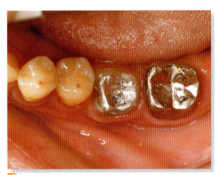
⓯

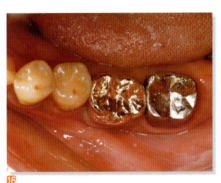
⓰

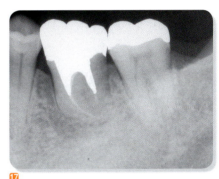
⓱

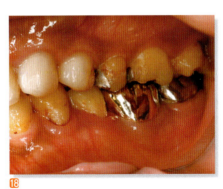
⓲

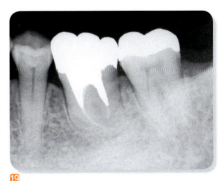
⓳

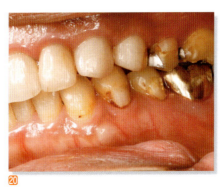
⓴

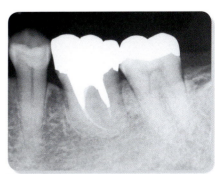
㉑

5章―歯根完成歯の移植

Ⅳ―無歯顎堤への移植

これまで解説した移植が，抜歯直後に抜歯窩へ行うものであったり，抜歯後約2週間経過し，治癒しつつある抜歯窩に行うものであったのに対して，無歯顎堤への移植は，抜歯窩が完全に骨で満たされた状態の部位に歯肉弁を切開，剥離して，新たにソケットを形成し，移植を行う場合をさす[1, 3〜5]．

詳しい術式に関してはp103，**7章「歯の移植術式」**を参照のこと．

Case 4　上顎片側性無歯顎遊離端欠損への移植例

55歳，女性
主訴：左上の奥歯（|5）がぐらぐらして噛めなくなってきた

初診時　1991年11月

| 8 | 7 | 6 | 5 | 4 | 3 | 2 | 1 | 1 | 2 | 3 | 4 | 5 | 6 | 7 | 8 |
| 8 | 7 | 6 | 5 | 4 | 3 | 2 | 1 | 1 | 2 | 3 | 4 | 5 | 6 | 7 | |

↓　移植後

| 7 | 6 | 5 | 4 | 3 | 2 | 1 | 1 | 2 | 3 | 4 | 5 | 6 |
| 7 | 6 | 5 | 4 | 3 | 2 | 1 | 1 | 2 | 3 | 4 | 5 | 6 | 7 | 8 |

移植：|7 → |6 部

1, 2：1991年11月．初診時．|67に可撤式義歯が装着されているが，鉤歯の|5が動揺し左側で咀嚼障害を生じていた．|5の頬側歯肉に歯周病によるサイナストラクトと遠心で7mmのポケットを認めた（矢印）．左側で噛めなくなってきたため，右側咀嚼の傾向が強まり，|6の口蓋側歯肉はたびたび腫張を繰り返し，ここでもサイナストラクトが認められる（矢印）．

3, 4：初診時のX線写真．|6に強い動揺を伴う重度の根分岐部病変，|5の遠心に咬合性外傷も関与した動揺を伴う垂直性骨欠損が存在していた．対合歯のない|7を|6部へ移植することで左上の咬合支持の獲得と同時に，動揺歯の|5と連結することにより固定効果を目指した．

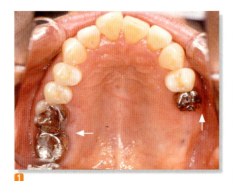

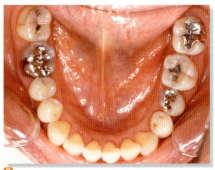

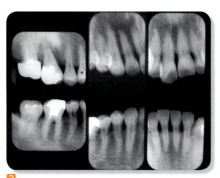

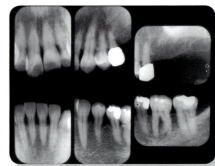

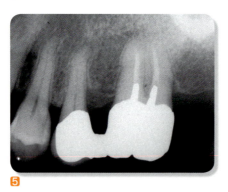

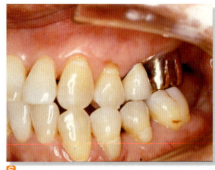

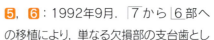

5, 6：1992年9月．|7から|6部への移植により，単なる欠損部の支台歯としてだけでなく，動揺歯|5の固定にも有効であった．

7：この時期に，6|の口蓋根は根尖まで付着が喪失し，たびたび疼痛と腫脹を繰り返すため，歯周外科と口蓋根の抜根を行った．

8，9：2011年6月．移植後約19年経過．左側の咀嚼機能の回復と|5の歯周疾患の改善が得られているが移植歯遠心部の歯周ポケットが認められるようになってきた．

10，11：2013年4月．移植後約21年経過．患者さんは76歳を超え，プラークコントロールがやや不良となり，移植歯の口蓋根に4mm程度のポケットを認めるようになったが，スケーリング・ルートプレーニングを継続した．

12：2014年2月の状態．プラークコントロールも良好となった．

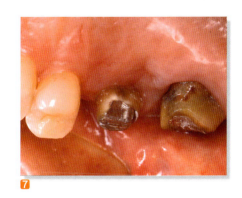
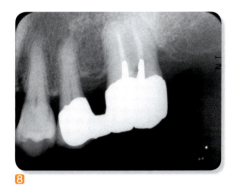
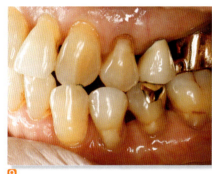
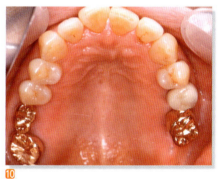
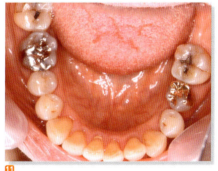
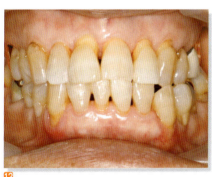

V—抜歯窩＋無歯顎堤への移植

　口腔単位で歯科治療を計画的に行う場合，複数に及ぶ歯牙移植が行われることがある．複数の異なる歯が他の部位へ移植される場合がほとんどではあるが，複根の大臼歯を歯根分割し，それぞれ異なる部位へ移植することも少なくない．

Case 5 抜歯窩＋無歯顎堤への直後移植の組み合わせ症例

62歳，女性
主訴：①右上で噛めなくなった，②左下のブリッジをつくり直してほしい

初診時　1998年4月

8	7	6	5	4	3	2	1	1	2	3	4	5	6	7	
	7	6	5	4	3	2	1	1	2	3	4			7	

↓　　　移植後

8	7	6	5	4	3	2	1	1	2	3	4	5	6	7	
	7	6	5	4	3	2	1	1	2	3	4		6	7	

移植：7|口蓋根→|6部，8|→|7部

1，2：1998年4月．初診時．左下のロングスパンブリッジは過去に2回作成したようだったが，いずれも|5遠心部位でメタルの破折が生じたので放置していたとのこと．

3，4：7|には骨縁下に達する深いカリエスがみられた．歯単位では保存不可能だが，口蓋根のみ分割して|6部への移植を計画した．

5，6：まず，主訴の①に応えるため，7|をいったん抜歯し，その直後に対合歯のない8|を移植した．移植歯の安定がよかったので固定は縫合糸のみで行ったが，通常はこれに0.016×0.016の矯正用ワイヤーの固定を加える（→p117，図25参照）．

7：抜去歯7|の口蓋根は切断部位から約10mmの長さを有していたので，主訴の②を解決するため左下の長い中間欠損部位（|6部）へ移植することにした．

8，9：|6部への移植は無歯顎堤への移植になるため，切開線を入れて歯肉の剥離を行った．切開線の近遠心的長さは移植歯の直径の3倍が原則である．

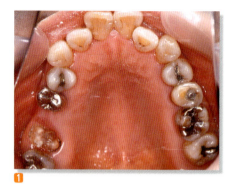
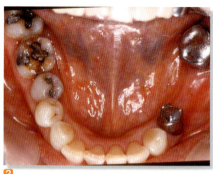
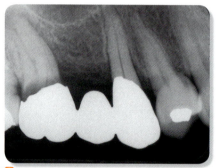
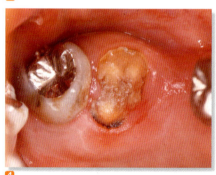
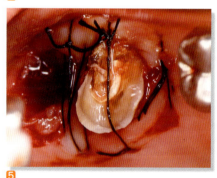
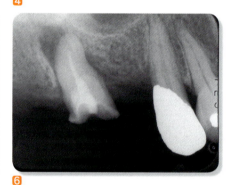
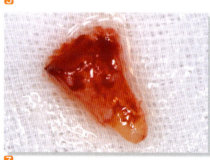
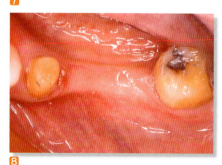
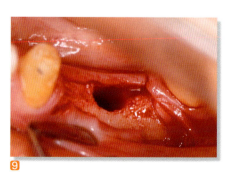

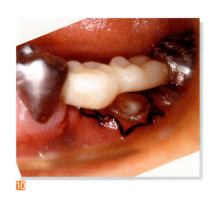
⑩

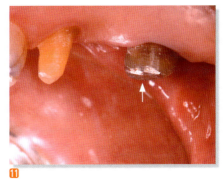
⑪

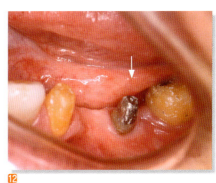
⑫

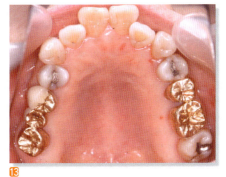
⑬

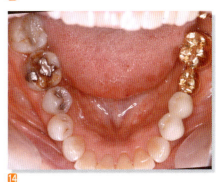
⑭

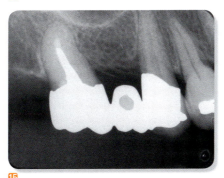
⑮

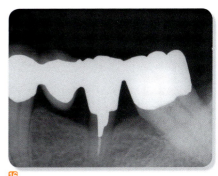
⑯

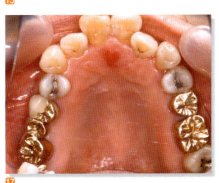
⑰

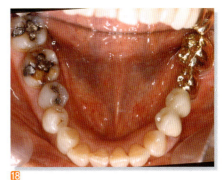
⑱

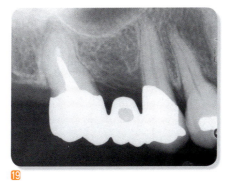
⑲

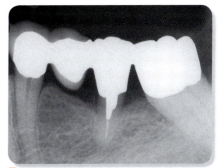
⑳

⑩：この症例は右上臼歯部から左下臼歯部への移植であることから，術後，患者さんは左右側で一時的にせよ咀嚼しづらい状態を強いられることになる．そこで，事前に⌊4〜7 のテンポラリーブリッジを作製しておき，移植直後に装着し，咀嚼障害を防ぐことは重要である．

⑪：移植後10ヵ月．印象採得時の 7⌋ 部の移植歯（矢印）．

⑫：移植後10ヵ月．印象採得時の ⌊6 部の移植歯（矢印）．

⑬，⑭：右上，左下での補綴物装着時．いずれもテンポラリーブリッジで約半年間，機能を含め，経過良好であることが確認できたので最終補綴物へ移行した．

⑮，⑯：同時期のX線写真．移植歯2本に歯根吸収はみられず歯周組織にも問題は起こっていない

⑰〜⑳：移植後18年11ヵ月．歯根吸収は起こっておらず，歯周組織も問題ない．

〔考 察〕

この症例では，抜歯窩への直後移植（7⌋ 部）と無歯顎堤（⌊6 部）への移植を行い，最終的な治癒形態に差は認められないが，治癒の速度はやはり前者の直後移植のほうが早かった．

Ⅵ―抜歯直後移植と無歯顎堤への移植の違い

講演会などで多い質問は「抜歯直後の移植と，抜歯窩が閉鎖した後の（治癒期および無歯顎堤への）移植との治癒に差はあるのか，予後はどちらがよいのか」というものである．この点を比較することで本章の総括としたい．

1 治癒の早さと形態

抜歯直後移植と無歯顎堤への移植を比べると，抜歯直後移植のほうが治癒は早いが，長期間経過後の治癒形態は，本書の多くの症例で提示しているように，明確な差は認められない．

ただし，前述した通り，大きな根尖病変や陳旧性の歯根破折を有する歯を抜去する場合は，抜歯窩治癒不全が生じる可能性もあるので直後移植は避けるべきである（→ p70，本章 Case-3 参照）．

両者の結果，治癒に差があるとすれば，手技のむずかしさが招く結果の差であると思われる．特に，技術の修得が十分でない術者による無歯顎への移植は，抜歯窩への直後移植に比べて，歯肉弁剝離，ソケット形成，移植歯の適合と挿入，固定，縫合など一連の手技の差が治癒，経過に影響を及ぼすことは当然であろう．基本を踏まえて，一定の研鑽と経験を積めば，両者の成功率，治癒の経過に大きな違いはみられない．

2 基礎の知見にみる2つの移植後の治癒像[6]

多くの症例で提示したように，移植後，長期間，臨床的な成功の基準（→ p66，表1参照）を満たしている場合，基礎的にも以下のような治癒が起こっていると考えられる．

歯根膜の治癒を理解するにあたっては，まずその主要な構成要素に分けてそれぞれ検討した後，全体として統一して捉えたほうがわかりやすい．

そこで，細胞，線維，血管，神経の4つの側面からそれぞれ述べることにする[6]（図1）．

1．細胞（図2）

セメント芽細胞，線維芽細胞，骨芽細胞，マラッセ上皮遺残，破骨細胞などがあげられるが，抜歯時にその多くは剝離され，移植歯の歯根表面に残るのは，もっともセメント質寄りのセメント芽細胞とマラッセ上皮遺残程度と考えられる．そして，移植後は受容側からでなく，おもに移植歯の側からこれらの細胞と未分化間葉細胞などが中心となって細胞増殖が生じ，治癒が起こる．細胞成分に関しては移植後約2〜3週間で一定の治癒が生じるといわれている．つまり，細胞成分

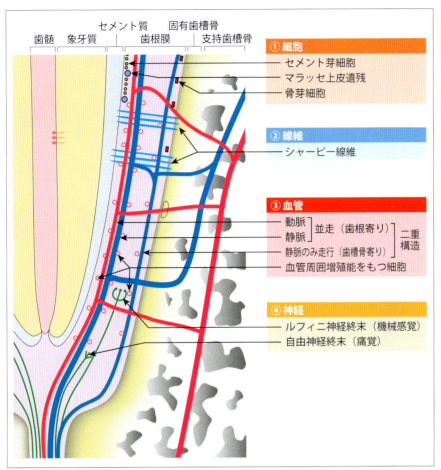

図1 歯根膜の構成要素 (井上ほか，1996[6])を改変
歯根膜の臨床上の機能を考えるとき，①細胞，②線維，③血管，④神経の4つの側面から全体像を統一してみるとわかりやすい．

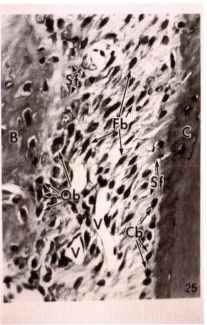

図2 歯根膜の細胞 (下野ほか，1988[7])
B：固有歯槽骨，Ob：骨芽細胞，Fb：線維芽細胞，Cb：セメント芽細胞，C：セメント質，Sf：シャーピー線維，V：血管
各細胞をみるとき，ダイナミックに何かをしている状態として意識してみると，Cに隣接して存在するCbはCを，またBに隣接して存在するObはBを，いままさに，つくっている最中という作業現場に筆者にはみえる．
Ob，Fb，Cbの3細胞は外胚葉性間葉である歯小嚢（dental follicle）から生じ，神経堤細胞に由来する（起源は同一）．
セメント質，歯根膜，固有歯槽骨の3者は付着装置とよばれる．

の治癒に関しては移植歯側の要素のほうが，受容側の要素より強く影響を及ぼす．

2．線維（図3）

シャーピー線維（膠原線維）とオキシタラン線維がおもにあげられるが，ここでは前者を取り上げる．抜歯直後移植においては，ソケット内に抜去歯の歯根膜線維は残留するが，無歯顎堤部への移植の場合はもちろん存在しない．ソケット内に歯根膜が残留している場合としていない場合，それぞれの移植歯の最終的な歯根膜治癒を比較した実験においては，差が生じないことが報告されている[8]．しかし発生学的には，歯根膜の主線維はまずセメント質側に起こり，ついで，別個に歯槽骨側にも生じて，お互いに中央に向かって次第に成長する[9]ことからすれば，抜歯直後移植の場合，ソケット内に残留した歯根膜線維と移植歯の歯根膜線維が再結合する可能性はある．したがって，このようなことが起こりえない無歯顎堤部への移植に比べると，最終的な治癒の状態はともかくとしても，線維成分の治癒自体が早まる可能性はある．

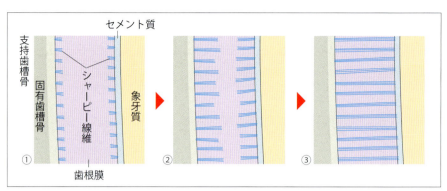

図3　歯根膜主線維の発生の過程　　　　　　　　　　　　　　　　　(Lindhe, 1983[9]) を改変)
①：固有歯槽骨およびセメント質双方よりシャーピー線維が立ち上がる．
②：この時点では固有歯槽骨側からのシャーピー線維が長い．
③：セメント質側からのシャーピー線維も長くなり，歯根膜腔内で固有歯槽骨側からの線維と重なる．その後，咬合接触をもって機能するようになると線維は線維束となって構成される．

このことは，実際の症例において抜歯直後移植のほうが無歯顎堤部への移植に比べて治癒が早い事実と一致する（→ p75，Case-5〔考察〕参照）

線維成分に関しては，移植後約3～4週で一定の治癒が生じるといわれている．

3．血管（図1, 4, 5）

歯根膜血管網は，歯根寄りにおいては動脈と静脈が並走する形で，また歯槽骨寄りにおいては静脈のみが走行して二重構造をなしている（**図1**）．そして，この網目の隙間を歯根膜の大きな線維束がクロスしている．移植後，移植歯側に付着した血管内皮細胞が生き残り，血管の形成が生じ，ソケットの側から伸びてくる静脈系の血管と結合するといわれる．ただし，血管の一部はマクロファージによって次に述べる神経と同様，貪食される．

抜歯直後移植においては，歯根膜への主要な血液供給路である2つのルート（上下歯槽動脈の分岐の歯動脈が入ってくるルートと，上下歯槽動脈の分岐の歯槽間・根間動脈がフォルクマン管を通して入ってくるルート：**図4, 5**）が残っている場合が多いため，このような血管の再結合はすみやかに進行すると考えられる．

しかし一方，無歯顎堤部への移植においても，ソケットが形成される骨髄部は血管が豊富に走行している部位であり，歯根膜への血液供給という点ではあまり差がないと考えてよいであろう．

血管網に関しては，細胞成分とほぼ並行した形で移植後約2～3週間で一定の治癒が生じるといわれている．

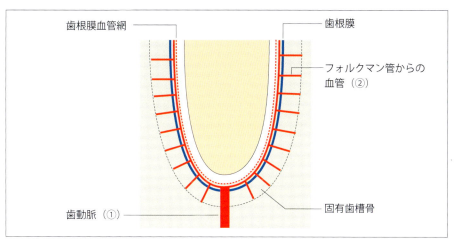
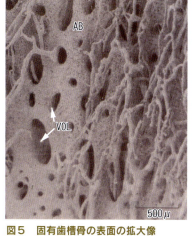

図4 移植，再植歯の歯根膜への主要な2つの血液供給路　　　　　　　　　　（下地，2009[10]）
①：上下歯槽動脈の分枝の歯動脈が根尖部より入ってくるルート
②：上下歯槽動脈の分枝の歯槽間・根間動脈がフォルクマン管を通して入ってくるルート

図5 固有歯槽骨の表面の拡大像
　　　　　　　　（高橋，1990[11]）
VOL：フォルクマン管，AB：歯槽骨．
歯槽窩歯根膜への血液供給は，フォルクマン管を通しても行われる．

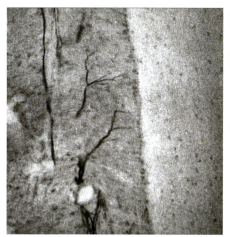
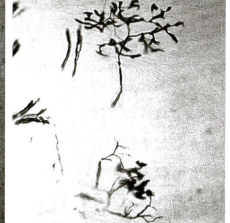

図6 歯根膜に分布する神経　　　　　　　　　　　　　　　　　　　　　　　（前田ほか1995[12]）
左：痛覚をつかさどる自由神経終末，右：機械感覚をつかさどるルフィニ神経終末

4．神経（図6）

歯根膜の感覚機能に関する研究は不明な点が多い．

1）機械感覚をつかさどるルフィニ神経終末

歯根膜に分布する神経は大きく分けて，痛覚をつかさどる自由神経終末と機械感覚をつかさどるルフィニ神経終末の2つがある（図1，6）．前者は歯根膜全体に分布しているのに対し，後者は歯根に加わる力の作用点の関係からか，根尖寄りの1/3，しかも歯槽骨寄りに分布している[12]．

2）神経は移植後，受容側から伸びてくる

移植後，移植歯の歯根膜に存在する断裂した神経線維はすべてマクロファージによって変性処理の過程に組み込まれ，貪食されるといわれる．したがって，移植歯歯根膜の神経の修復は受容側から伸びてくる骨髄中の神経線維によって行われることになる．先に述べた細胞成分の治癒が，おもに移植歯の側から生じる点と対照的である．

神経に関しては歯根膜のほかの構成要素より遅れ，移植後約4週間で一定の治癒が生じるといわれている．したがって，移植歯への負荷は移植直後には避け，この時期に与え始めるのが妥当と考えられる．ただし，意図的再植のように最初から骨植のよい状態の場合は術後1～2週間で固定をはずしてもよいが，逆にしっかりした骨植の得にくい無歯顎堤の移植の場合は1～2カ月前後まで固定をはずさないほうがよい．

3) 抜歯直後移植と無歯顎堤部への移植に治癒の条件で差はあるのか？

抜歯直後移植においては，ソケット内にすでに存在する神経線維の断裂部の上に移植歯が位置づけられるため，その修復はきわめて円滑に進行すると想像される．特に，修復が困難とされるルフィニ神経終末がソケットに温存されている場合，機能回復は早まる可能性がある．これに対して，無歯顎堤部への移植の場合，ソケット内にこのような神経線維の断裂部はもちろん存在しないが，骨髄中には豊富な神経が走行していることから，移植歯によって歯根膜の再生が生じた場合は，容易に神経線維が入りこみ，修復が起こるといわれる．

4) 感覚をつかさどるルフィニ神経終末も蘇るのか？

ヒトの場合，複雑なルフィニ神経終末は典型的には発育しないともいわれ，それゆえ移植後，蘇るのはむずかしいともされるが，痛覚をつかさどる自由終末は移植後でも容易に生じ，その後，代償的に機械的感覚をも受け取るようになるとの考えも示されている[6]．

このようにみてくると，移植歯根膜の神経の最終的な治癒形態はともかくとしても，治癒の早さに関しては，やはり抜歯窩への直後移植が有利だと思われる．

5) 要約と臨床上の留意点

以上，歯根膜治癒を細胞，線維，血管，神経の4つの側面から，抜歯窩への直後移植と無歯顎堤部への移植の症例に分けて考察した．

要約すると，細胞は移植歯の歯根側から，線維と血管は移植歯側とソケット側の双方より伸びてくる．神経のみが受容側の骨髄から伸びてくることから治癒の時期もほかの成分に比べると遅い．

したがって，移植後，対合歯と咬ませる時期は移植の条件によって調整する必要がある．再植や適合のよい抜歯窩への移植後は早期に接触させてもよいが，無歯顎堤への移植の場合は1カ月以上の期間が必要な場合が多い．無歯顎堤部への移植の場合は治癒の時期が抜歯直後移植に比べ，遅れるからである．

4つの構成要素についておおよその治癒に必要な期間を**表3**に示した．

表3 歯根膜の構成要素別にみた治癒の時期と特徴

構成要素	治癒の特徴	治癒の時期
細胞	セメント芽細胞とマラッセ上皮遺残は歯根の側に残り，おもに歯根側より治癒が生じる	2～3週間後
血管	移植歯側と受容側の双方より伸びてくる	2～3週間後
線維	移植歯側と受容側の双方より伸びてくる（無歯顎堤部への移植では移植歯側からのみ伸びてくる）	3～4週間後
神経	歯根側は貪食され，受容側の骨髄より入ってくる	4週間後

（井上ほか，1996[6]）

6章 歯の移植が有効な欠損歯列

- I はじめに
- II 中間1歯欠損
- III 遊離端1歯欠損
- IV 長い中間欠損
- V 前遊離端欠損
- VI 遊離端欠損（特に片側遊離端欠損）
- VII 遊離端欠損＋中間欠損
- VIII 部分床義歯への適応

I ― はじめに

　欠損歯列はさまざまな形で生じるが，多くの場合，1歯欠損に始まり，長い中間欠損，遊離端欠損などの少数歯欠損を経て徐々に多数歯欠損に至る．この流れを防ぐうえで重要なことは，まず1歯欠損をつくらない努力であるが，やむをえず1歯欠損となった場合，残存歯に大きな負担を強いることなく，さらなる欠損の拡大を許さないための予防的対応が，欠損補綴を考えるうえでも必要である[1]．

　1歯欠損の防止と同様に重要なのは，少数歯欠損の防止であるが，その中でも，長い中間欠損と片側遊離端欠損への適切な対応はむずかしい．この段階における残存歯への侵襲の程度で，将来，多数歯欠損となるか，少数歯欠損のまま維持できるかどうかが決まってくるといっても過言ではない[2]．

　欠損歯列に対して補綴処置を行うにあたり，可撤性補綴などの適応がむずかしい場合で，口腔内に移植歯が存在し，かつ受容側の条件が整っているとき，歯の移植は非常に有効である[3]．

　欠損歯列への歯の移植の利点としては，残存歯に一切の侵襲を加えることなく新たな咬合支持を確立できること，そしてそのことによって，それまで大きな負担を強いられてきた欠損部周辺の残存歯を保護することができるという点である．

II ― 中間1歯欠損

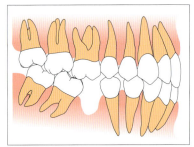

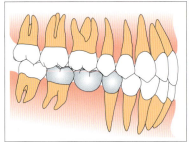

図1，2　1歯欠損後にしばしば行われるブリッジの装着

　歯が1本抜歯されて1歯欠損となり，それが一定期間放置されると，図1に示すように対合歯の挺出，両隣在歯の傾斜，清掃性の悪化，食片圧入，カリエス，歯周病，歯の動揺，移動，顎位の低下や移動，片側咀嚼の発現など，負の連鎖が起こり，欠損歯列の拡大につながる場合もある．それを防止するため，図2のようにブリッジが装着されることが多い．しかし，ブリッジは両隣在歯に歯冠修復を強いることになり，支台歯が健全歯に近い場合，特に侵襲が大きいことから，極力避けたい処置である．そのためには，できる限り1歯欠損をつくらないという予防的欠損歯列への対応が必要である．特に，最後臼歯が失われると対応のむずかしい2歯以上の遊離端欠損に移行してしまうため，気をつけなければならない．

　1歯欠損を中間1歯欠損と遊離端1歯欠損に分けて，症例を提示する．

Case 1 埋伏智歯の移植により中間1歯欠損を防止できた症例

26歳，女性．主訴：歯のないところ（6部）へ歯を移植したい

Before
初診時　1994年5月

```
8 7 6 5 4 3 2 1 | 1 2 3 4 5 6 7 8
8 7   5 4 3 2 1 | 1 2 3 4 5 6 7 8
```
移植歯：8

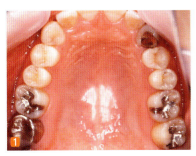
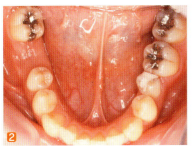

▶初診時所見

1～3：数カ月前に他医院で6を抜歯後，765ブリッジの治療方針を提示されたが，75の削除を嫌い来院．6部の顎堤は頬舌的・垂直的に骨吸収がみられた．

▶治療方針／治療の実際（流れ）

埋伏歯8が存在し，7のカリエス予防のために8を移植した．

4, 5：移植歯8．歯根膜が剥離したようにみえるが，歯頸部セメント質に付着した結合組織はなるべく移植歯から剥がさないように慎重に抜歯した．歯冠の近心部は抜歯のため便宜的に削除した．

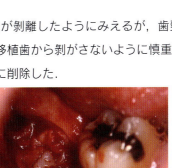
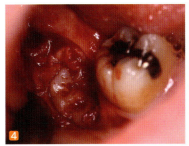
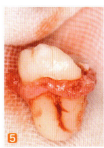

After
移植後

```
8 7 6 5 4 3 2 1 | 1 2 3 4 5 6 7 8
8 7 6 5 4 3 2 1 | 1 2 3 4 5 6 7 8
```
移植：8→6部

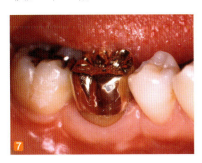
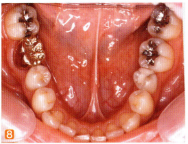

▶治療終了後

6：移植歯遠心のスペース不足のため，7の遠心移動後，移植し歯冠修復を行った．ブリッジが回避でき，患者さんは喜んでくれた．

▶術後経過

7～9：1995年3月．移植歯が舌側に傾斜した状態で挿入されているのがわかる．

10：2007年4月．移植歯は埋伏歯で難抜歯となったが，心配された歯根吸収は起きておらず，歯根膜空隙，歯槽硬線がみられる．

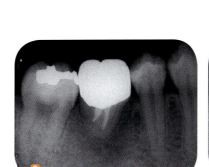
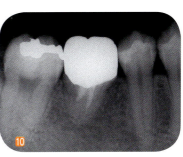

Ⅲ―遊離端1歯欠損

　第二大臼歯の1歯欠損は「遊離端欠損」の一部と考えることもできるが，第一大臼歯が存在すれば，咀嚼に大きな支障をきたすことも少なく，放置される場合は多い．

　清掃がしにくく，咬合干渉が起こりやすい第二大臼歯1歯欠損を処置すべきか，放置してよいのかは議論の分かれるところであるが，対合歯が存在すれば，処置すべきであるというのが筆者の意見である．

　その理由としてはおもに以下の3点が考えられる．
①手前の第一大臼歯への過重負担を避ける．
②反対側で咬み癖（片側咀嚼）が強まるのを防ぐ．
③対合する第二大臼歯の挺出を防ぐことができる．

　次に，その方法については，可撤性義歯や延長ブリッジは現在では有効性，正当性から除外してよいと思われ，歯の移植かインプラントということになる．両者の比較を以下に整理した（**図3**）．

　インプラントの適応は容認される場合も少なくないが，**図3**に示した問題点があり，歯の移植が有利と思われる．

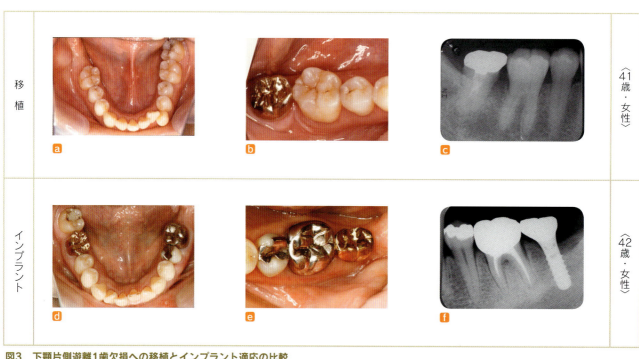

図3　下顎片側遊離1歯欠損への移植とインプラント適応の比較
移植（a～c）：第二大臼歯は生涯にわたって，前歯，小臼歯群の摩耗，動揺，欠損などの理由で咬合干渉（バランシングコンタクトを含む）を強く受けやすい部位であり，感覚機能のないインプラントは不利である．
インプラント（d～f）：インプラントの直径は手前の第一大臼歯のそれより小さくなることがほとんどで，正常歯列においてさえ磨きにくい部位が，さらに清掃困難に陥りやすい．
　　　　　　　　（インプラント埋入後，長期間経過すると，直径の小さい歯冠修復物の歯頸部にはプラークが帯状にみられることがある．）

Case 2 歯の移植により遊離端1歯欠損を防止できた症例

22歳，女性．主訴：左下の奥歯（7）が噛むときに痛む

Before
初診時　2011年10月

8	7	6	5	4	3	2	1	1	2	3	4	5	6	7	8
8	7	6	5	4	3	2	1	1	2	3	4	5	6	7	8

移植歯：8

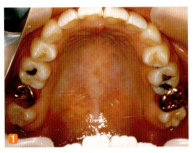

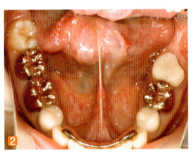

▶初診時所見

❶～❸：7の遠心根には深いカリエスがみられ，前医で保存不可能との診断により抜歯後にインプラント埋入をすすめられた．しかし，対合歯のない8の移植をすすめたところ，患者さんが積極的に受け入れてくれた．

▶治療方針／治療の実際（流れ）

患者さんの諸事情で移植を行う日が数カ月延びたため，7の抜歯は延期し，咬合の低いテンポラリークラウンを装着し，対合歯の挺出を防止した．

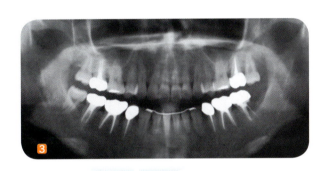

After
移植後

8	7	6	5	4	3	2	1	1	2	3	4	5	6	7	8
8	7	6	5	4	3	2	1	1	2	3	4	5	6	7	8

移植：8 → 7 部

▶治療終了後

❹，❺：移植後3週間．歯内療法を開始し，水酸化カルシウムを貼薬した．この時期は対合歯とあまり強く咬合させないことが肝要である．

▶術後経過

❻，❼：歯冠修復時．

❽，❾：2015年6月．術後4年5カ月．

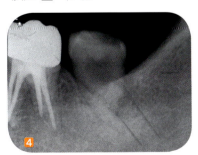
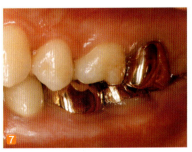
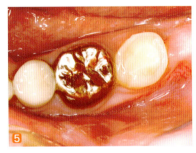
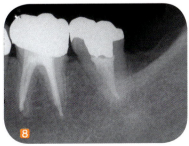
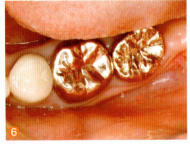
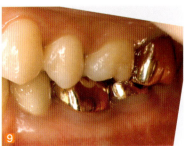

IV — 長い中間欠損

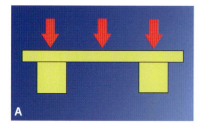
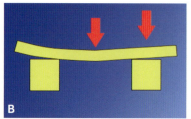

図4 金属学においては，2つの支点に対抗する力が均等に加われば金属の変形は起こりにくいが（A），片方の支点に対抗する力が存在しない場合（B），剪断変形が起こりやすいことが知られている（岡，1990[4]）．

長い中間欠損の支台歯は，過重負担により歯周病を生じる可能性が高まり，失活歯の場合，歯根破折も起こりやすい．また，長いポンティックや下顎骨自体のたわみによるセメントのウォッシュアウトによる冠の脱離や支台歯のカリエスも発生しやすくなる．特に，対合歯のない下顎の智歯が長いブリッジの支台歯となった場合，ポンティック部への咬合圧による剪断変形も起こりやすくなり（図4），長期経過例を細かく観察するとトラブルが生じた例に遭遇することがある．

これらの問題点を解決する目的で，単純な歯列へ改変することのできる歯の移植の適応は大変有効である．

Case 3　無歯顎堤部への移植により長い中間欠損を防止できた症例

42歳，女性．主訴：装着したばかりの右下ブリッジ部の違和感

Before
初診時　1991年5月

|8|7|6|5|4|3|2|1|1|2|3|4|5|6|7|8|
|8|7|6|5|4|3|2|1|1|2|3|4|5|6|7|8|

移植歯：8̲ 遠心根

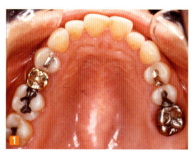
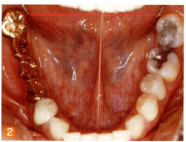

▶初診時所見

❶〜❹：ポンティックは長く，8̲ の対合歯は存在せず，ブリッジの剪断変形が起こりやすい状態であった．また，8̲ 部でセメントのウオッシュアウトと脱離が起こっていた．

▶治療方針／治療の実際（流れ）

この不利な欠損形態を容認したままでは，いかに補綴物に工夫をこらしたとしても限界があると判断し，再補綴処置前に右下の欠損部位（7̲ 部）に歯の移植を行い，歯列の改変を行うことにした．不要な移植歯は存在しないが，歯根単位で考えれば，咬合支持の少ない 8̲ の遠心根が候補になった．

顎堤幅も不足していたため，遠心根のみを移植するほうが有利と考えられた．

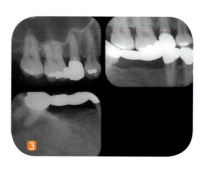
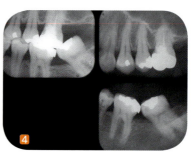

IV—長い中間欠損 87

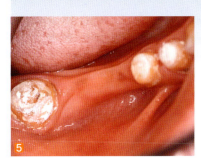

▶治療の流れ

5：1991年8月．8┘には新たなカリエスも生じており，7┘部は受容床としての条件が良好ではなく歯槽堤は萎縮している．

6〜8：8┘の遠心根を90度回転して移植し，コアを装着した．これにより，長い中間欠損が単純な1歯欠損へ歯列改変された．

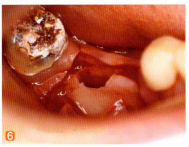
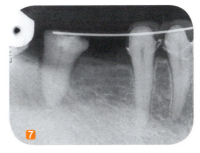
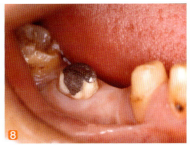

After

移植後

| 8 | 7 | 6 | 5 | 4 | 3 | 2 | 1 | 1 | 2 | 3 | 4 | 5 | 6 | 7 | 8 |
| 8 | 7 | 6 | 5 | 4 | 3 | 2 | 1 | 1 | 2 | 3 | 4 | 5 | 6 | 7 | 8 |

移植：8┘遠心根→7┘部

▶治療終了後

9，10：補綴物装着後，1年4カ月後のメインテナンス時．8┘にはゆるやかなキーウェイをつくり，手前の移植歯とは連結していない．

11：2009年7月．

12：2011年7月．移植後約20年経過．長い経過の中で8┘の近心傾斜がやや進行し，キーウェイ部にギャップがみられるが問題はない．また，8┘頬側にカリエスが生じたがサホライド塗布で経過観察中である．移植歯は対合歯や周辺の歯と調和している．

▶術後経過

13，14：2014年3月．移植後22年7カ月経過．8┘の近心傾斜に伴い，キーウェイ部の隙間がやや増えたが，問題は起こっていない．患者さんも「前回のブリッジはすぐにはずれたが，今回は長くもっている」と喜んでくださっている．8┘の頬側歯頸部のカリエスには注意してもらっている．

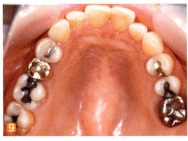
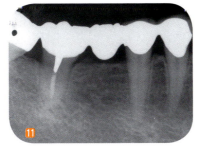
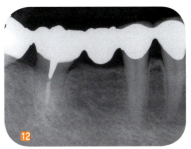
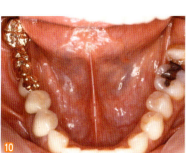
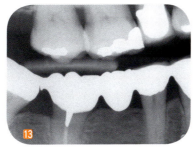
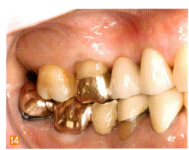

V―前遊離端欠損

本書では，遊離端欠損の一歩手前の状態を前遊離端欠損とよぶことにする．

次の項で述べる遊離端欠損，とりわけ下顎片側遊離端欠損への対応は困難をきわめることから，多くの術者にとっては難症例として位置づけられ，あらゆる治療方法を駆使しながら，最大限の努力が払われることとなる．

しかし，前遊離端欠損の状態は，遊離端欠損の状態に比べて，患者さんの咀嚼障害の程度，歯列崩壊の進行も，一見，深刻でないようにみられるため，術者の側から遊離端欠損の場合同様の関心を抱かれるのかどうか疑問である．

しかし筆者は，日常臨床において，遊離端欠損よりはるかに遭遇する機会の多い前遊離端欠損に対してこそ，術者側が最大限に努力すべきであり，このことが難症例の遊離端欠損を減らすことにもつながるはずと考えている．遊離端欠損にしてしまってから対応するより，その一歩手前（前遊離端欠損）で対応したほうが技術的にも容易で，介入も少なくて済む場合が多い．後手に回らない，予防的対応がここでも望まれる[5, 6]．

Case 4　矯正的挺出と外科的挺出により遊離端欠損を防止できた症例

49歳，女性．主訴：右下のブリッジが外れた

▶初診時所見

❶～❸：8┘の深いカリエスのため右下のブリッジ⑧76⑤┘が脱離していた．

▶治療方針／治療の実際（流れ）

8┘は抜歯されても不思議ではない．まさに，遊離端欠損一歩手前の状態である．しかし，抜歯すればさらに対応の困難な遊離端欠損になってしまう．矯正的挺出後，歯根分割を行い，近遠心根を矯正的に離開させる処置方針も考えられるが，8番部位での歯根間の清掃は困難と判断し，2根を清掃容易な状態に再配列することにした．

近心根は外科的挺出を行い，遠心根は6┘部へ移植することになった．

Before　初診時　1991年2月

```
 8 7 6 5 4 3 2 1 | 1 2 3 4 5 6 7 8
 8 7 6 5 4 3 2 1 | 1 2 3 4 5 6 7 8
```
移植歯：8┘遠心根

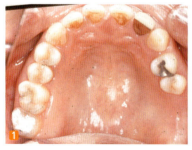
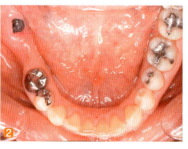
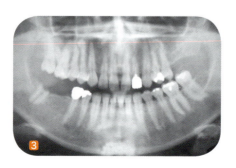

4〜7：近心根は外科的挺出を行い，遠心根は顎堤幅不足のため，90°回転して6│部へ移植した．

8：2本の歯根によって遊離端欠損一歩手前の状態が連続性のある歯列へ改善された．

9：1991年10月．最終補綴物装着時．

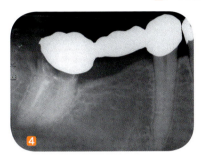
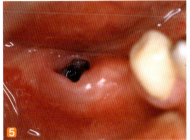
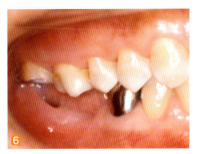
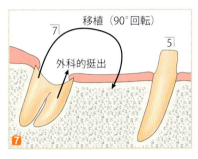
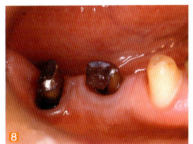
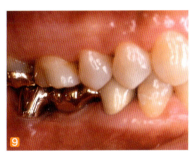

▶治療終了後

10〜12：1991年11月．根管は狭窄しており，根尖部まで貫通できなかった．

▶術後経過

13：移植後7年5カ月．問題はない．

14：2011年7月．移植後約20年．この翌年に家族の介護が必要になり，ストレスから喫煙が始まり，移植歯が垂直性骨欠損を伴う歯周炎に罹患し，定期的なSRPを行った．

15：2015年7月．移植後約24年．症状はなく，満足できる咀嚼機能を維持している．

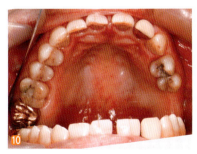
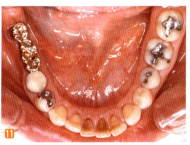
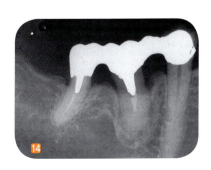
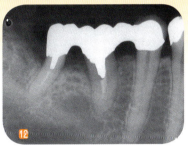
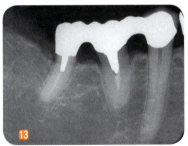
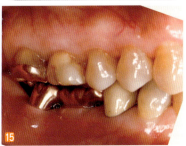

Ⅵ—遊離端欠損（特に片側遊離端欠損）

　片側性遊離端欠損の場合，当然，歯が存在する部位での片咀嚼の傾向が強く，欠損側に可撤性補綴物を装着しても実際には咀嚼部位になりにくい．一方，両側遊離端欠損の場合，このような傾向は少ないため，可撤性補綴物で対応可能な場合が多い．

　片側遊離端欠損の場合は欠損補綴自体の有する問題点や困難性の多くを抱え込んでいることからその対応には苦慮する場合が多い．さらに片側咀嚼が長期に定着すると，作業側での歯冠・歯根破折，安定していた根尖部組織および歯周組織での病変の悪化，再発，顎関節症などを招くこともたびたびある．

　片側遊離端欠損への対応は，単に咀嚼機能の回復という観点からだけではなく，下顎位の保持，さらには顎口腔領域全般の機能保持という視点からの対応が望まれる．そのための手段の1つとして，移植歯と受容側の条件さえ整えられれば歯の移植は非常に有効である．

❶ 矯正治療のため要抜歯となった歯または歯根を活用

　長期に放置された片側遊離端欠損の顎堤は著しく骨吸収，萎縮が進行している場合が多く，また，適当な移植歯が存在しないことも多い．しかし，矯正治療が目的で抜歯される歯や複根歯の根分岐部にカリエスが存在し，そのままの状態（その部位）ですべての歯根を保存することが困難な場合，歯根分割を行って移植歯根として活用できることもある（→p99，本章 Case-10，→p190，192，第10章 Case-3,4 参照）．すなわち，要抜歯の診断を受けた歯，または歯根が遊離端欠損という対応が困難な症例を救うことがたびたびある．

　この場合，健全歯根膜をもつ歯根の長さが8～10mm存在することが望まれる．

❷ 片側遊離端1歯（7番）欠損にも有効な歯の移植

　片側遊離端1歯欠損（7番欠損）に対しては，無処置という治療方針が立てられることも多いが，患者さんによっては反対側が第二大臼歯まで揃っている場合，1歯欠損といえども，その部位での「嚙みづらさ」を感じ，反対側での片側咀嚼が習慣化することもある．そして，それが長期的に固定化すると，すでに述べた咀嚼側での歯根破折，歯周病の増悪などの多くの弊害の発生につながる場合がある．このような事態が予測されたり，兆候がみられる場合，片側遊離端1歯欠損は対応が必要な対象となってくる．その際のベストな方法は，移植歯が存在すれば間違いなく歯の移植である．最大の理由として，第二大臼歯は生涯にわたって，多くの前方歯群の摩耗，動揺，欠損などの影響を受けて，咬合干渉（バランシングコンタクトを含む）を受けやすい部位であり，感覚機能のないインプラントより有利であることがあげられる．

Case 5 歯の移植により片側遊離端欠損（下顎）から歯列改変できた症例

22歳，女性．主訴：右側で嚙めない

Before
初診時　1994年8月

```
8 7 6 5   3 2 1 | 1 2 3 4   5 6 7 8
  7   5 4 3 2 1 | 1 2 3 4   5 6 7
```
移植歯：8｜

▶初診時所見
❶～❸：7｜は骨欠損とプロービングデプスが遠心部で根尖まで，近心部でもある程度みられたため，抜歯し，片側遊離端欠損となった．

▶治療方針／治療の実際（流れ）
❹：7｜の抜歯後2週間経過時に，8｜を移植．
❺：移植歯の角度が受容床の骨量の関係で近心傾斜していたためアップライトした．

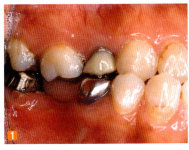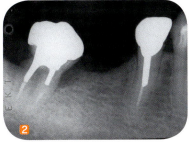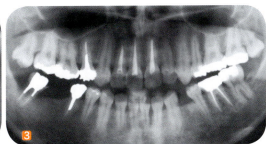
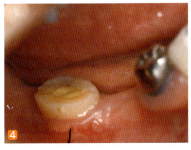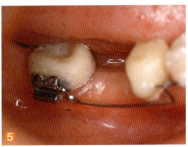

After
移植後

```
8 7 0 5   3 2 1 | 1 2 3   5 6 7 8
  7   5 4 3 2 1 | 1 2 3 4   5 6 7
```
移植：8｜→ 7｜部

▶治療終了後
❻：1995年10月．ブリッジ装着．7｜部に移植された歯の近心部はもちろん，根尖近くまで骨吸収のみられた遠心部にも著しい骨の増加がみられる．また，術前は非常に萎縮していた7｜の歯肉に，張りとボリュームが戻っている．骨のみならず結合組織，上皮を含めた軟組織も回復するのが移植の特徴である．

▶術後経過
　強いブラキシズムが関与して，ブリッジ装着約10年後に5｜のセメントウォッシュアウトが生じたためブリッジを再製した．再製作後のブリッジではバランシングコンタクトが生じないよう咬合調整を慎重に行った．

❼～❾：2014年12月．初診より20年8ヵ月．ポンティック下の骨の増加が著しく，強い咬合力が生じている所見がみられる．

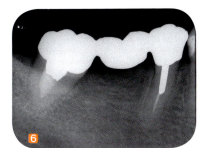
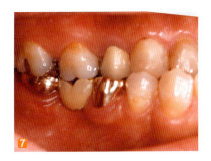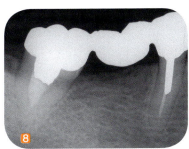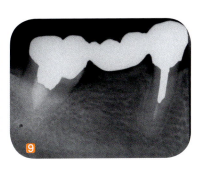

VII — 遊離端欠損＋中間欠損

　片側遊離端欠損に中間欠損が加わると，さらに欠損の拡大が加速されることになる．この場合も，補綴処置を行うにあたり重要なことは，残存歯，特に欠損部に隣接する歯に犠牲を強いることを避け，片側咀嚼に陥らないよう配慮した補綴設計のもとでの処置である．そのためには，残存歯だけに頼る対応には限界があることを踏まえ，歯列の改変，すなわち，移植，移動，インプラントによる咬合支持の改善を考慮する必要がある．

Case 6　分割歯根の移植により片側遊離端欠損＋中間欠損を防止できた症例

60歳，女性．主訴：左側で噛めない

Before
移植前　1991年7月

```
8 7 6 5 4 3 2 1 | 1 2 3 4 5 6 7 8
  7 6 5 4 3 2 1 | 1 2 3 4 5 6 7
```
移植歯：7̄ 近心根，遠心根

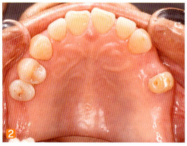
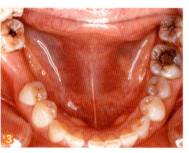

▶初診時所見

1：保存不可能な 6̄，|4 7，6| は初診後まもなく抜歯．患者さんが固定性補綴物を強く希望したため，ブラッシング指導，初期治療終了後，口腔内の歯周組織の健康が確立してから治療に入ることを伝えた．

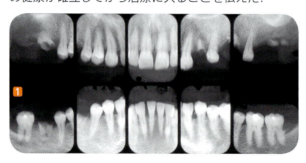

▶治療方針／治療の実際（流れ）

2，3：1991年7月．初診から8カ月後，患者さんは予想以上に健康な歯肉の状態で再来院してくれた．患者さんの咬合力は非常に強く，ブラキシズムによって |4 をはじめ次々と生活歯のまま破折した特異な既往歴があった．

4〜6：対合歯のない 7̄ を移植歯として選択し，7̄ の遠心根を 6| 部へ，近心根を 6̄| 部へ移植することにした．

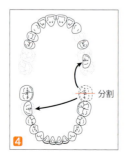
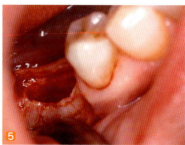
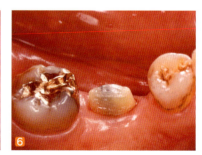

7：⌊6 に H 型の切開線を加え，ソケット形成を行った．

8：⌊6 部への移植歯（⌊7 の遠心根）を縫合後，矯正用の 0.016×0.016 ワイヤーを用いて ⌊5 と固定した．

9：咬合力が強大なため，支台歯を⌊3 まで延長し，支台歯形成を行ったが，顎位の偏位を防止するため，一部歯質を残したまま（矢印：エナメルアイランド法）印象と咬合採得を行う．

10：1992年12月．⌊4 が歯冠・歯根破折した（初診時に亀裂が認められたが経過観察中だった）．

11, 12：生物学的幅径を獲得する目的で口蓋側において大幅な骨切除を行い，残存歯質をなるべく削合せずに接着に頼った歯冠修復を行った．

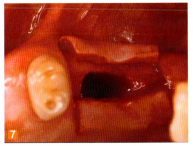
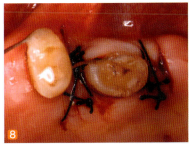
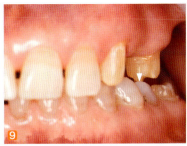
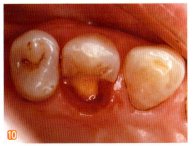
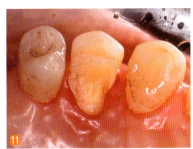
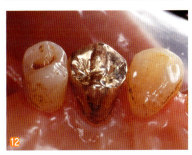

After

移植後

8	7	6	5	4	3	2	1	1	2	3	4	5	7	8
7	6	5	4	3	2	1	1	2	3	4	5	6	7	8

移植：⌊7 近心根→⌊6 部，⌊7 遠心根→⌊7 部

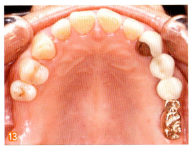
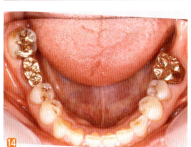

▶術後経過

13〜16：初診から20年9カ月，移植後約20年1カ月．20年前，生活歯がノンカリエスで次々と破折したが，その後，全く破折していない．患者さんは体調を崩され，来院が途絶えているが，当院の患者さんであるご主人のお話によると，2014年4月現在，つまり移植後22年9カ月も順調に経過しているとのことである．治療前に歯根破折が多発したにもかかわらず，治療後に安定しているのは，「余儀なくされた片側咀嚼」*が2本の歯根の移植によって左右で不自由なく咀嚼できる歯列に改善されたことも関与したと思われる．

*習慣的な片側咀嚼ではなく，歯の欠損部があるほうでは噛みにくいために残存歯が多い反対側で咀嚼せざるを得ない状態をさす．根尖性歯周炎，歯周炎の悪化，歯根破折，顎関節症などの原因となることがある．

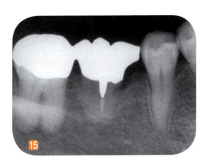
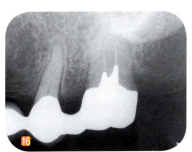

Ⅷ―部分床義歯への適応

歯の移植が臨床に取り入れられてから20年以上が経過し，さまざまな症例で適用されてきている．きちんと生着したものであれば，その負担能力は天然歯と変わらない．欠損歯列において余分な歯があれば，歯を移植することは欠損歯列改変の有効な手段となりうる．もちろん可撤性義歯の支台歯としても活用できる．

ここでは，移植歯を部分床義歯の鉤歯として活用した症例と，サポートとして活用した症例を提示する．

❶ 部分床義歯の鉤歯としての移植 Case-7〜9 （担当：仲村）

歯根膜を大切に考える術式をとれば，歯の移植の成功率はきわめて高いが，多数歯欠損になってからの移植は失敗が許されないため，移植歯がかなり限定される．合理的な欠損歯列の診断が必要で，移植歯を抜去しても欠損歯列の評価に影響があってはならない．簡単にいえば，その移植歯があってもなくてもよいものでなくてはならない．経過のなかで，あの歯が残っていれば……，というような事態になってはいけないのである．移植歯抜去後，無補綴で済むか，簡単な補綴で済むような歯を移植歯の候補としたい．

人生の終末時を考えると，インプラントによる「足す欠損歯列の改変」より「移動させるだけの歯の移植」のほうが，患者，術者ともにプラスが大きいのではないだろうか？

Case 7 可撤性義歯の鉤歯として24年間機能している歯の移植症例 （術者：仲村）

35歳，女性
主訴：約1年前に大学病院にて左下嚢胞摘出と同時に抜歯された左下（⌊5〜7の欠損部）に歯を入れてほしい

初診時　1989年2月
| 8 | 7 | 6 | 5 | 4 | 3 | 2 | 1 | 1 | 2 | 3 | 4 | 5 | 6 | 7 | |
| 8 | 7 | 6 | 5 | 4 | 3 | 2 | 1 | 1 | 2 | 3 | 4 | | | | |

↓　移植後
| 8 | 7 | 6 | 5 | 4 | 3 | 2 | 1 | 1 | 2 | 3 | 4 | 5 | 6 | 7 | |
| 8 | 7 | 6 | 5 | 4 | 3 | 2 | 1 | 1 | 2 | 3 | 4 | 5 | 6 | 7 | 8 |

移植：⌊8 → ⌊6部

❶：初診時．⌊56部あたりに嚢胞摘出の痕跡がみられるものの，骨頂は綺麗に治癒しており，移植の受容側として問題はない．

❷：1989年5月．⌊8を⌊6遠心根相当部に移植した．幸い顎堤の幅は十分にあった．

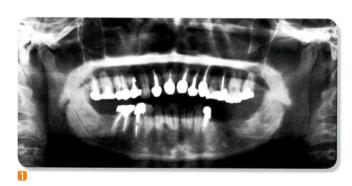

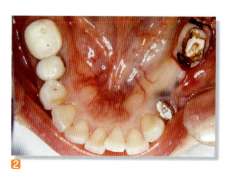
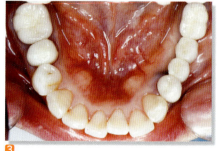

3：前方の⌊4 が失活歯で補綴されていたので，ブリッジにすることとした．初診時から歯根歯質が薄く心配であったが，患者さんの希望もあり，この設計で維持できるところまでいくことにした．

4：約9年後の1998年2月．それまで順調な経過をたどっていた⌊4 が歯根破折を起こし，抜歯となり，移植歯が可撤性義歯の支台歯として使われるようになった．

5：2009年5月．移植後約20年．歯根膜腔が確保され，ポケットも3mm以内を保っている．

6：2011年11月．移植後約22年半．生理的動揺があり歯根膜腔も確保されている．歯周病にも罹患していない．

7：2013年2月．移植後約24年．移植歯にガイドプレーンとレストを形成し，可撤性義歯（エイカースクラスプ）の支台歯として，小臼歯1本大臼歯1本分の長さの欠損となり，

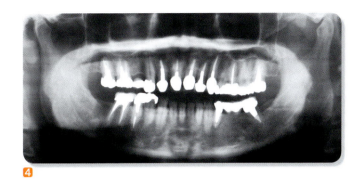

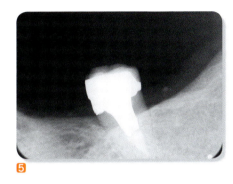
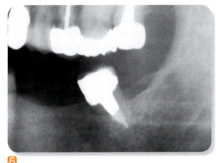

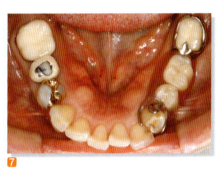

3番には屈曲のワイヤーレストクラスプを使用している．患者さんは59歳になった．約15年，設計も変えずに経過しており，移植歯が左臼歯部の咬合支持を一手に担っているものの，経過は順調である．

Case 8　可撤性義歯の鉤歯として約21年間機能している歯の移植症例　　（術者：仲村）

67歳，女性

主訴：入れ歯が合わない

初診時　1991年7月

8	7	6	5		3	2	1	1	2			4	5	6	7	
8	7	6	5		4	3	2	1	1	2	3	4	5	6	7	8

↓　　移植後

8	7	6	5		3	2	1	1	2			4	5	6	7	
8	7	6	5	4	3	2	1	1	2	3	4	5	7	8		

移植：⌊7 →⌊7 部，⌊5 →⌊7 部

1：1991年7月．初診時．上顎臼歯部が挺出しているのにもかかわらず，下顎両側遊離端部の骨頂は陥凹せず良好な状態を保っている．TCH：tooth contacting habit（歯列接触癖）がなく，咬合力が強くないことを示唆している．

2～5：1991年9月．右上臼歯部

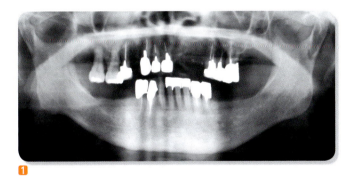

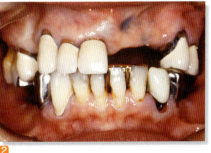
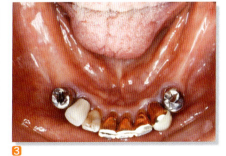

の挺出が著しい．咬合支持をしているのは，3~1|3本と|4のみで，大臼歯部は大きく挺出し咬合平面は乱れていた．下顎遊離端欠損に対する上顎臼歯部の加圧要素が多すぎるとの判断から，7|を右下に，|5を左下に移植し，加圧受圧のバランスをとることとした．下顎の顎堤は頰舌幅も良好である．

6, 7：補綴後約1年．上顎前歯部は支台歯の方向性の問題で根面板にした．それ以外はコーヌスとし，移植歯は内冠のみを装着し床縁を載せる形にした．両側遊離端に比べて，受圧はよい状態になった．

8, 9：1997年2月．補綴後約5年．咬合平面はできるだけ平らにした．移植歯にのせるレジン床はハイジーンを配慮しマージンにかからないようにした．遊離端欠損がないため，内外冠の適合が適度に保たれている．

10, 11：2001年8月．移植後約9年．歯根膜腔があり，生理的動揺もある．経過良好である．

12：2008年6月．補綴後約16年．4|4はすでに歯根破折を起こして抜歯となった．|3はメタルコア脱落時，歯根に亀裂が観察されたため再装着せず，根管をスーパーボンドで満たし，根面板として使用している．

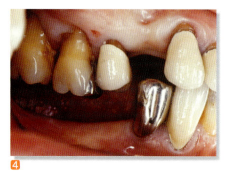
4

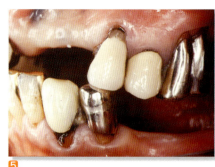
5

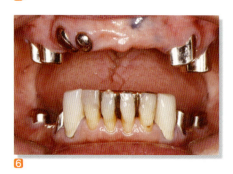
6

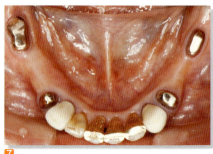
7

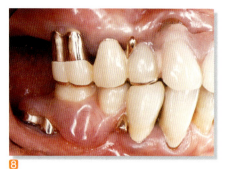
8

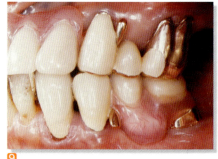
9

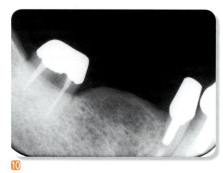
10

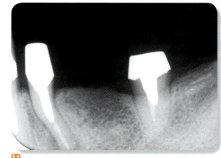
11

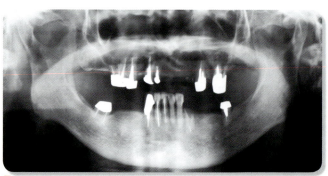
12

13：2011年9月．補綴後約19年．当初の補綴物を修理しながら使用している．患者さんの評価は非常に高い．

14：2012年6月．補綴後約20年．「3の歯冠を失ったため，左側義歯の把持を移植歯が一手に担うこととなった．近心に垂直性骨欠損が観察される．補綴物は約21年間修理しながらそのまま使用しており，咬合平面も大きな変化は起こしていない．88歳になったので，大きな外科処置はせずメインテナンスで対応していく予定である．現在の欠損歯列の見方では，下顎両側遊離端の顎堤にほとんど損傷がないことから，このような欠損歯列の改変をしなくても下顎遊離端義歯でも穏やかな経過をたどった可能性があると考えている．

Case 9　最後の咬合支持を歯の移植で死守している症例　　　　（術者：仲村）

73歳，女性
主訴：右上（4┃，7┃）が噛むと痛い

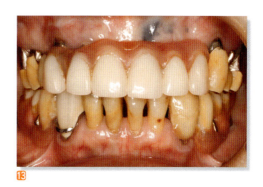

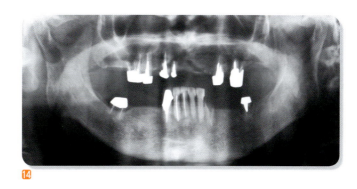

移植：「7→7」部

1～3：2010年1月．最後の臼歯部咬合支持が共に崩壊した状態だった．7┃が歯根破折．近心頰側根のようにみえるのが破折片である．4┃は根尖近くまで付着を失っている．患者さんの表現を借りれば「何も噛めなくなった」ということだった．やむを得ないことだが，もっぱら7┃部位で強く噛み切るようにしていたようで，その結果歯根破折を起こしてきたと考えられる．この欠

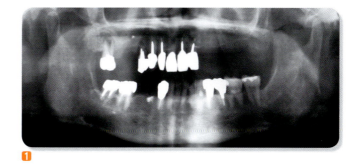

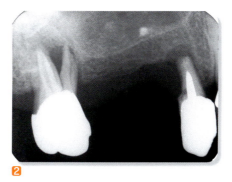

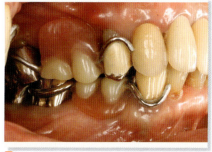

損歯列では，7⏇の重要度が低いと判断されたので，7⏇部への移植歯とした．7⏇は良好な歯周組織，歯根形態で，移植歯としては適当と考えた．

4：抜歯した7⏇．もとは単根であった．

5：移植するために抜歯した7⏇．移植しやすい歯根形態である．

6，7：2013年2月．移植後約3年のデンタルX線写真．力のセルフコントロールはしつこく説明していたが，かなり負担がかかっていたのは間違いない．移植の治癒を待つ間に，⏇2の歯根破折，⏇1のメタルコア破折など嚙む力の強さが疑われる事象が続けざまに起こった．幸い，移植歯は1カ月後くらいで痛みなく嚙めるようになり義歯の支台歯として参加させた．その後約3年，唯一の咬合支持歯として機能している．将来この移植歯が抜歯になるときは，左右のバランスを崩さないためにも上顎は総義歯に移行させていくのが妥当であろう．歯の移植により大臼歯の咬合支持を回復できたが楽観はできない．⏇1はメタルコア破折，⏇2は歯根破折である．

8：2013年4月．移植自体は成功し，ポケットも全周3mm以内である．今後の経過はハイジーンのレベルと，どれくらい噛んでしまうかにかかっている．

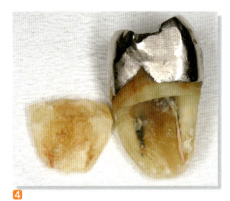
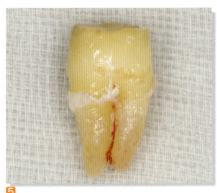
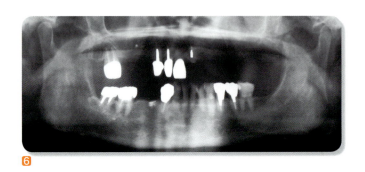
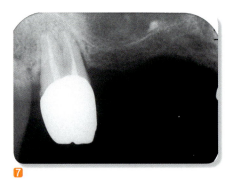
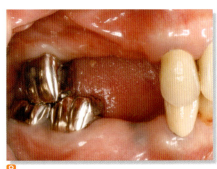

❷ 移植歯を部分床義歯のサポートに活用した症例 Case-10
（担当：下地）

　歯の移植歯に対しては，単独で歯冠修復，あるいは固定性ブリッジの支台歯として活用する場合がほとんどであるが，まれに可撤性義歯の鉤歯として使用する場合がある．その際，移植歯の歯根の状況が悪い場合，リテンションには期待せず，サポートのみを目的に活用し，大きな効果を得られる場合がある．

　感覚受容器の機能を有する移植歯歯根膜により咬合力のコントロールが行われ，義歯の沈下，動揺が抑制され，鉤歯への負担が軽減し，長期的な予後の安定につながると思われる．

Case 10 移植歯をコーピングにして義歯の沈下を防止した症例 　（術者：下地）

55歳，女性
主訴：右下（7｜）と左下（｜3）が噛むと痛いので全体的にみてほしい

初診時　1988年1月

8	7	6	5	4	3	2	1	1	2	3	4	5	6	7	8
8	7	6	5	4	3	2	1	1	2	3	4	5	6	7	8

⬇　　移植後

	7	6	5	4	3	2	1	1	2	3	4	5	6		
8	7	6	5	4	3	2	1	1	2	3	4	5	6	7	8

移植：｜8 → ｜5 部，｜6 2根 → ｜4，｜6 部，
｜7 遠心根 → ｜7 部

1, 2：初診後2週間の口腔内．1988年1月．第1の主訴である7｜に根分岐部病変部があり，全顎的に歯肉の腫脹がみられた．

3：初診時のX線写真．特に上顎臼歯部において著しい歯槽骨の吸収がみられた．7｜の根分岐部病変の程度はリンデ分類でⅡ度であった．第2の主訴である｜3の根尖には透化像がみられた．

4：初診時のプロービングチャート（4mm以上の部位のみ記入．∞は根尖まで無限に深いことを示し，赤丸はプロービング時の出血を示す）．プロービングデプスは，全体的に深い．

〔移植の計画と適用〕

5：上顎の移植計画と移植歯の選択．下顎に比べ，上顎は臼歯部の欠損歯数が多く，また歯周病も進行しており，受圧条件を改善する必要性があったため｜8 以外は下顎から移植した．75｜46 の4本の移植歯（根）は当初，固定性補綴物の支台歯として検討したが，最終的にはコーピングを装着し，可撤性義歯のサポートとして活用することとなった．

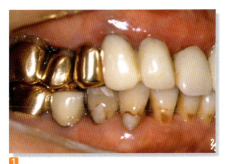
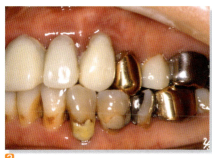

1　**2**

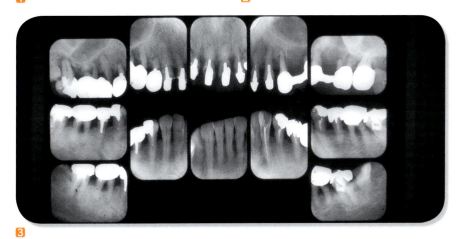

3

	8	7	6	5	4	3	2	1	1	2	3	4	5	6	7	8

4

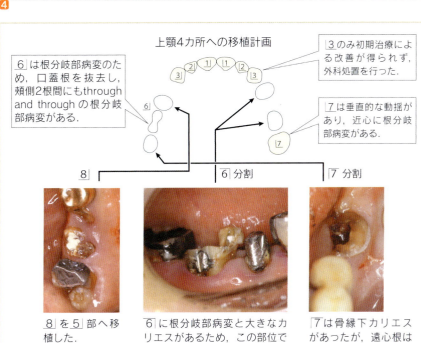

上顎4カ所への移植計画

｜6 は根分岐部病変のため，口蓋根を抜去し，頬側2根間にもthrough and through の根分岐部病変がある．

｜3のみ初期治療による改善が得られず，外科処置を行った．

｜7 は垂直的な動揺があり，近心に根分岐部病変がある．

｜8　　　｜6 分割　　　｜7 分割

｜8 を｜5 部へ移植した．

｜6 に根分岐部病変と大きなカリエスがあるため，この部位での1歯単位の保存はむずかしく，分割移植となった．

｜7 は骨縁下カリエスがあったが，遠心根は移植歯として使えそうであった．

5

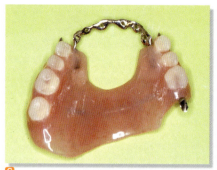
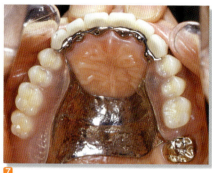
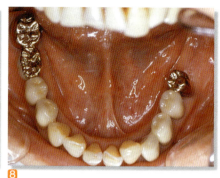
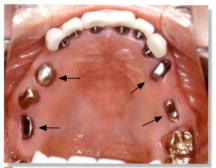
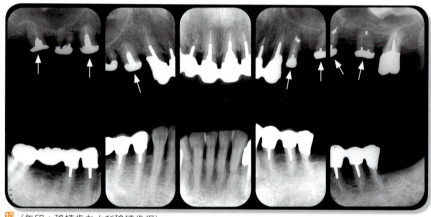

⑨（矢印：移植歯および移植歯根）

⑩（矢印：移植歯および移植歯根）

⑥：プロビジョナルデンチャー．

〔補綴処置〕

 7̲5̲|4̲6̲ の4本の移植歯（根）のコーピングにより臼歯部でのサポートを行い，3̲+3̲ の口蓋側に付与したシングラムレストにバーをのせる設計とした．歯根膜負担の要素が大きくなり，患者さんははじめての義歯にもかかわらず，快適でよく噛めると満足してくれた．歯根膜の感覚受容器が関与していると思われる．

⑦〜⑨：1990年12月．義歯の装着後7カ月経過．プロビジョナルの期間中，プラークコントロールはきわめて良好で，オーバーデンチャーによる歯頸部カリエスは生じなかったため最終義歯もオーバーデンチャーとした．

⑩：同時期のX線写真．歯槽骨は全体的に安定している．移植歯（7̲5̲|4̲6̲ 部の4本：矢印）の歯根膜空隙と歯槽硬線が確認できる．しかし，移植歯でない 6̲| は根管内が石灰化し，再根管治療もコア形成も不可能であった（患者さんが今後，可撤性になじめず，固定性を希望した場合に備え，4本の移植歯（7̲5̲|4̲6̲ 部）のコアは撤去しやすいように短めにしている）．

〔経過1：5年後のトラブル〕

11：しかし，1995〜1997年にかけて，移植後の右上にトラブルが多発した．

① 6̲ 遠心口蓋側にカリエス発生．
② 7̲ 部近心に歯周炎発生．
③ 6̲ 遠心頰側にカリエス発生．
④ ̲46 部には異常なし．

支台歯を被覆してしまうオーバーデンチャーの場合，プロビジョナルの期間中，プラークコントロールが十分に行われていたとしても，長期的にみるとやはりどうしても歯頸部にカリエスが生じやすいことを痛感した（①，③）．また，カリエスの発生，進行を減らすために義歯の装着時間を減らした結果，7̲ 挺出→若干の義歯不適合→7̲ 咬合性外傷→7̲ 歯周炎をも招くことにもなった（②）．̲46 はカリエスにならなかった．

12：6̲ のカリエスをレジン充填，7̲ を中心に歯周外科処置を行い，歯周組織の治癒を待った．義歯を再製するにあたり，コーピングをすべて撤去し，コアと内冠を装着後，臼歯部を通常のコーヌスの様式にすることも考えたが，義歯は安定しており，トラブルの原因はカリエスが発生したことの一点にはば絞られたことから，患者さんの希望通り支台歯の歯頸部を開放する様式の義歯に変更するだけでよいと判断した．

〔経過2：23年後は良好〕

13：1997年2月．再製義歯の咬合面観．セントリックストップ部はメタルで接触するようにした．口蓋側では可及的に床の面積を広くして残存歯の負担軽減をはかった．でも，全体としては歯根膜負担が強いため，咬合圧に長期に耐えられるかという不安は残った．

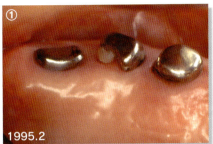
① 1995.2
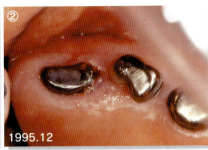
② 1995.12
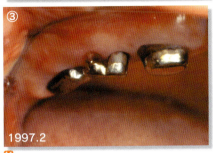
③ 1997.2
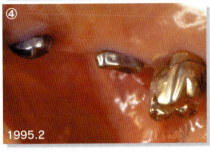
④ 1995.2
11

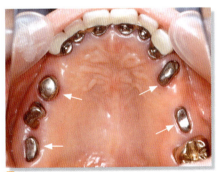
12（矢印：移植歯および移植歯根）

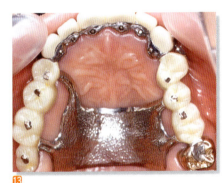
13

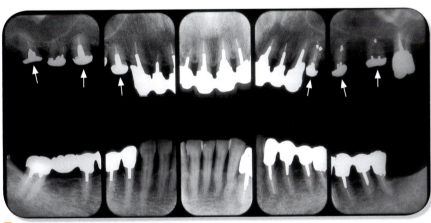
14（矢印：移植歯および移植歯根）

14：同時期のX線写真．初診より9年11カ月経過．歯槽骨は全体的に安定している．大きな不安のあった 7̲ の近心の骨の増加がみられ，垂直性動揺がほぼ消失した．

⓯：2004年1月の口腔内．
⓰：2011年5月の口腔内．
⓱：2012年10月のＸ線写真．
⓲：2013年4月．移植23年2カ月後．1995年から1997年にかけて生じたカリエスは 6| の遠心根（この根のみ抜去した）以外は起きていない．唾液の分泌量の減少により，コーピング部歯頸部のカリエスが最近も生じるが，歯周組織は長期間悪化することなく，問題なく経過している．現在，メインテナンスは4カ月に1度である．
⓳：|7 近心には根分岐部病変が存在したが，患者さんは熱心に歯間ブラシで清掃しており，垂直性動揺は減少してきたものの，カリエスが生じコンポジットレジン充塡された．
以上の経過から受圧条件の悪かった上顎臼歯部へ歯あるいは根単位でサポートを目的とした移植を行い，長期的な効果が得られた．

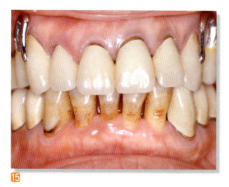
⓯

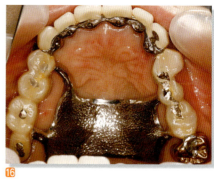
⓰

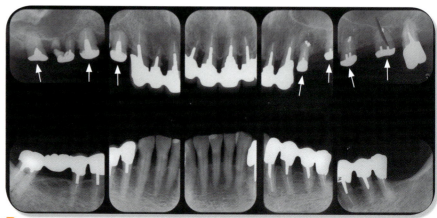
⓱ （矢印：移植歯および移植歯根）

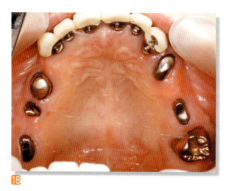
⓲

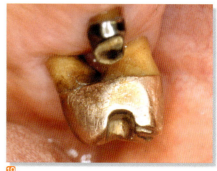
⓳

Tooth
Transplantation
Replantation

7章 歯の移植術式

Ⅰ 歯根完成歯の移植
Ⅱ 歯根未完成歯の移植

7章―歯の移植術式
I―歯根完成歯の移植

1 術前検査

術前検査としては，まず通常のカリエスや歯周病の治療の前に必要なルーティンな検査を行ったうえで，歯の移植特有の項目について調べる．

1．移植歯の検査

移植歯に必要な検査としては，**表1**の5項目があげられる．

1）健全歯根（歯質）の長さ，太さ（充塡物の有無，量）

移植歯を単独で活用するとき最低限必要な健全歯根の長さは10mmであるが，移植歯を連結して活用できる症例では，その長さは8mmでも可能な場合がある（**図1**）．

ただし，この長さはあくまで目安であり，対合歯，咬合力の強さ，ブラキシズムの有無，片咀嚼の有無，さらに移植歯が臼歯部なら犬歯によるガイドの有無などの条件も考慮に入れて判断する．

カリエスや充塡物がある場合，軟化象牙質や充塡物を除去した後にどのくらいの健全歯質が確保できるのかをX線写真，口腔内写真で把握しておくことも重要である．

2）健全歯根膜量

健全な歯根膜の量は，歯根の上下的に最低5mmは必要である（**図1**）．歯根膜の存在は，臨床的にはプロービングデプスから推測するしかないが，X線写真での歯槽骨縁の位置を参考にして推測することもできる．歯根膜の存在しない部位まで歯根を深く挿入すると，置換性歯根吸収や付着が得られない「付着の非獲得」が起こる．

3）移植歯の歯周ポケットの測定，歯垢や歯石の沈着

術前に，歯周ポケットの測定を含め，歯周組織の精査が必要である．移植前に

表1 移植歯の検査項目

1. 健全歯根（歯質）の長さ，太さ（充塡物の有無，量）
2. 健全歯根膜量
3. 移植歯の歯周ポケットの測定，歯垢や歯石の沈着
4. 移植歯の大きさ
5. 歯根形態
   1）湾曲度，離開度
   2）ルートトランク
   3）樋状根の存在

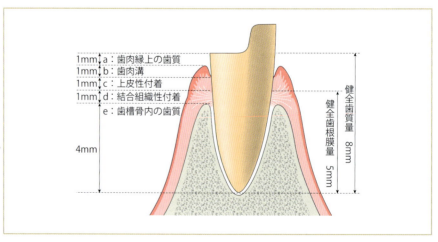

図1 移植歯として活用するために最低限必要な歯根（歯質）
歯の保存のために必要な健全歯根（歯質）量は図に示したように8mmである．ただし，他歯との連結が許される場合であり，単独や遊離端欠損の支台歯となるときは10mm必要である．8mmの内訳はa．歯肉縁上の歯質1mm，b．歯肉溝1mm，c．上皮性付着部1mm，d．結合組織性付着部1mm，e．歯槽骨内の歯質4mmの合計8mmである．ただし，根管壁がカリエスや切削によって厚みを失っている場合など，状況によって保存できない場合がある．
なお，この条件はカリエスが深い歯を保存できるかどうかを診断する際の基準と，基本的には同じである． （下地，2004[1]）

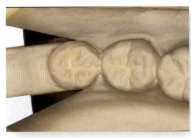
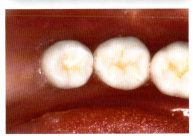

図2 移植歯の大きさを把握
上：模型．下：口腔内写真．模型を採っておくと，移植歯の大きさを把握しやすい．

患者さんのプラークコントロールを確立させ，全体の初期治療を完了させて歯垢や歯石のない状態にしておく．

4）移植歯の大きさ

受容床との関連でX線写真，CT，模型，口腔内写真など（**図2**）を活用して十分な検査を行う．

5）歯根形態

歯根形態の計測や検査も次に述べる受容床の検査との関係で重要である．移植歯の歯頸部の幅を模型と口腔内で計測しておく．ただし，模型上での計測値と同じ幅のソケットが必ずしも必要とは限らない．模型上での計測値はあくまでも移植歯の歯肉縁付近での歯頸部の幅であり，実際の歯は歯肉縁下に入るにつれて細くなっていく．しかも，実際の移植時には，移植歯は抜歯前の状態より浅くソケット内へ挿入されることが多いため，模型上での計測値より小さい幅のソケット形成で移植が可能な場合も多い．したがって，X線写真や口腔内写真によって，歯肉縁下に入る移植歯の歯頸部の幅もある程度，把握しておかなければならない．

2．受容床の検査

1）必要な資料

移植にあたって最低限，必要な資料は以下の通りである．
① X線写真（デンタル，パノラマ）
②模型
（③ CT）

通常のカリエスや歯周病の治療においては，X線写真はデンタルのみで十分な場合が多いが，移植の場合は上顎洞や下顎管との位置関係の把握が重要であるため，パノラマX線写真も必要である．また，インプラントの場合，筆者はほぼすべての症例でCTを撮影しているが，移植の場合，抜歯後即時移植，抜歯後約2週間の移植（治癒期の移植）などの症例では撮影しないことが多く，外科的挺出（歯槽窩内移植）の場合，CTは必要ないと考える．被曝量を減らす意味で，必要最小限にとどめるべきである．

ただし，受容床を把握するためにCTが必要でない場合でも，移植歯の歯根形態を3次元的に把握しておくことが必要なこともある．たとえば，デンタルX線写真において歯根彎曲がみられる場合などは，立体像の把握が望まれる．

2）検査項目

受容床において，必要な検査項目は以下の通りである．

（1）顎堤の幅と深さ

下顎管，上顎洞との距離，位置関係

（2）顎堤の形態

CTがあれば不要だが，CTがなければ，必要に応じて石膏の断面模型を作成し，参考にする．

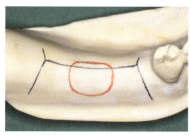
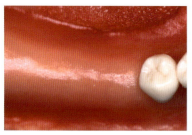

図3　切開線の位置確認
上：模型．下：口腔内写真．模型上で予定の切開線を引き，イメージをつけておくとよい．

表2　歯根完成歯の術式の流れ

1. 局所麻酔
2. 移植歯の抜歯と受容床のソケット形成と埋入
   1) 抜歯窩への直後移植の場合
      ①受容側の抜歯と掻爬
      ②ソケット形成
      ③ソケットの唾液からの保護（ガーゼ）
      ④移植歯の歯冠部の清掃，消毒
      ⑤移植歯の歯根膜の切開
      ⑥移植歯の抜歯
      ⑦移植歯の埋入と位置づけ
      ⑧固定
      ⑨約3週間後に歯内療法開始
   2) 治癒期の抜歯窩，無歯顎堤への移植の場合
      ①移植歯の歯冠部の清掃，消毒
      ②移植歯の歯根膜の切開
      ③移植歯の脱臼（完全に抜歯可能と判断できる状態になるまで十分に脱臼し，移植歯を抜歯せずに留めたままソケット形成に入る）
      ④ソケット形成
      ⑤脱臼した移植歯を完全に抜歯
      ⑥移植歯の埋入と位置づけ
      ⑦固定
      ⑧約3週間後に歯内療法開始
   ※1）と2）で移植歯の抜歯とソケット形成の順序が違う理由は本文を参照のこと（→p109）．

（3）付着歯肉幅

①切開線の位置

経験が少ないうちは模型上で予定している切開線を引いておくとよい．下顎においては，切開線は舌側寄りに入れ，また，切開線の近遠心的な長さは移植歯の近遠心径の約3倍とする（図3）．

②付着歯肉移植が必要かどうか

下顎臼歯部の受容床は骨幅が狭いのに加え，付着歯肉幅が少ない場合が多い．移植後，付着歯肉幅が1mm以下になることが予想される場合，頰側の歯肉弁を根尖側移動術で確保するか，上顎口蓋部付近の歯肉を遊離歯肉移植して獲得する必要性が起こる．

③頰側歯肉弁の種類

頰側歯肉弁を根尖側移動術で確保する場合，全層弁，あるいは部分層弁で行うかの選択を迫られる．

2　術　式

歯根完成歯の術式の流れを**表2**に示す．

1．局所麻酔

1）前投薬（表3）

歯の移植は少なくとも，通常の抜歯2本分以上の外科的侵襲を伴う処置であり，患者さんのストレスは想像以上に大きい．したがって，患者さんの不安，緊張を抑え，手術を円滑に，かつ安全に進めるうえで前投薬が必要となる場合がある．特に，歯科治療に強い恐怖心を抱いている患者さんや，高血圧を伴う患者さんの場合，緊張感を和らげるために，また，術中の血圧の上昇を防止する意味でも有効である．

精神安定剤を術前1時間前に経口投与すれば，ある程度効果が得られ，静脈注射や筋肉注射の必要はない．

2）局所麻酔の手順

（1）移植歯への麻酔

表面麻酔後，まず移植歯の歯肉に，続いて受容床の歯肉に浸潤麻酔を行う．

移植の場合，通常の抜歯1本に必要な麻酔薬の2倍量が必要なため，少量ずつ，しかも間欠的に，患者さんの反応を観察しながら注入する．

また，移植歯への麻酔の場合，歯根膜に一時的にせよ強圧下で損傷を与える歯根膜内注射のような方法は禁忌である．歯冠乳頭部への強圧下の麻酔も，歯根膜内注射ほどではないが，歯根膜をある程度，虚血状態にすることが知られている．

移植歯となる頻度の高い下顎智歯の麻酔でもっとも望ましい方法は，歯根膜への影響が少ない下顎孔への伝達麻酔と頰側の歯肉頰移行部への弱圧下での浸潤麻酔であるが，通常の浸潤麻酔でも問題はない．気温の低い季節は，麻酔液を体温

表3　前投薬（必要なとき）

1. 目　的
　患者さんの不安，緊張の抑制・緩和
2. 投与方法
　術前1時間前に経口投与
3. 使いやすいマイナートランキライザーの製品例と用法
　1）ジアゼパム（セルシン®など）
　　2～5mg
　2）ロラゼパム（ワイパックス®など）
　　1～3mg
4. 注　意
　1）一般的注意
　　眠気を伴うため，術前の運転などの禁止
　2）禁　忌
　　急性狭隅角緑内障など
　3）慎重投与
　　高齢者（運動障害が起こりやすい），腎，肝障害のある患者さんなど

表4　移植歯の脱臼前に必要な処置

1. 軟化象牙質，充塡物の完全除去
2. 咬合面の削合
　（咬合の低下＝2mm以上）
3. 歯肉溝内から歯槽骨縁上の結合組織歯の切開
4. 歯石除去などの最終確認
5. 歯根膜の切開

に近い温度にして使用することをすすめる．

(2) 受容床への麻酔

　受容床への麻酔法としては伝達麻酔は避け，浸潤麻酔を行う．その理由は，受容床のソケット形成時に，万一，下歯槽神経に触れてしまったとき，伝達麻酔が行われていると患者さんが痛みを訴えない危険性があるからである．

　ソケット形成中に痛みを訴えられる場合があるが，その際は，ソケット底部に浸潤麻酔針を押しあてて，骨髄部の軟らかい箇所を探して刺入し，麻酔液を追加すれば即時に効果が得られる．上顎の場合は歯肉部に通常の局所麻酔薬を追加してもよいが，下顎大臼歯部だと，麻酔が効くまでに一定の時間を要するので，処置を迅速に進めるうえではソケット内への注入が有効である．

2. 移植歯の処置

　表2に示した通り，移植歯の処置には，①脱臼後，すぐに抜歯して，受容側のソケットに移植する場合（抜歯窩への直後移植）と，②移植歯を確実に抜歯できる状態まで脱臼させて，抜歯せずに留め，受容側のソケット形成が終わるまでそのままにしておく場合（無歯顎堤への移植）がある．

1) 移植歯の脱臼前に必要な処置

　移植歯を脱臼させる前に表4に示した処置が必要である．

1. 移植歯にカリエス（軟化象牙質）が存在することはとても多く，また充塡物が存在することも少なくないため，これらを前もって完全に除去しておかなければならない．できれば移植直前ではなく，別の日に行っておくほうが望ましい．移植直後に削合などの処置を行った場合，移植歯と受容床の歯肉弁の間に細菌や金属の削除片などを侵入させることになり，感染，もしくは付着への悪影響を及ぼす可能性につながり，ひいては移植失敗の原因ともなりうる．

2. 咬合面を削合し，咬合を低くしておく．移植歯は，移植前の予定位置よりどうしても浅く挿入され，咬合が高くなる傾向があるからである．これは，単に予定通り深く挿入できないことが多いためや，または移植歯の歯根膜の量が足りないために浅く移植せざるを得ないなどの理由による．そもそも移植歯は移植後一定期間，安静のために対合歯とあたらないように咬合を低くしておく必要があるが，移植歯の挿入後に咬合調整を行うことは困難なばかりでなく，1の場合と同様，歯質の削除片を歯肉弁の付着部に拡散する危険性があるためである．

3. 移植歯の歯肉弁を剝離することが必要な場合もある．たとえば，智歯など歯石の取り残しが多い部位である．もちろん，抜歯後に歯石を除去してもよいが，移植歯を口腔外におく時間を短縮し，除石時の歯根膜へのさまざまな刺激を減らす意味で，抜歯前に可能なかぎり除石しておいたほうが安全である．また，複根歯の歯根を切断して移植する場合も，歯肉弁の剝離を行ったほうが歯根離間部をより正確に確認することができ，歯根分割が確実に行えるためである．

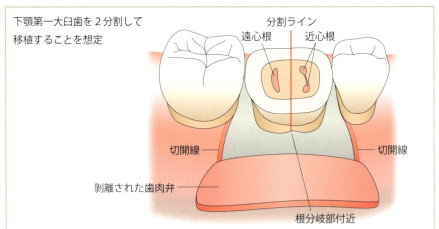

図4　複根歯の移植歯を脱臼させる前に必要な処置
移植歯の歯肉弁を十分に剝離し，分割する根分岐部を明視下で正確に細いバーによって切断し，研磨を行う．その際，同時に天蓋除去後，髄床底と根管口を露わにした状態で根管口間の正確な位置で細いバーによって切断する．つまり，移植歯の外側と内側両方から正確に切断する．

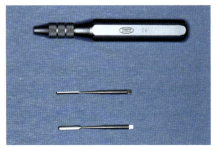

図5　ペリオトーム
ハンドルにいくつかのポイントが取り付けられるようになっており，部位に応じてポイントを選択する．

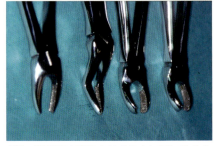

図6　移植歯を脱臼させるときに用いるさまざまな鉗子
鉗子の把持部内面がダイヤモンドコーティングされていて滑りにくい．この種の鉗子は他にも多くのメーカーから出ており，通信カタログ「FEED DENTAL」の中の「鉗子」の項からも入手できる．術者により鉗子の選択はさまざまであるが，筆者は「商品コード679-7267（上顎大臼歯用）や679-2985（下顎大臼歯用）をよく使用する．

　なお，歯根分割して移植する場合，必ず歯内療法時と同じ手順で天蓋除去後，髄床底と根管口を露出し，歯の外側と内側から分割ラインが歯根間の中央に来るよう明視下で確実に行う（**図4**）．

4．歯石は本来，歯周初期治療の段階で徹底的に除去されていなければならないが，この段階でも，念のため最終確認を行う．

5．歯根膜の切開は，抜歯時に歯根膜がなるべく移植歯の側に残ることを意図して行う．そのためには幅の細いメス（No.390または390C：**図29**参照）やペリオトーム（**図5**）を使用し，歯根膜空隙のできるだけ深い位置まで入るように切開を加える．

6．移植歯の脱臼は，歯根膜の損傷を減らす意味で，ヘーベルをできるだけ使用せず，**図6**に示すようなダイヤモンドコーティングされた鉗子のみでゆっくりと回転運動を交えながら頰舌的に行う．ダイヤモンドコーティングされていない鉗子は抜歯時，強く把持すると歯根方向にスリップし，歯頸部歯根膜に損傷を与える場合がある．やむをえずヘーベルを使用するときは，なるべく幅が狭

く薄いものか，図5に示したペリオトームを頬舌面ではなく，挿入しやすい隣接面で使用する．幅の大きなヘーベルを強く歯根面にあてると，歯根膜が広い面積で損傷を受ける可能性があるからである．歯根膜は2mm以内の幅であれば，損傷を受けても周辺の歯根膜細胞が増殖し，治癒する可能性がある[2]．

2）移植歯の脱臼

（1）単根歯の移植歯の場合

鉗子の揺さぶりで移植歯が動揺し，確実かつ安全に抜歯できる状態にまで脱臼したら，ソケットから取り出さず，そのままの状態に放置しておいて，受容床のソケット形成に移る．

（2）複根歯の移植歯の場合

術前のX線写真などだけでは歯根形態や歯根離間の状態が正確に把握できないため，脱臼後，抜歯し，十分に観察する．必要であればCTを撮影しておく．その後，歯の保存液か生理食塩液に浸しておいてから，移植歯の歯根に見合ったソケットの形成に移る．いったん抜歯した移植歯を，ソケット形成中，もとの抜歯窩に戻しておく方法も報告されているが，歯根膜を二重に損傷するため避けるべきである．

3）移植歯の脱臼とソケット形成の手順

抜歯窩への直後移植の場合，まず要抜去歯を抜歯後，ソケット形成を終えてから，移植歯の抜歯を行うが，無歯顎堤への移植の場合，移植歯の脱臼の前にソケット形成を行ってはいけない．その理由は，移植歯の抜歯が歯根形態の複雑さなどから破折などのトラブルなしに，100％確実に行えるとは限らないからである．

このような場合に，もし外科的侵襲のきわめて大きい受容床のソケット形成が先に行われていたとすれば，患者さんにたいへん無駄な犠牲を強いることになる．抜歯窩への移植の場合，万一，移植歯を抜去することができずに移植を中止したとしても，要抜歯の抜去は必要とされるため，患者さんの理解は得られる．

3．受容床の切開，剥離

上顎と下顎，および顎堤の状態によって切開線の位置と剥離法を使い分ける．使用するメスについては図29参照のこと．

1）下顎臼歯部

下顎臼歯部は多くの場合，顎堤が吸収し，骨幅が狭くなっており，切開線を顎堤中央（骨頂中央）に入れると，移植後，付着歯肉幅がきわめて狭くなりやすく，メインテナンスに支障をきたしやすい．それを防止するため，切開線はなるべく内側＝舌側寄りに設定する（図7～10）．

しかし，下顎でも付着歯肉幅が十分な場合は，切開線はほぼ歯槽頂中央近くに設定して剥離する（図11）．

2）上顎臼歯部（図12，13）

下顎に比べて上顎は付着歯肉幅が不足している場合が少ないが，それでも切開

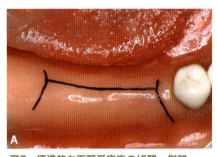
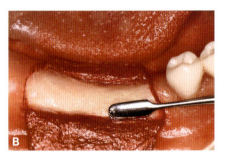

図7　標準的な下顎受容床の切開，剥離
下顎臼歯部の付着歯肉幅は狭いことが多いため切開線は舌側寄りに入れる．

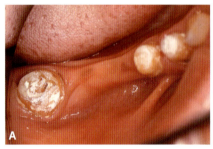
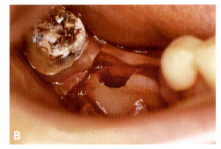

図8　狭い下顎受容床の切開，剥離の例1
顎堤が狭いため，舌側寄りに切開線を入れ，頰側の付着歯肉を確保する．

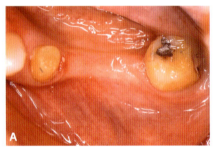
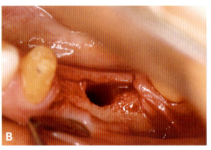

図9　狭い下顎受容床の切開，剥離の例2
顎堤が狭く，付着歯肉幅も少ないため，舌側寄りに切開線を入れる．

図10　部分層弁による切開，剥離の例
受容床の頰側の付着歯肉幅が狭いとき，部分層弁により舌側寄りに切開線を入れ，根尖側移動術を行う．

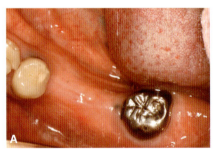
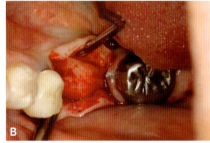
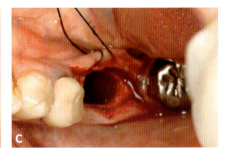

図11　顎堤や付着歯肉幅が十分な場合の切開，剥離の例
切開線は中央部に入れても構わない．

線はやや内側＝口蓋側に設定したほうが，術後の付着歯肉幅は十分に得やすい．

3）中間1歯欠損部

　　遊離端欠損部と異なり，中間1歯欠損は上下顎にかかわらず顎堤が大きく吸収

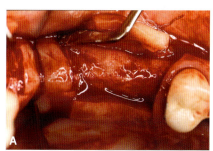
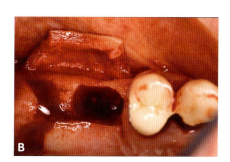

図12 上顎臼歯部の切開，剥離の例1

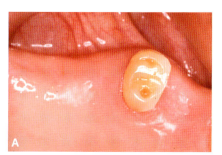
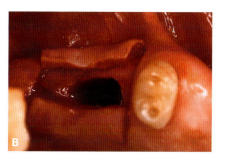

図13 上顎臼歯部の切開，剥離の例2

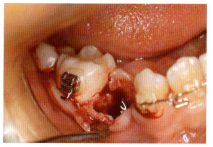

図14 中間1歯欠損（下顎）

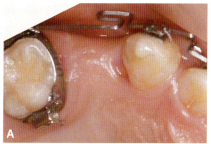
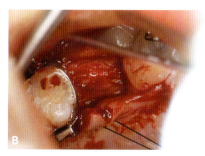

図15 中間1歯欠損（上顎）

したり，付着歯肉幅が非常に狭い症例は少ない．切開線は縦に入れず，両隣在歯に1歯分歯肉溝切開を行い，剥離する（**図14，15**）．ただし，両隣在歯にポケットがみられる場合，歯周治療でその正常化をはかってから移植を行う．

4）切開線の位置による付着歯肉獲得量の違い

抜歯窩が完全に閉鎖していない顎堤（治癒期の抜歯窩＝→p123参照）は移植部位が陥没しており，かつ角化していないため，切開線の設定がむずかしく，その位置により，術後の付着歯肉獲得量に違いが生じるので注意が必要である．

切開線の設定の工夫で付着歯肉幅が得られた症例は，p146，第8章 Case-6 を参照されたい．

歯肉弁の剥離は通法通り全層弁で行う．ただし，顎堤が狭く，移植後，付着歯肉幅がほとんど得られないと思われる症例においては，部分層弁で剥離し，移植後，歯肉弁を根尖側へ移動し，骨膜に縫いつけて固定する場合も多い（→p11，第1章 Case-6 参照）．下顎臼歯部の顎堤幅が狭く，かつ付着歯肉幅が少ないことが多い日本人，特に女性の場合，この部位への大臼歯の移植には部分層弁による

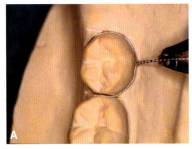
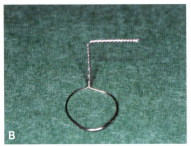

図16　術前に結紮ワイヤーによる移植歯の計測
A：模型を使って計測
B：結紮ワイヤー

根尖側移動術の習得は不可欠である．この手技により，侵襲のはるかに大きい上顎口蓋側歯肉の遊離移植をほとんど行わなくて済み，患者さんの苦痛を大幅に軽減することができる．

4．移植歯の計測

X線写真や模型によって移植歯の歯根形態を把握し，可能であれば，CTを撮影して，移植歯と受容床の3次元的形態を十分に頭に入れておく．

インプラントの場合，現時点ではすべてが抜歯窩ではなく，無歯顎堤への挿入であるため，筆者は，原則，CTを撮影しているが，移植の場合，抜歯窩への直後移植，治癒期の抜歯窩への移植，外科的挺出（歯槽窩内移植），さらに意図的再植の場合，CTを撮影せずに行うことが多い．これらの移植では，受容床は抜歯窩の状態を直視で確実に確認でき，下歯槽管や上顎洞に損傷を与える可能性はなく，CT撮影は不要だからである．ただし，移植歯の歯根形態が把握しにくい場合，あるいはデンタル・パノラマX線写真で下顎管や上顎洞に近接がみられる場合，CT撮影を行う場合がある．できれば必要最低限に抑えるのが安全な医療の原則であると考えている．ただし，無歯顎堤への移植においては，インプラントの場合と同様，CTによる移植歯，受容床の把握が安全性のうえで必要である．

術前に模型でワイヤーを利用して計測しておき，抜歯後はプローブで直接，計測する．

1）結紮ワイヤーによる移植歯の計測

歯頸部の断面形態を把握しておくこともソケット入口の形成にあたって必要であるため，矯正用の結紮ワイヤーとホウのプライヤーなどを用いて，石膏副模型上で型を採る（図16）．その際，結紮部は移植歯の頬側中央部にくるように常に決めておくと，手術中に戸惑うことがない．その後，変形しないように歯冠部の石膏を破砕してワイヤーを取り出す．これをブローチホルダーかダイヤモンドピンセットで把持して用いる．

この型は歯頸部の形態のみならず大きさもおおよそ把握できるため，経験の浅い術者には有効である．その作成は手術前に行い，滅菌して準備しておく．

2）抜歯した移植歯の計測

移植歯を抜歯したら，生理食塩液を満たしたシャーレの中にガーゼを敷いて保存し，プローブを用い，歯頸部の近遠心径と頬舌径，および歯根長，歯根膜の長さを計測する（図17）．

5．ソケットの一次形成

1）受容床の骨幅が十分なとき

一次形成は目標とするサイズより一回り小さめに形成する．

移植歯のサイズが大臼歯程度の場合，インプラントに比べて非常に大きいため，中心から広げていくと時間がかかり，適合させるのがむずかしい．

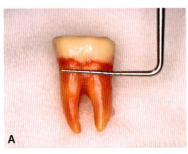
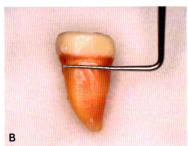

図17　抜歯した移植歯の計測
A：近遠心径の計測
B：頬舌径の計測
歯科医師はやはり，いつも使用しているプローブでの計測が行いやすい．

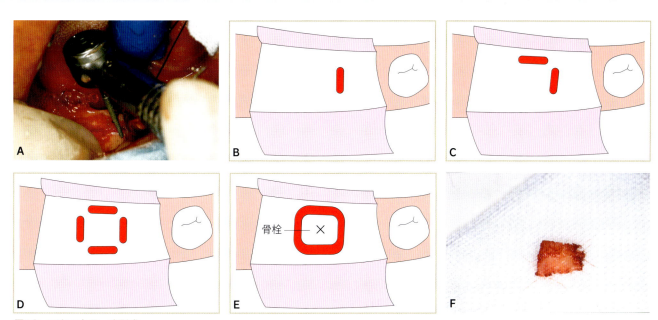

図18 ソケットの一次形成
A：皮質骨が硬いときなど，常温生理食液注入下で，ダイヤモンドバーかカーバイトバーで穿孔．B：近心溝形成（近遠心的位置の決定）．C：舌側溝形成（頰舌的位置の決定）．D：遠心および頰側溝の形成．E：溝をつなぐ．F：実際の移植において，ソケット形成時に取り出された骨栓．

以下の方法で行うと，短い時間で正確さも増す（図18）．

移植歯のサイズが小臼歯程度の場合，中心から広げていく方法で行う．

受容床の歯肉を十分に剥離した後，図18Aで示すようにダイヤモンドバーかカーバイトバーで皮質骨を穿孔した後，166RF／021のバー（図19）などを使用し，生理食塩液の十分な注水下で，まず近心部に頰舌的に（図18B）溝を形成する．この溝の設定は模型上で対合歯との咬合関係を十分に考慮に入れて決定する．次に，舌側に0.5～1mm程度の幅の歯槽骨壁が残るように近遠心的に溝を形成する．できれば，インプラントの場合同様，1mm幅の骨壁がほしいが，移植歯はサイズが大きく，舌側に1mm幅の骨壁を残すのは多くの場合，無理である．しかし，移植の場合，インプラントの場合のようにソケット壁との間にすき間なく挿入することはあり得ず，必ず，一定の隙間が歯根膜と歯槽骨の間に存在し，血餅が固有歯槽骨，支持歯槽骨を形成する形で治癒が進行するので，隙間は問題とならない．

これでL字型の溝が形成され（図18C），移植の位置が決まり，また，ソケットのおおよその輪郭もできあがる．溝の大きさは前もって測定しておいた移植歯の歯頸部のサイズに基づいて決定されるが，この一次形成においては，最終的なソケットの直径よりやや小さめに形成することを目標にする．また，溝の深さは移植歯の歯根長，健全歯根膜の長さ，複根歯なら根分岐部の位置（ルートトランクの長さ），そして，下顎管の位置，上顎なら上顎洞底の位置などを考慮に入れて決定される．

すでに形成したL字型の溝の枠内で自動的に遠心，頰側の溝も形成し（図18D），それぞれの溝を曲線でつなぐ．この時点で溝に囲まれた歯槽骨は海綿骨

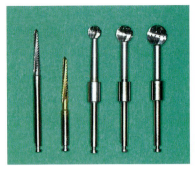

図19 市販されている切削用バーの1例
左から，166RF/021，T166RF/021，473RF/040，473RF/050，473RF/060．473RFの3本は内部注水であるが，注水に注意すれば外部注水用のバーでも問題は生じない（筆者は特定のメーカーに限定していないが，テクニカや日機装で入手可能）．

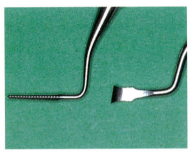

図20 筆者が，二次形成後に使用している切削，仕上げ器具
左はシュガーマンファイル，右は両頭オーシャンビンチゼル（ヒューフレディ）．

のみで支持された骨栓の状態となり，ピンセットか細い鉗子で簡単に除去することができる．

2）受容床の骨幅が不十分なとき

受容床の骨幅が不十分なとき，もっとも多く適用される方法は，歯槽堤幅の拡大であり，その際，一般的には，足場に自家骨がスペースメイキングとして使用される．詳細はp135〜141，8章 Case-1〜3 を参照のこと．

6．ソケットの二次形成

1）使用されるバー類

筆者が現在，二次形成に使用している切削，仕上げ器具を図19，20に示す．
ソケット壁面の二次形成は472RF/018のバーで削合後，最終的なファイリングを図20で示したシュガーマンファイルで行う．また，ソケット底の二次形成は大きいラウンドバー＝473RF/050か一回り小さい473RF/040で削合後，オーシャンピンチゼルで仕上げる．

2）二次形成の実際（図21）

一次形成時，ソケット内面の骨壁の表層に熱傷が生じ，その結果，骨組織が壊死に陥る可能性もある．そのため二次形成においては，回転数を制御できるインプランターを使用して形成を行う．十分な生理食塩液を注入しつつ，図19で示したようなバーを用いて，細いドリルでは1,200rpm，太いドリルでは600rpmの回転数を目安にあまり力を加えず，静かにソケット形成を行う．さらにシュガーマンファイルやオーシャンピンチゼルで最終的な削除仕上げを行う．ソケットの形成完了後，移植歯の挿入まで時間がかかりそうな場合は，ソケットの入口を滅菌ガーゼでひとまず塞ぎ，唾液が入るのを防ぐ．

7．移植歯の挿入

1）挿入時の留意点

ソケットへ移植歯を挿入する際，少しでも抵抗感があれば，迷わずソケットの修正を行う．抵抗を感じる状態で無理に挿入すると移植歯の歯根膜の著しい損傷につながるため，絶対に避ける．

挿入の深さは歯槽骨線上に1mmの歯根膜が存在する位置が目安となる（図22）．これは生物学的幅径の考えに基づく．移植歯が健全歯の場合は，セメント-エナメル境CEJが歯槽骨線上1mmにくることを目安にすればよいが，歯周病歯の場合は術前のプロービングによって術前残存歯根膜の位置を把握したうえで位置づける．

2）挿入の位置づけ（図23）

もし，移植歯を深く挿入しすぎた場合，どのようなことが起こるのであろうか．
歯周組織が健全な歯の移植の場合にセメント-エナメル境がソケットの骨縁下まで入ると，上皮の侵入と歯槽骨の垂直性の吸収が起こる可能性が生じる．また，

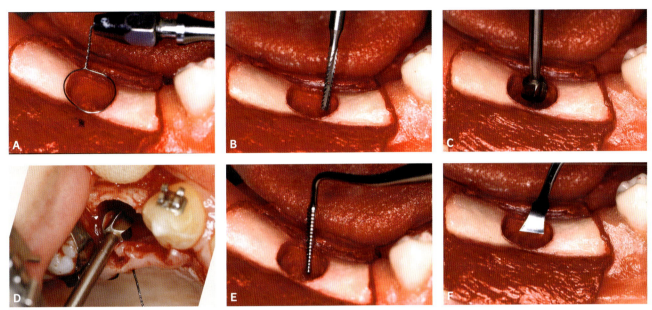

図21 ソケットの二次形成の実際
A：一回り小さく形成された一次形成のソケットに型取りワイヤーを試適し，ソケットの最終拡大の参考にする．B：472RF／018でソケット壁面を生理食塩液注入下で拡大削合．C：473RF／040か473RF／05でソケット底を削合，平坦化．D：大きめのラウンドバー473RF／050（**図19**参照）の使用で作業の効率化をはかることができる．E：最終的なソケット壁面のファイリングをシュガーマンファイルで行う．F：最終的なソケット底の仕上げをオーシャンビンチゼルで行う．

図22 移植歯の挿入
挿入の深さは歯槽骨線上に1mmの歯根膜が存在する位置が目安である．深く入れすぎると，上皮の侵入と歯槽骨の垂直性吸収，まれに置換性歯根吸収が生じる可能性がある．

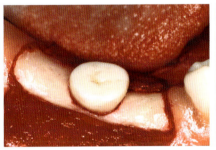
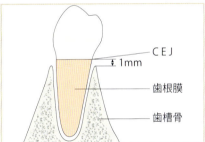

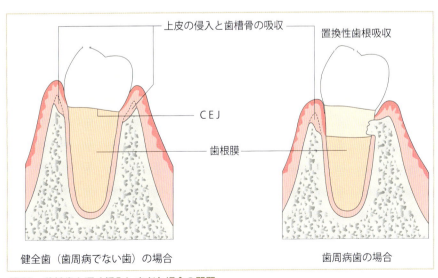

図23 移植歯を深く挿入しすぎた場合の問題

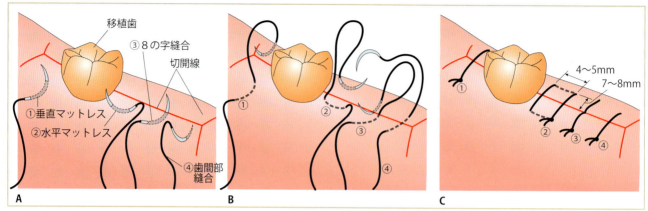

図24 移植後に用いられる単純縫合

歯周病歯を深く挿入しすぎた場合，歯根膜のない歯頸部象牙質が直接，ソケットの入り口にある歯槽骨の骨細胞に触れることになるため，置換性歯根吸収が生じる可能性も考えられる．歯槽骨の垂直性吸収が起こるのか，それとも置換性歯根吸収が起こるのかは移植歯の治癒をめぐる上皮と歯槽骨の競合，および移植歯とソケットの距離などにかかっているといえる．通常は歯周病の外科処置後の治癒様式と同様，生体の防御反応としての上皮の侵入がすみやかに起こるため，移植歯を深く挿入しすぎた場合，歯根膜の上縁を骨縁下に入れると歯槽骨の垂直性吸収が起こる場合が多いと考えたほうがよい．

8. 縫 合

移植後，移植歯を確実に歯肉弁で被い血餅を保護するためには，確実な縫合が重要となる．移植後の縫合法を図24～27に示した．通常は単純縫合で十分である．単純縫合としては歯間部縫合，8の字縫合，水平および垂直マットレス縫合などが行われる．近年，絹糸の代わりにプラークのつきにくいナイロン糸を使用することが多くなってきた．

表5 固定に関するポイント

1. 材 料
   0.016×0.016の角ワイヤー
   接着性レジンまたはスーパーボンド
2. 接着時の注意
   防湿，酸処理液への配慮
3. 固定期間
   約3週間
4. 移植歯の対合関係
   対合歯との隙間を約1mm空けて，安静を保つ

9. 固 定（表5，図25）

1）ワイヤーとレジンによる固定（図25）

隣在歯のない無歯顎堤部への移植の場合は，固定を確実に行うためにワイヤーとレジンを使用するのが有効かつ安全である．

①材料として用いるワイヤーは，ラウンドワイヤーより0.016×0.016の角ワイヤーのほうが安定がよく，位置づけが容易である．接着剤としては軟らかい性状の化学重合型レジン（例：クリアフィルコア®）か光重合型フロアブルコンポジットレジンが移植歯へ圧を加えることなく接着操作ができるため便利である．また，移植歯の固定は出血，唾液などの多い中ですみやかに行わなければならないことから，短時間で硬化することは大きな利点である．充塡タイプ

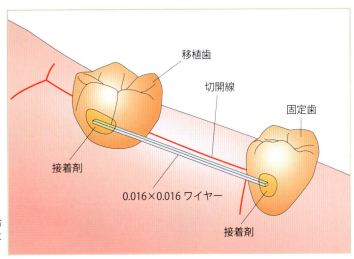

図25　ワイヤーとレジンによる固定
対合歯と最低1mmのクリアランスを確保し，対合歯との咬合が緊密なときは，ワイヤーを歯面に合わせて屈曲し，適合をよくする．

は使用時に圧接を必要とするので，移植歯を動かしたりして歯肉弁からの出血につながることがあるため避ける．

②接着時の注意としては防湿に気をつけ，酸処理（エッチング）液とボンディング剤が移植歯の歯肉溝に浸透しないよう十分な注意が必要である．そのためには，これらの材料が歯肉溝に流れ落ちないよう患者さんの顔の角度を変えるなどの工夫が必要である．

③固定期間は3週間を目安に行う．長期の固定は置換性歯根吸収の発生が高くなるとの指摘もある．ただし，移植後3週間で固定を除去できないような場合もある．たとえば，受容床の条件が悪く，ソケットと移植歯の適合が十分でない症例では，3週間後も移植歯の安定が得られないことがあるため，このような場合に限り，治癒の程度に応じて固定期間をさらに1週間，もしくは2週間程度延ばす．

④移植歯は対合歯と1mm以上のクリアランスを確保し，強い咬合力が加わらないようにする．移植後3週間は歯周組織の治癒が生じる期間で，移植歯の安静が必要である．術後の一定期間の安静は，歯の移植に限らず一般的な外科処置の大原則である．

2) 縫合糸のみによる固定

無歯顎堤への移植でなく，抜歯窩への直後移植などの場合，通常，一定の安定が得られることが多いため，ワイヤーなどによる固定は必要なく，縫合糸のみによる固定でも十分なことは多い．もちろん，無歯顎堤への移植でも移植歯挿入後，十分安定が得られるときは，図26に示した方法で十分な場合もある．

無歯顎堤への移植では，近遠心的に切開線が入るので，移植歯の近遠心に2カ所，単純縫合を行い，それぞれ，長い1本の糸を残し，相互に縫合する（図27）．この方法は，アンカーとなる隣在歯がない孤立歯を外科的挺出する場合にも有効である．

なお，移植の術式の概要を表6に，使用する器具類を図28，29に示した．

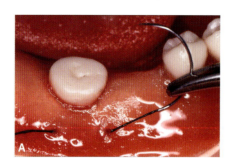
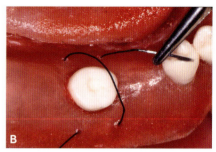
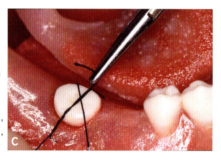
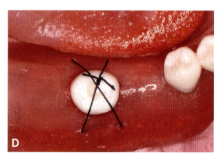

図26 縫合糸のみによる固定（抜歯窩への移植）
A：頰側歯肉を穿通．B：舌側歯肉を穿通．C：咬合面上で結紮．D：必要なら咬合面中央に，コンポジットレジンか即時重合レジンを盛り，縫合糸を固定．

図27 縫合糸のみによる固定（無歯顎堤への移植）
A：まず遠心部を単純縫合し，1本の糸を2〜3cm長めに残す．
B：次に，近心部を単純縫合し，やはり1本の糸を持針器で持つ．
C：長い糸の2本を持針器を用いて結紮する．
D：必要な咬合面中央の結紮部を即重レジンか接着剤で固定する．

図26, 27のように縫合糸のみで固定する場合，結紮後にゆるみが生じないことが重要である．ゆるみが生じると，移植歯が挺出し，対合歯と早期接触を起こし，治癒に影響を及ぼすことがある．

表6 術式の要約

1．前投薬 　必要に応じて行う． 2．局所麻酔 　移植歯，受容床の順に少量ずつ，間歇的に行う． 3．移植歯の処置① 　軟化象牙質，充塡物などの除去，咬合面の削合などを行う． 4．移植歯の処置② 　できるかぎり鉗子のみで脱臼させる．歯石などの術前確認をする． 　単根歯は脱臼までに留め，複根歯は抜歯後，生理食塩液で保存する．	5．受容床の切開，剝離 　舌側寄りに切開線（特に下顎臼歯部）を入れる． 6．ソケットの一次形成 　近（遠）心と舌側に溝，続いて遠（近）心と頰側の溝を形成．溝全体を結び，骨栓を除去する． 7．ソケットの二次形成（インプラントと同レベルの術式） 　インプラントバー，ラウンドバーなどでソケットを仕上げる．	8．移植歯の挿入 　骨縁上1mmまで歯根膜が存在する位置で，抵抗感のないところまで挿入する． 9．縫　合 　近遠心部で単純，またはマットレス縫合を行う． 10．固　定 　1）ワイヤー（0.016×0.016）＋レジンによる固定 　2）縫合糸のみによる固定

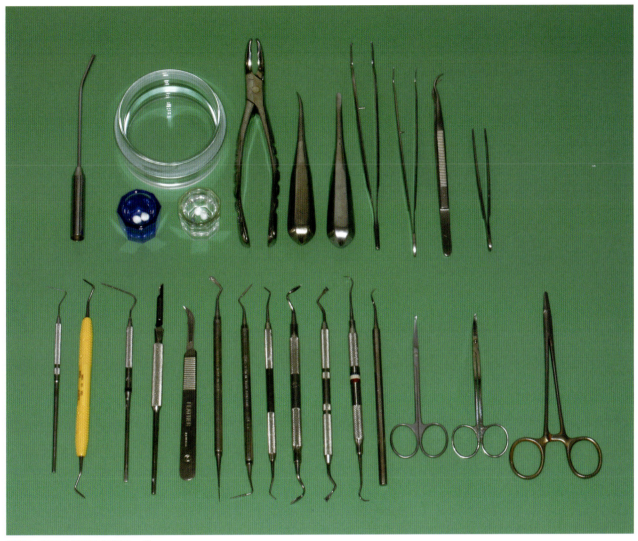

図28 移植で使用する器具一式

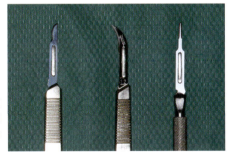

図29 右から，No.390，12，15S．歯間部などが狭い彎曲部の切開にはNo.390が向いている．55°の角度がついた新製品No.390Cはさらに使いやすい．

③ 術後管理

1．歯周組織治癒期（移植直後から固定除去までの3週間）

移植直後から移植歯の固定を除去し，歯内療法を開始するまでの約3週間の目標は歯周組織の治癒を促す環境を確保することにあり，**表7**にあげた点が重要である．

表7 移植直後から固定除去までの間に行うべきこと

1. 歯周組織の治癒を促す環境の確立
   1) 全身的な抗生物質の投与（3～5日）
   2) 移植歯のプラーク除去と消毒（翌日と1週間後）
   3) 移植歯への強い咬合力の排除（固定と咬合調整）
2. 歯周組織の治癒に必要な期間
   1) 上皮付着：移植後約1週間
   2) 歯根膜治癒：移植後約8週間

表8 1回目の歯内療法のポイント

1. 歯内療法は移植後3週間で開始
2. 無理な拡大は避け，水酸化カルシウムにより根管充填
3. 炎症性歯根吸収の発現のチェック
4. 1回目の歯内療法後，固定除去（移植歯の動揺が大きいときは固定延長）

1) 移植直後の管理のポイント

移植後，上皮付着は約1週間で生じるとされる[3]が，この時期は患者さん自身によるプラークコントロールが困難なため，3，4日おきに来院してもらい，歯肉に触れないように注意しながらエキスカベーターかスケーラーを用いて，弱い力でおもに歯頸部のプラーク除去を行う．その後は非常に軟らかい歯ブラシ（スーパーソフトブラシ）で患者さん自身に清掃してもらうが，同時になるべく頻繁に来院してもらい，プラークの除去を続ける．

2) 移植後の歯根膜治癒と固定の関係

移植後，完全な歯根膜治癒が生じるには約8週間かかるといわれる[4]ため，少なくとも術後3，4週間は強い咬合圧が加わらないよう対合歯と1mm以上のクリアランスを確保する．

移植歯の固定が強すぎる場合，置換性歯根吸収を引き起こしやすいとの報告[5,6]はあるが，矯正用ワイヤーを用いる程度の固定の場合，舌圧もしくは食物を介して適度な刺激が加わるため問題はないが，クラスプ線など太いワイヤーによる固定は避けたほうがよい．また，移植歯の動揺がやや強い時期は置換性歯根吸収は起こらないと考えてよい．むしろ固定を延長，持続し，歯周組織の安静をはかるべきである．

再植実験の結果によると，切断された歯根膜主線維束は術後2週間で大幅に増加し，その強度も無傷時の50～60％に達するが[7]，歯根膜血管網の網目は小さく，それを貫く歯根膜線維束も小さいことがわかっている[8]．移植の場合は，この治癒の過程がさらに1～2週間遅れるといわれる．これらの知見からしても移植後3週間はまず歯周組織の治癒を目標においた術後管理が必要である．

2. 歯根吸収観察・対応期（移植後3週間～1年）

1) 1回目の歯内療法（表8）

1回目の歯内療法は，移植後約3週間に開始する．ただし，無理なファイリングによって治癒しつつある歯周組織にダメージを与えないよう移植歯を指で把持しながら，弱い力で抵抗なく拡大できるサイズまでにとどめる．

根管口明示と可能な範囲での根管拡大が終了すれば，水酸化カルシウム製剤をレンツロで根管の途中まで挿入し，固い綿球かペーパーポイントなどで根尖方向へ強く圧接する．水酸化カルシウムは以前，粉末を精製水で混和して使用していたが，品質管理，操作性がむずかしく，現在は市販のカルビタールやカルシペックスに変更しており，効果に差はない．仮封は，時期が長くなるため合着用セメントを含めた二重仮封とし，1回目の歯内療法を完了する．この日に，根管長測定のために使用されるＸ線写真で炎症性歯根吸収の発現の有無を移植歯直後の写真と比較しながらチェックしておくことも重要である．

移植後の炎症性歯根吸収は術後4～8週間に起こりやすいが，3週間あたりから生じる場合もあるので，早期発見，早期治療につながることになる．詳細は

p217を参照されたい．

2）固定の除去

固定の除去は通常，移植後3週間に行う．ただし，1回目の歯内療法は固定された状態で行い，歯内療法が終わってから固定を除去する．その理由は，ファイリングの力から移植歯を守るためである．また，ワイヤーなど固定装置はすべて一度に除去せず，まず移植歯に接着したレジンのみを除去する．そして，移植歯の動揺度を確認し，治癒が得られていれば固定源のほうも除去する．万一，移植歯の動揺がなお大きい場合は，移植歯側のレジンを少量追加して，固定期間を延長する．

表9　2回目以降の歯内療法のポイント
1. 根管拡大の進行
2. 移植歯の咬合への参加（置換性歯根吸収の予防）
3. 1～1.5カ月ごとに水酸化カルシウムの交換
4. 最終根管充填は3カ月後

3）2回目以降の歯内療法（移植後2カ月以降）（表9）

この時期ではほとんどの場合，移植歯の骨植は強固になっているため，歯内療法においても普通の歯と同様に積極的に根管拡大を進めることができる．また，移植歯を対合歯と積極的に咬合させることは置換性歯根吸収の予防につながる．

同時に，1～1.5カ月ごとに水酸化カルシウムを取り替える．前述の通り，炎症性歯根吸収の発現のピークは移植後4～8週間であるが[3]，術後6カ月までは十分に起こりうると考えたほうがよい．ガッタパーチャポイントによる最終根管充填は移植後，最低3カ月以降に行う．ガッタパーチャポイントによる根管充填後，ましてやコアの装着後，根管内の死腔が関与して炎症性歯根吸収が発現した場合，迅速な対応が困難，または不可能となるからである．

4）支台築造とプロビジョナル（移植後約6カ月以降）

［支台築造の時期とその後の目標］（表10）

最終根管充填後，支台築造を行う．この時期は移植後約6カ月経過しており，炎症性歯根吸収の発現は非常に低くなるため，観察の対象は置換性歯根吸収に重点がおかれる．

置換性歯根吸収は臨床的には移植後8週間から1年の間に生じやすい[3]ことがわかっている．したがって，移植後1年間は，特に移植歯がブリッジなどの支台歯となる場合，プロビジョナルで注意深く観察し，来院ごとにプロビジョナルを

表10　術後管理のスケジュールの要約

術後管理の目標	移植からの時期	処置内容	備考
1．歯周組織治癒期	術直後～術後3週間	移植歯のプラーク除去 移植歯の咬合を低くする（強い力の排除）	・歯肉付着—移植後1週間で生じる ・歯根膜治癒—移植後8週間で生じる
2．歯根吸収観察・対応期（術後3週間～1年）	術後3週間	1回目の歯内療法開始 水酸化カルシウムによる根管充填 歯内療法後，固定除去	・炎症性歯根吸収—移植後4～8週間がピーク ・置換性歯根吸収—移植後8週間～1年の間に起こりやすい
	術後3週間～6カ月	水酸化カルシウムを1～1.5カ月ごとに交換	
	術後6カ月	最終根管充填（ガッタパーチャポイント） 支台築造 プロビジョナル	
	術後8カ月～10カ月	最終補綴（単冠）	
	術後10カ月～1年	最終補綴（ブリッジ，大型補綴）	

除去し，移植歯の動揺度を検査する．万一，置換性歯根吸収が発生した場合，すぐに単冠のプロビジョナルへ変更し，積極的な咀嚼を指示したり，プロビジョナルをわずかに高くするなどの対応を行う（ただし，数日単位で慎重に行う．→ p223, Case-3 参照）．

永久補綴物が早期に装着された場合，置換性歯根吸収の診断，対応が困難となるため，特にブリッジの場合は移植後1年以降にすべきである．

しかし，置換性歯根吸収の診断は非常にむずかしく，早期の対応はほとんど不可能である．したがって，炎症性歯根吸収の場合と同様，移植の術式の中に置換性歯根吸収への予防策を組み込む必要がある．

Case 1 症例でみる術式（治癒期の抜歯窩への移植）

38歳，男性
主訴：右で噛めない

初診時　2010年10月

```
8 7 6 5 4 3 2 1 | 1 2 3 4 5 6 7 8
  7 6 5 4 3 2 1 | 1 2 3 4 5 6 7
```
⬇ 移植後
```
  7 6 5 4 3 2 1 | 1 2 3 4 5 6 7 8
  7 6 5 4 3 2 1 | 1 2 3 4 5 6 7
```
移植：8｜→6｜部

1〜4：初診時．
5〜7：6｜は破折と穿孔で保存不可能なため，対合歯のない8｜を移植することになった．

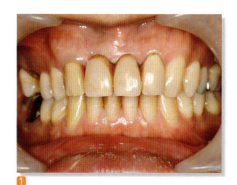
1

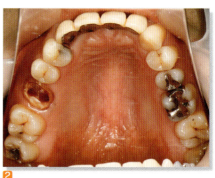
2

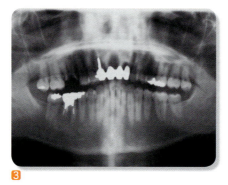
3

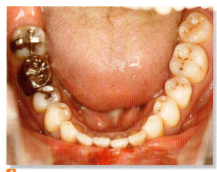
4

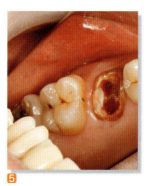
5

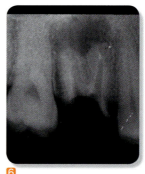
6

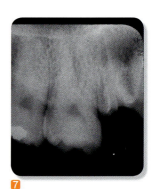
7

8〜10：受容床6|のCT像．根尖病変が大きく，歯根管の歯槽中隔が完全に消失している．これは，ソケット形成の際，歯槽中隔を削除する必要がないことを意味し，しかも上顎洞直下に一層の骨がみられるので，容易かつ安全に移植が行える予測がつく．

11：移植歯|8のCT像．頬側2根と口蓋根の離開は大きくないことがわかる．ただし，8〜10にみるソケットの形状から，ソケット内の口蓋側の骨壁（10の矢印部）を少し削合しないと，|8が十分に挿入できないことがわかる．

12：|6抜歯2週間後の状態．治癒期の抜歯窩への移植はこの時期がベストである．抜歯窩に正常な肉芽組織が形成されていることを確認する．

13：移植歯|8の咬合面を削合し，低くしておく．

14：移植歯を抜去するとき，鉗子による回転が阻害されない程度に移植歯近心面をわずかにスライスカットし，コンタクトを削除しておく．抜歯には頬舌的な揺さぶりに加え，回転操作が有効となることから，歯根膜への損傷を減らし，抜歯がより容易に行えるようにする．

15：ヘーベルや鉗子を使用する前に，まず，移植歯|8の口蓋側歯肉溝内に幅の狭いNo.390または390Cのメスかペリオトームを歯槽骨頂部まで挿入し，付着部を切開する．このことにより結合組織性付着部の線維を引き抜かずに切断し，移植歯側に少しでも残すことを目的とする．

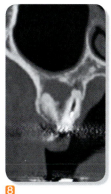
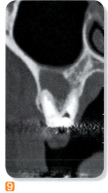
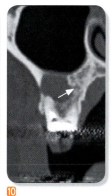
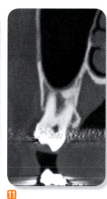

8　9　10　11

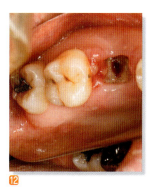
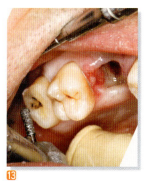
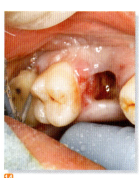

12　13　14

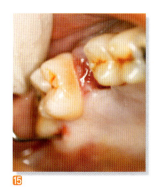
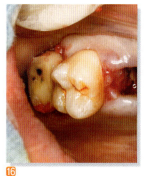
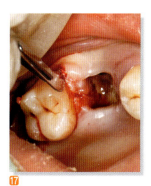

15　16　17

この後，できればヘーベルを使わず，ダイヤモンドコーティングされた鉗子主体で脱臼させる．鉗子のみで脱臼できないときは，移植歯の近心面に幅の狭いヘーベルかペリオトームを使用する．

16：|8の脱臼が完了した状態．

17：脱臼された移植歯をソケットから取り出さず，放置したまま，この時点で受容床の形成に移る（ただし，抜歯窩への直後移植の場合は，この場合と違い，受容床の抜歯後，即時に受容床のソケット形成を行い，その後，移植歯の脱臼，抜歯後，即時にソケットへの挿入となる．この2つの方法の違いは，p109参照）．まず頬側歯肉弁剥離のため遠心部の歯肉に切開を入れる．

18：次いで口蓋側の歯肉の切開に移る．

19：さらに近心部の歯肉切開を行う．

20：頬側歯肉弁剥離を行う．

21：大きいソケットなので473RF/060の大きなラウンドバーを使用（→p114，図19参照）．

22：10のCT像をみながら，11で述べたように，ソケットの口蓋側の深い位置での骨削除を慎重に行う．

23：11のCT像と24の移植歯の口蓋側の長さに見合った深さまでソケット形成が行われているか，プローブで確認する．インプラント用の太めのデプスゲージを使用してもよい．

24：移植歯 8⏌．

25：移植歯を挿入し，まず近心側の縫合．

26：遠心を含め縫合完了．

27：歯肉弁を頬－口蓋側双方で生理食塩液を浸したガーゼで3分間，軽く圧接．

28：この症例では必ずしも必要ないが，0.016×0.016ワイヤーによる固定を併用．一般的に，ワイヤー固定も加えたほうが3週間後に行うエンド処置を行いやすい．

29：移植歯の咬合面の凹部などと，固定用ワイヤーを即時重合レジンか接着剤でつなぐ．

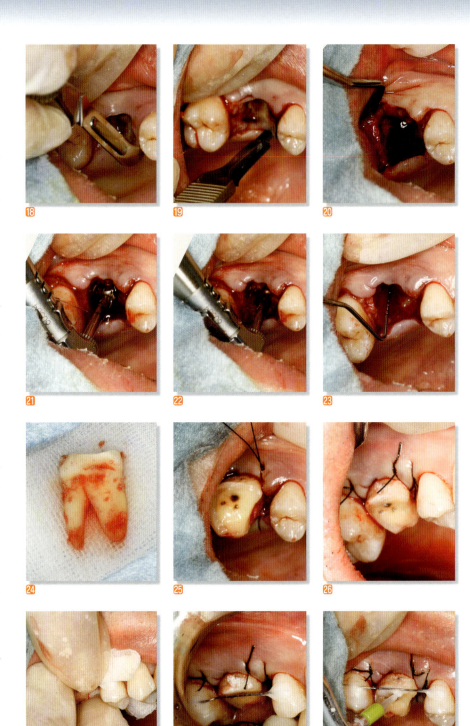

30：移植後のX線写真．

31：移植後約3週間で歯内療法を開始し，水酸化カルシウム貼薬（この症例ではカルシペックス）後，移植歯の動揺が大きくなければ固定用ワイヤーを除去する．

32：移植後3カ月で炎症性歯根吸収が起こっていないことをX線で確認し，ガッタパーチャによる根管充填．

33：移植歯歯根周辺の透過像（移植時の隙間）が消失していることを確認する．

34，35：歯冠修復を行う（ブリッジの支台歯となるときは，さらに長期に様子をみてから補綴に入ったほうがよい）．

36，37：移植後3年5カ月．

38，39：移植後8年2カ月．

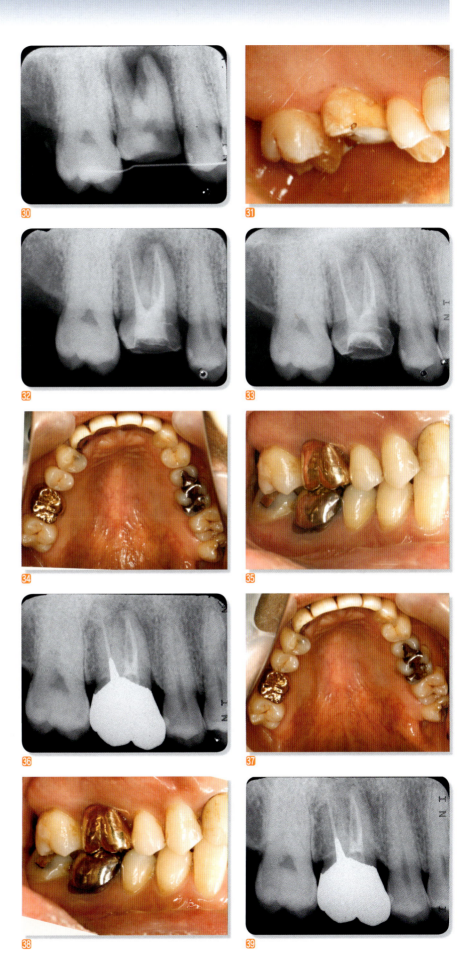

7章―歯の移植術式

II―歯根未完成歯の移植

　歯根未完成歯の移植の特徴として，術式は容易であるが，術後管理がむずかしい点があげられる．すなわち，歯根未完成歯移植の予後を左右するのは，術式より治癒に至る生物学的理論背景を正しく理解することにあると考えられるので，詳細については**4章「歯根未完成歯の移植」**を参照されたい．

　歯根完成歯の移植と違い，歯根未完成歯の移植は歯小囊ごと移植できる場合が多く，また歯根膜が厚いことから，移植時に一部が剥離したとしても歯周組織の治癒は起こりやすい．しかし，歯髄に関しては壊死も起こりうることから術後管理が非常に重要となる．したがって，X線写真と歯髄診断器などによる診断や，注意深い観察が必要とされる．

1　術前検査

1．移植歯の検査

　歯根未完成歯の移植の成功は，歯根完成歯の移植と違い，歯周組織はもちろん歯髄治癒も含める．したがって，術前検査においては移植歯の歯根の発育度と根尖孔の幅がもっとも重要な検査項目となる（**表11**）．詳細は4章で述べたが，移植の時期としては，歯根発育度が2/3程度，根尖孔幅1mm以上の時期がベストである．

2．受容床の検査

　受容床の検査で重要なことは**表11**の通りである．抜去される歯の大きな根尖部病変が存在する場合，根尖部病変が小さく，削除可能であれば即時移植でも問題ないが，大きい場合，特にサイナストラクトが存在し，排膿がみられる場合は移植歯への感染の可能性があるため十分に搔爬を行い，直後移植は行わず，約2週間経過をみてから移植を行ったほうが安全である．また，抜歯される受容床の歯が歯周病歯か歯根破折歯のとき，深いポケット上皮がすでに存在し，移植歯の歯根膜治癒が阻害される可能性がある．このような場合も，抜歯後2週間あたりに移植するか，どうしても直後移植を行いたい場合は術前処置としてメスかオーシャンビンチゼルなどで抜歯窩の歯肉弁内側のポケット上皮を徹底的に搔爬，除去してから移植する．

2　術　式

1．歯根未完成歯移植の術式の流れ（**表12**，**図30**）

　歯根完成歯の移植の場合，咬合面を削合して移植歯の咬合を低くしておくこと

表11　術前検査

1. 移植歯の検査
   歯根の発育度，根尖孔の幅など
2. 受容床の検査
   1) 抜歯窩の根尖部病変の有無と大きさ
   2) 歯槽骨（堤）の崩壊の程度
   3) ポケット上皮の有無と深さ
      （特に，抜歯される歯が歯周歯か歯根破折歯のとき）

表12　術式の流れ

1. 局所麻酔（必要に応じて前投薬）
2. 受容床の抜歯と搔爬
3. ソケット形成
4. ソケットの唾液からの保護（滅菌ガーゼ）
5. 移植歯の歯冠部の清掃，消毒
6. 移植歯の歯根膜の切開
7. 歯小囊が歯根側に残るように切断
8. 移植歯の抜歯
9. 移植歯の挿入と位置づけ
10. 固　定

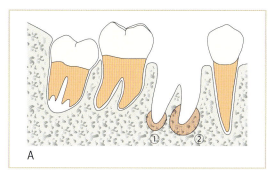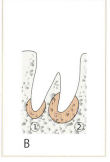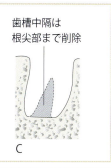
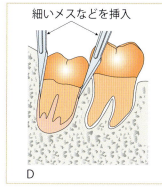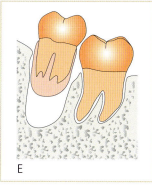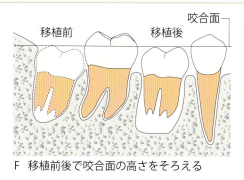
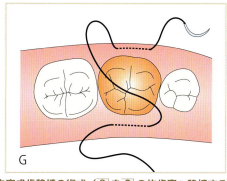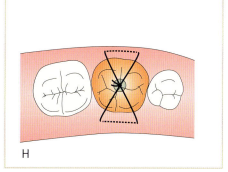

図30 歯根未完成歯移植の術式（8̄ を 6̄ の抜歯窩へ移植する場合）
A：8̄ を 6̄ の抜歯窩へ移植
B：根尖病変への対応：6̄ 部受容側の抜歯窩に根尖病変が存在する場合．①のように病変が小さい場合はバーで削除し，即日移植する．②のように病変が大きい場合，特にサイナストラクトが存在する場合は抜歯後2週間を経て順調な治癒を確認してから移植する．
C：ソケット形成：歯槽中隔は根尖部まで完全に除去する．中隔の残留は移植歯根尖を損傷したり，根尖孔への血流障害と成りうる．
D：移植歯の歯根膜切開：歯小囊が歯根側に残るよう切断する．歯槽窩の骨壁に沿って，No.390か390Cなどの細いメスかペリオトームを使って歯小囊，歯根膜を歯根の側に残すよう，分離する．無理に引き抜いて抜歯することは避ける．
E：移植歯の抜去：脱臼後，抜歯時に歯小囊や歯根膜が歯槽窩に付着しないよう，骨壁に沿って切開しながら抜歯する．
F：移植歯の挿入と位置づけ：移植歯は移植前と同じ深さ（やや深め）まで挿入する．
G：固定1：歯冠部の歯肉辺縁から約4mm根尖寄りの付着歯肉部で，骨膜下を通し，水平マットレス縫合を行う（歯間溝内に縫合糸を通さない）．
H：固定2：必要なら咬合面中央の糸の交差部に即時重合レジンを盛り，縫合糸を固定する．結紮部がゆるまないように注意する．

が必要な場合が多いが，歯根未完成歯の移植の場合，咬合面の削合をしてはいけない．歯根未完成歯は象牙細管が太く，象牙質が削合されると，感染を起こしやすく，歯髄壊死につながる場合があるからである．

表12に示した各項目について以下に留意点を述べる．1～10の数字は表12と一致する．

1. 局所麻酔はまず受容床に，続いて移植歯に行う．受容床での伝達麻酔は避ける．
2. 受容床の抜歯は移植歯の脱臼，または抜歯の前に行う（ただし，歯根完成歯を無歯顎堤部へ移植する場合は順序が逆で，ソケット形成の前に移植歯の脱臼か抜歯を行う点に注意．
3. 受容床が6番の場合，ソケット形成は歯槽中隔の除去を中心に行い，移植歯の歯根がスムーズに挿入できるような形態にする．
4. ソケットを唾液から保護するために，滅菌したガーゼでいったん入口を塞ぐ．
5. 抜歯前の移植歯の歯冠部の清掃，消毒は8番が歯肉縁上の場合，受容床のソケットにプラークなどを持ち込まないために必要である．
6. 移植歯の歯根膜の切開は抜歯後，歯根膜が移植歯の側に残りやすくするために行う．できるかぎり細いメス（No.390かNo.390C）やペリオトーム（→p127，図30-D）を歯根膜腔に挿入し，歯槽窩の骨壁にあてながら歯根表面を損傷しないように歯根膜を切開する．
7. 歯小囊の抜歯窩からの分離は，歯小囊をなるべく移植歯に付着させたまま抜歯を行うため，たいへん重要である．移植歯の歯頸部の線維を切断し，歯小囊を歯根側に残すよう注意する．
8. 移植歯の抜歯鉗子を用い，ゆっくりと抜歯する．抜歯時に歯小囊や歯根膜が歯槽窩に付着してちぎれそうな場合，強引に引き抜かず，メスを骨壁にあてて切開し，必ず歯小囊を歯根側に付着させて抜歯することがきわめて重要である．
9. 移植歯の挿入は歯小囊，歯根膜の損傷を最小限にするため，ゆっくりと無圧下で行う．挿入の深さは移植歯の抜歯前の上下的な位置と同一にする．つまり，萌出不十分な状態にあった移植歯の場合はソケット内でも深く挿入する．これは，歯根完成歯が歯根膜が歯槽骨縁上に1mm存在するような位置で固定される点と異なる．
10. 固定は通常，両隣在歯が存在する場合，移植歯の咬合面を縫合糸が交差するように水平マットレス縫合か近遠心2カ所の単純縫合の組み合わせで行う．隣在歯がない場合はワイヤーとレジンで行うと確実である．

3 術後管理

1. 術後管理の目標

歯根未完成歯の移植では歯小囊とともに移植できる場合が多く，歯根膜が厚く，歯根が短いため弱い力で抜歯できるため，歯根完成歯の移植に比べて，通常，移植後の歯周組織の治癒は容易に生じる．したがって，術後管理の目標は歯髄治癒に重点がおかれる．

1）歯周組織治癒期

移植後，歯肉付着が生じるには約1週間かかる[3]．この時期は患者さん自身のブラッシングが困難なため，可能なら数日おきに来院してもらい，歯肉縁上のプ

ラークを除去する．Andreasenのサルを使った再植実験の結果から歯根膜治癒が生じるには約8週間かかるといわれる[4]．

2) 歯髄治癒期

歯髄壊死の発現をなるべく早期に診断することが術後管理の重要な目標となる．注意深く検査を行えば，歯髄壊死は移植後8週間で80%の確率で診断が可能である．一方，歯髄治癒の指標となる歯髄腔の閉鎖は時期が遅れて，移植後6カ月にX線写真でほとんど診断可能となる．したがって，歯髄壊死および歯髄治癒の診断は移植後3～6カ月の間に行ったほうが妥当である[4]．

2．術後管理のスケジュール

歯根未完成歯の移植は歯根完成歯の移植と比べて，術式は容易であるが，歯周組織の治癒に加えて歯髄治癒も目標となる．そのため，移植後，歯髄壊死が起これば炎症性歯根吸収に転じ，移植歯を早期に失うこともある．

それを予防し，万一，歯髄壊死が起こっても炎症性歯根吸収まで進行させないためには，**表13**に示した術後管理の知識が重要である．

表13の各項目について以下に解説を加える．

1. 1週間後．縫合除去を行うが，それまでの間は1～2日おきに来院してもらいプラーク除去などを行う．
2. 3週間後．固定した症例ではその除去を行う．歯髄治癒が起こらず，歯髄壊死に陥ると移植後4～8週間に炎症性歯根吸収が生じやすいため，X線写真や歯肉部のサイナストラクトの有無などで早期発見を意識した検査を行う．
3. 8週間後．できればこの時期に2回目のX線写真撮影を行う．歯髄治癒の指標となる歯髄腔の閉鎖はようやくこの時期から始まるため，根尖孔の閉鎖，根尖周囲の陰影（移植歯歯根とソケットの隙間のこと），炎症性歯根吸収などについてもX線写真で慎重に検査する．もちろん，歯髄診断器による知覚反応，歯肉部のサイナストラクトの有無などの臨床検査も重要である．これらの検査を総合的に組み合わせれば，術後8週間で歯髄壊死の診断は80%可能である

表13　術後管理のスケジュール

	時期	目標	内容
1	1週間後	付着歯肉獲得期	縫合除去
2	3週間後	歯根膜治癒進行期	固定の除去，X線写真，臨床検査
3	8週間後	歯髄壊死の診断期	X線写真，臨床検査．その後3カ月まで毎月臨床検査
4	3カ月後	歯髄壊死と歯髄治癒の鑑別診断期	X線写真，臨床検査．その後，6カ月まで毎月臨床検査
5	6カ月後（※3～6カ月）	歯髄治癒の確定診断期　歯髄壊死と歯髄治癒の鑑別診断はこの時期でほとんど可能	X線写真，臨床検査
6	1年後	経過観察期	X線写真，臨床検査

（下地，1995[9]）

といわれる．つまり，この時期の術後管理の目標は歯髄治癒の確認というよりは，歯髄壊死が起こっていないかどうかの確認に重点がおかれる．その後3カ月まで毎月，臨床検査を行う．

4. 3カ月後．3回目のX線写真と臨床検査．その後6カ月まで毎月，臨床検査を行う．この時期のX線写真では3の時期で不明確であった項目がかなりクリアになるため歯髄壊死に関してはほぼ確定的に，また歯髄治癒に関しても，歯髄腔の閉鎖などをもとに高い確率で診断が行える．この時期から5の術後6カ月までの時期は歯髄壊死が起こっているのか，それとも歯髄治癒が進行しているのかを鑑別診断する時期ということができる．

5. 6カ月後．X線写真と臨床検査．この時期になると歯髄治癒が生じていれば歯髄腔の閉鎖もほとんどの症例で認められるため，その他の所見と合わせてX線写真上で歯髄治癒の確定診断をほぼ行える．その後1年まで3カ月ごとに臨床検査を行う．

6. 1年後．X線写真と臨床検査．

万一，術後管理の時期に歯髄壊死や炎症性歯根吸収が起こっても，的確な対応をすみやかに行うことにより高い確率で治癒に導くことができる（→ p218，12章 Case-1 参照）．

Tooth Transplantation Replantation

8章 むずかしい歯の移植の症例にどう対応するか？

I　はじめに——再生機能を引き出す
II　骨増生による対応
III　可能な角度で埋入後，整直する対応
IV　上顎洞底の低い症例への対応

8章 — むずかしい歯の移植の症例にどう対応するか？

I — はじめに —— 再生機能を引き出す

> インプラントの場合はGBRで，移植の場合は歯根膜の再生機能で骨増生を行う．

本章で取り上げる「むずかしい歯の移植の症例」とは，おもに移植歯に対して受容側（床）の状態がよくない症例を意味する．具体的には，歯槽骨の幅や高さが不足している場合や，軟組織の状態が悪い場合で，特に付着歯肉が存在しないか著しく少ない状態をさしている．

このような条件下で移植を成功させるには，骨を増生（造成）するにしても，インプラント埋入時に比べてより多くの骨量が必要となってくる．p163, **9章「インプラントが必要な欠損歯列」**で示すように，インプラントの場合は骨の増量分も少なくて済むため，通常のGBRで対応できることが多いが，移植の場合，特に移植歯が大臼歯の場合はより多くの骨量が求められることから通常のGBRでは対応がむずかしい．そのため，移植の場合は移植歯歯根膜の再生機能を引き出す方法を選択したほうが有利となる（**図1**）．

そこで本章では，歯根膜による再生治療の有効性について述べる．また，上顎臼歯部において上顎洞の含気化による歯槽骨の垂直的な減少が著しい場合の上顎洞挙上術（本章ではソケットリフト）についても触れる．

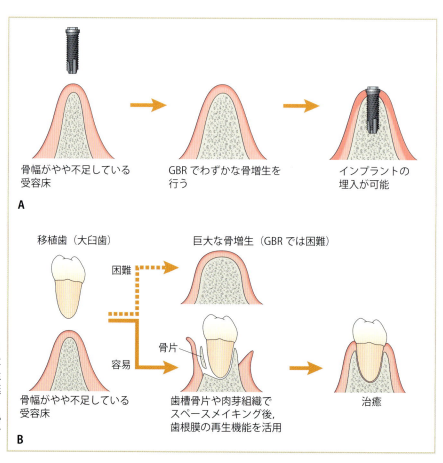

図1 受容床の顎堤が狭すぎる症例での対応
A インプラントの場合：わずかな骨増生により埋入できるため，いったんGBRで骨増生を行った後，後日，骨の中に埋入する（遅延埋入）．
B 大臼歯を移植する場合：大幅な骨増生が必要なため，移植歯歯根膜の再生機能を活用する方法がGBRより有利である（同時埋入）．

II—骨増生による対応

移植が通常の方法で行えない場合，まず必要となるのは受容床の改善，すなわち歯槽骨幅の増加，場合によってはその高さの改善である．

ここでは，歯根膜の再生機能を活用した方法について，実際の症例を提示して述べる．

1 移植後，骨欠損部に骨が増えるメカニズム

症例提示の前に，症例の中でみられる歯槽骨を含めた歯槽骨幅の増加のメカニズムを考える．

1．移植歯の歯根膜が再生機能を発揮するメカニズム（図2）

移植歯の歯根膜から固有歯槽骨（歯槽硬線部）をつくる動きが起こり，同時に受容側の骨面からは抜歯後の治癒機転に沿って，抜歯窩を満たす形で支持歯槽骨が形成される．両者が組み合わされて移植歯歯根の周囲に正常な歯槽骨が形成される．

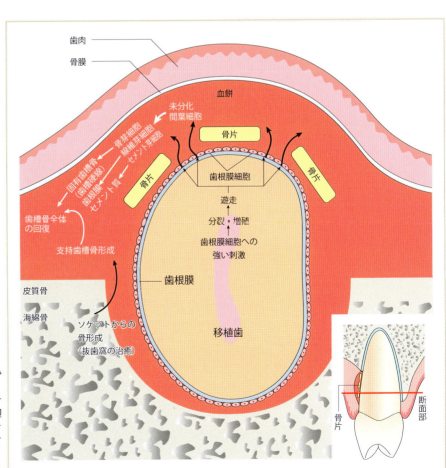

図2　骨欠損部に骨が増えるメカニズム（移植歯の断面図）
骨欠損部に骨片をおくことにより，スペースメイキングが行われれば，歯根膜の周辺に血餅が貯留し，歯周組織の再生への動きがスタートする．骨片は骨形成因子として骨形成を誘導することも期待できる．
（下地，2009[1]）

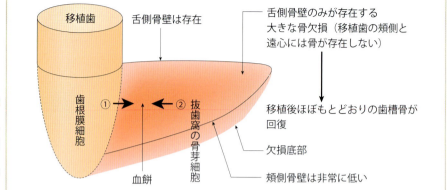

図3 移植歯周囲の骨欠損が歯根膜の再生機能で再生されるメカニズム
①移植歯の歯根膜細胞→（脱分化）→未分化間葉細胞→骨芽細胞に分化し，固有歯槽骨形成
②受容床（抜歯窩）の骨芽細胞→抜歯窩の治癒機転で支持歯槽骨形成
①＋②→骨欠損の改善　　（下地，2009[1]）

　具体的には，移植後，血餅の中で生存し続ける歯根膜細胞が脱分化し，分裂能，増殖能を獲得し，未分化間葉細胞となり，その後，骨欠損部歯槽骨の誘導で骨芽細胞に分化し，固有歯槽骨を形成する．移植の際，適切に空間の確保（スペースメイキング）が行われれば歯根膜の周辺に血餅が貯溜する．

　血餅の中には血小板，線維素，フィブロネクチン，赤血球，白血球，および血管から出てくる液状成分などが含まれ，組織修復の過程で線維素・フィブロネクチン・ゲルを形成して暫定的な基質となり，やがてそれは結合組織性基質に変わる．歯根膜あるいは骨膜由来の未分化間葉細胞はフィブロネクチンの機能により既存骨の表面に引き寄せられ，骨基質中のBMPに誘導されて骨芽細胞に分化していくと考えられている[2]．

　現在では歯根膜（厳密には歯小嚢）が固有歯槽骨形成にかかわることはコンセンサスが得られているが，最初にこれを明らかにしたのは1960年のHoffmannのハムスターの歯小嚢を使った実験である[3]．

2．再生が起こるには「足場」としての構造的条件も必要（図3）

　骨欠損の側に位置づけられた移植歯の歯根膜が一方の壁となり，周辺骨欠損壁が他方の壁となって，足場としての「器」が生じれば，再生は起こりやすい．移植後，移植歯の歯根膜から固有歯槽骨（歯槽硬線部）をつくる動きが起こり，同時に受容床の骨面からは抜歯後の治癒機転に沿って，抜歯窩を満たす形で支持歯槽骨が形成される．両者が組み合わされて移植歯歯根の周囲に正常な歯槽骨が形成される．

　（1）歯根膜が骨欠損部に面して存在する．
　（2）歯槽骨が骨欠損部をある程度，囲繞している．
　（3）歯肉弁か歯肉結合組織で骨欠損部を血餅を保護する形で縫合封鎖できる．

　縫合する前に骨片などにより，歯根膜の，スペースメイキングが行われ，骨が生じるスペースが確保されれば，治癒はより容易に進行する．

2 受容床の壁が1つだけ欠損している場合の対応

1. 足場として自家骨を利用

　受容床の壁が欠損している症例で，1壁のみ欠損し，残りの3壁が残存している場合は改善が起こりやすく，やさしい症例である．なかでも Case-1 の受容床のように意図的に骨壁が削られた場合は，病的に骨壁が吸収した Case-2 〜 Case-4 に比べて歯槽骨の回復が早い．

　移植を行うにあたり，受容床の歯槽骨の幅が狭くて移植歯を受け入れられない場合，歯槽骨幅を増加するために，足場としては自家骨を利用することが一般的であり確実である．自家骨の採取は Case-1 に示すように受容床を可能なかぎり大きく形成した後，頬側壁のみを除去し，それを移植歯挿入後，頬側歯根膜の上に載せて強圧を加えず，歯肉弁を静かに縫合する．その際，おかれる骨片は滑沢な皮質骨を歯根側に向けたほうが歯根膜への物理的な損傷が少ない．また，海綿骨より皮質骨のほうが破骨細胞が少ないため歯根吸収も少ないとされるためである[4]．受容床の頬側壁がすでに吸収して欠落しているときは，この方法は行えないため， Case-2 に示すように，移植歯を抜歯後，移植歯の頬側壁を採取する．

　いずれの方法も不可能なときは，第二大臼歯の遠心部の離れた部位など，歯槽骨削除によって支障をきたさない部位があればそこから採取する．

　縫合の際に注意すべき点は，テンションを加えすぎないことである．骨が生じるスペースを確保して血餅を貯溜させる環境をつくることがポイントである．

　なお，歯の移植の場合，骨補填剤などの使用は歯根膜への影響，歯根膜への血流の阻害などを考えると避けたほうがよい．

Case 1 足場として受容床の自家骨を利用した症例1

27歳，女性
主訴：左側で噛めない

初診時　1992年8月

|8|7|6|5|4|3|2|1|1|2|3|4|
|7|6|5|4|3|2|1|1|2|3|4|5|6|7|8|

↓　移植後

|8|7|6|5|4|3|2|1|1|2|3|4|5|
|7|6|5|4|3|2|1|1|2|3|4|5|6|7|

移植：|8 → |5 部

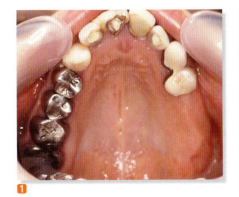 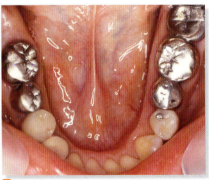

1，2：1992年8月．初診時．移植処置を希望して他県の歯科医院より紹介されたこともあり，移植による治療計画を検討した．その結果，|8（**4**参照）を|5部へ移植することとした．

3, 4：しかし，歯根ボリュームの大きい|8を受け入れるには，小臼歯部位である|5部の顎堤幅が著しく不足していた．したがって，通常の方法による移植は不可能で，特殊な方法でしか成功していない方法[4)]を選択するしかないことを患者さんに説明した結果，患者さんが強く希望したので，適用することになった．

5：|5部の歯槽骨の幅はやはり十分ではなかった．

6：まず通法通りソケットの形成を行った．

7：その後，細めのフィッシャーバーで頬側骨壁を根尖部までいったん除去し，除去した骨壁はハサミで縦に分割して生理食塩液の中に浸しておいた．

8：移植歯を挿入した．移植歯は受容床よりかなり大きいため，移植歯の歯根が頬側骨壁より頬側にはみ出た状態となった．歯根膜に触れないように注意しながら，エナメル質部と口蓋側の歯肉をまず縫合で仮固定し，その後，矯正用ワイヤーで固定した．

9：除去された骨壁は皮質骨が歯根の上になるように移植歯根上にスペースメイキングとして置かれた．

〔リエントリーの結果〕

10：1995年11月．移植後2年の移植歯とリエントリーの状態．頬側の根尖部までいったん除去された歯槽骨壁が著しく回復していた．除去された骨壁の部分だけではなく，その近遠心部の歯槽骨も含めた広い範囲での新たな骨の形成が認められた．

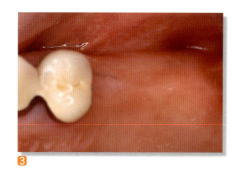
3

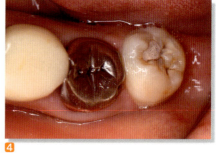
4

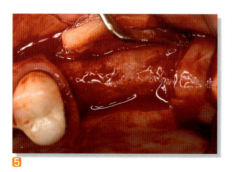
5

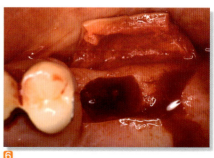
6

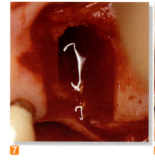
7

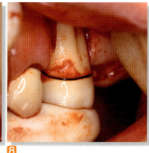
8

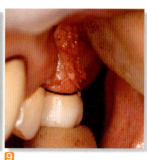
9

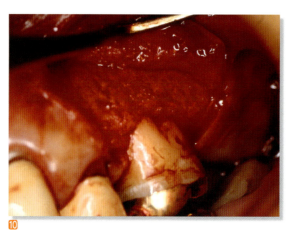
10

⑪,⑫：1995年11月．移植後2年の状態．

⑬,⑭：2007年11月の状態．14年以上経過したが問題は起こっていない．

⑮：|3 に歯根破折が起こった．遠心部歯頸部のセメントウォッシュアウトおよびカリエスが原因と思われた．犬歯を安易に抜歯することは歯列保全のうえから避けたいので，当然，救済することにした．

⑯：|2と|4をアンカーに矯正的挺出を開始した．

⑰：歯の挺出によって増加した組織のみをエンドカッティングバーなどで切除し，生物学的幅径を確保，およびフェルール効果を獲得し，再度の歯根破折防止を目指した．

⑱,⑲：歯冠修復完了後．|6 部の移植歯の歯頸部には大きな楔状欠損がみられ，強い咬合力が加わっていることが示唆される．

⑳：2013年6月．移植後21年11カ月経過したが，歯根吸収などの問題は起こっていない．|3 は約3mm挺出されたにもかかわらず，犬歯は歯根が長いので，必要な歯根長が存在している．犬歯に関してはいかに重度のカリエスが存在しても，最低限度の歯根長は残されていることが多く，筆者の臨床において抜歯されることはほとんどない．

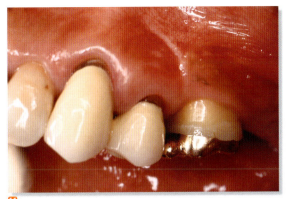
⑪

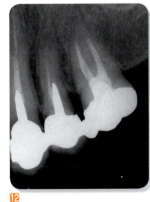
⑫

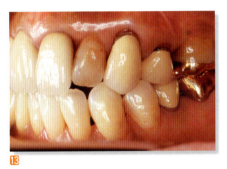
⑬

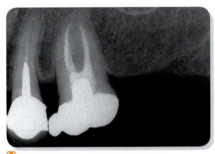
⑭

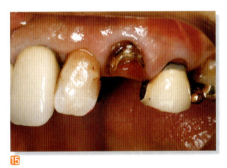
⑮

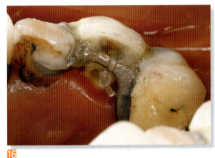
⑯

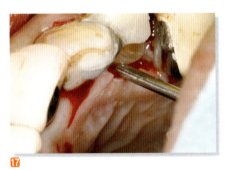
⑰

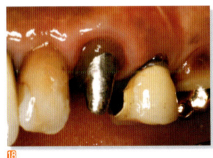
⑱

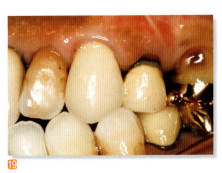
⑲

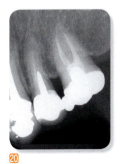
⑳

Case 2 足場として移植歯の自家骨を利用した症例2

20歳，女性

主訴：1⏌歯肉がときどき腫れる．全体の矯正をしたい

初診時　1999年6月

| 8 | 7 | 6 | 5 | 4 | 3 | 2 | 1 | 1 | 2 | 3 | 4 | 5 | 6 | 7 | |
| 8 | 7 | 6 | 5 | 4 | 3 | 2 | 1 | 1 | 2 | 3 | 4 | 5 | 6 | 7 | |

↓　移植後

| 8 | 7 | 6 | 5 | 4 | 3 | 2 | **1** | 1 | 2 | 3 | 4 | 5 | 6 | 7 | |
| 8 | 7 | 6 | 5 | 4 | 3 | 2 | 1 | 1 | 2 | 3 | 4 | 5 | 6 | 7 | |

移植：⏌4→1⏌部

1，2：1999年6月．初診時，1⏌2は過去の外傷により重度の置換性歯根吸収が生じ，現在，炎症性歯根吸収へ移行・進行中のため，全顎矯正を行うにあたり，抜歯することになった．矯正治療のため要抜歯となる⏌4を1⏌部へ移植し，⏌2抜歯後のスペースを歯の移動で閉じる計画を立てた．

3：1⏌の抜歯後のソケットは頰側壁が根尖まで完全に消失していた．

4，5：矯正治療のため抜去された⏌4．

6：⏌4抜歯後，頰側の骨壁を慎重にフィッシャーバーで採取し，移植の際のスペースメイキングに活用した．

7：⏌4を1⏌の抜歯窩へ移植した．頰側に骨がほとんどなく，移植歯の歯根は根尖まで露出していた．

8：⏌4部で採取した骨片で移植歯の歯根を被い，歯槽骨再生のためのスペースメイキングを行った．

9：縫合完了．

10：移植後4カ月．1⏌部へ移植された移植歯⏌4はとりあえずコンポジットレジンにて暫間的修復処置を行った．この直後に置換性歯根吸収の起こっている⏌2を抜歯して，矯正治療に入った．

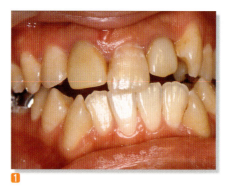
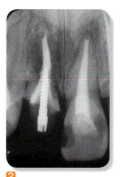
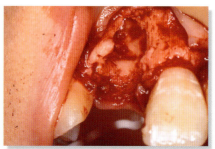
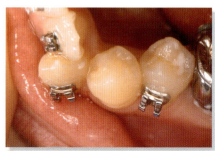
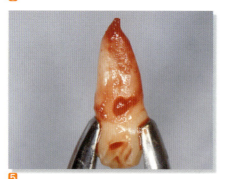
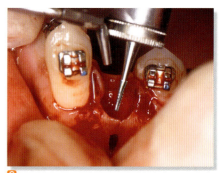
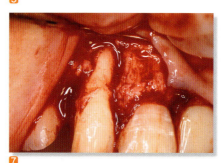
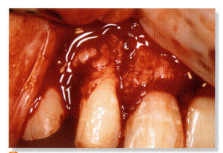
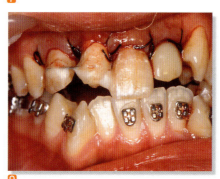
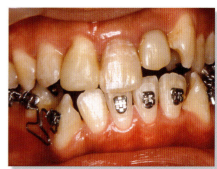

⓫：移植後9カ月．1|1の左側への歯体移動に入った．移植歯の垂直移動（矯正的挺出）は術後3カ月でも可能であるが，水平および歯体移動は固有歯槽骨（歯槽硬線）のできる6〜12カ月は待ったほうがよい．

⓬：矯正開始前の|2の抜歯窩に大きな骨欠損がみられ，頰口蓋側の骨壁がすでに存在しないという厳しい状況を示していた．骨が喪失した部位で1歯分の歯の移動が行えるか不安はあった．

⓭，⓮：何とか移動完了した．|1の歯根遠心に固有歯槽骨（歯槽硬線）がかろうじてついたまま動いている様子が伺えた．

⓯：1|部へ移植したもと|4はコンポジットレジンにて暫間的修復処置のままで，患者さんは陶材による最終処置を経済的理由もあり希望しなかった．

⓰：|2の術前の骨欠損量が大きすぎて（治癒のポテンシャル不足）歯の移動のみでは欠損部へのカルシウムなど無機成分の再沈着は完全に起こっていないかもしれないが，基質は存在し，歯根膜空隙，歯槽硬線とも認められ，付着も問題なく，機能的には問題ない（矢印）．移植歯1|および|1のコンポジットレジン充填が，当時の材料のためX線造影性が薄く，一見空洞にみえるが，実際には緊密な充填が行われていることを付記したい．

⓱，⓲：移植時，頰側骨壁が全く存在しなかった1|の歯肉部は自然な膨隆がみられ，歯槽骨の形成が推測される．

⓳，⓴：2007年3月．移植後7年3カ月．

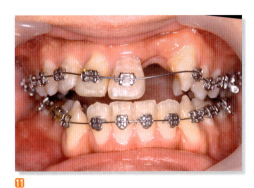
⓫

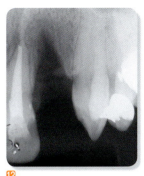
⓬

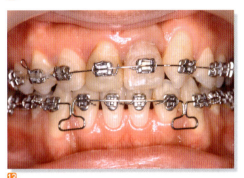
⓭

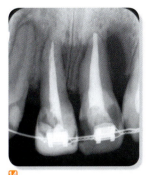
⓮

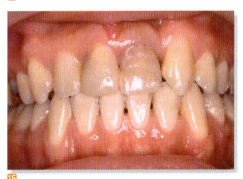
⓯

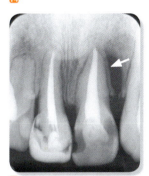
⓰

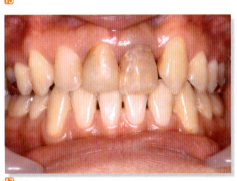
⓱

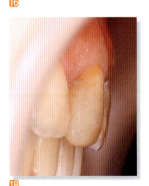
⓲

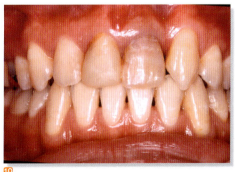
⓳

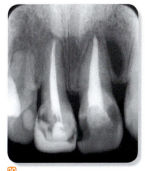
⓴

Case 3 足場として移植歯の自家骨を利用した症例3

51歳，男性

主訴：1̲|が動く．噛むと痛い

初診時　2003年4月

| 8 | 7 | 6 | 5 | 4 | 3 | 2 | 1 | 1 | 2 | 3 | 4 | 5 | 6 | 7 | 8 |
| 8 | 7 | 6 | 5 | 4 | 3 | 2 | 1 | 1 | 2 | 3 | 4 | 5 | 6 | 7 | 8 |

↓　移植後

| 8 | 7 | 6 | 5 | 4 | 3 | 2 | 1 | 1 | 2 | 3 | 4 | 5 | 6 | 7 | 8 |
| 8 | 7 | 6 | 5 | 4 | 3 | 2 | 1 | 1 | 2 | 3 | 4 | 5 | 6 | 7 | 8 |

移植：「5̲→1̲」部

1, 2：2003年4月．唇側のプロービングデプスは10mmで，X線写真から深い部位での歯根破折が疑われた．

3：歯根破折した 1̲|．

4：|5̲ は歯列から完全に外れ，舌側転位していた．

5：抜歯窩の状態．頰側の骨壁はほぼ根尖部まで欠損していた．

6：抜歯後2週間の状態．頰側歯肉は骨がないため頰側で深めに陥没していた．移植を行うにはこの時期が妥当である．

7：移植歯となった|5̲ は遠心で6mmのポケットがみられた．持続的な食片圧入などが付着喪失に関与したと思われた．

8：受容床形成のための縦切開は入れず，両隣在歯の歯肉溝内に設定した．剝離すると頰側骨壁が存在しないことがわかる．

9：移植歯歯根膜の上に骨片（矢印）をのせた．

10：歯肉弁を静かに戻し，強圧を加えず，縫合した．縦切開を入れていないので，骨片の安定が得られやすかった．固定は0.016×0.016の矯正用角ワイヤーを併用した．歯根膜の喪失した歯を深く入れると歯周炎になるか置換性歯根吸収が生じる可能性がある（**14**参照）ことから，移植歯を深く入れることができず，**13**で示したように浅い挿入となった．

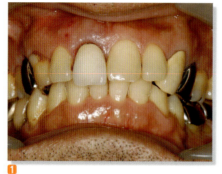
1

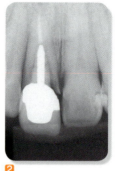
2

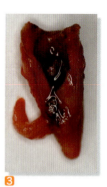
3

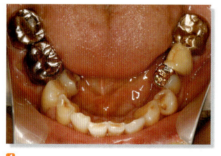
4

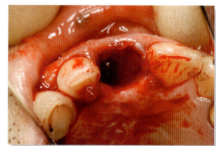
5

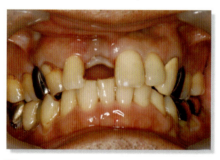
6

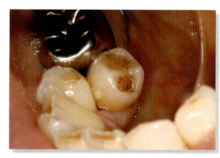
7

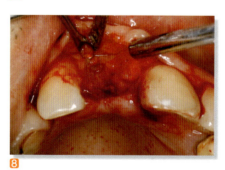
8

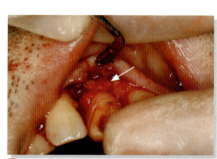
9

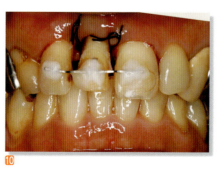
10

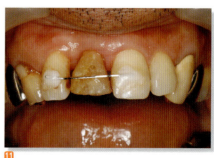
11

⓫：歯周組織の安定を待ち，移植後3週間で歯内療法を開始し，水酸化カルシウムを貼薬し，炎症性歯根吸収を防止した．この直後，ワイヤーを除去した．

⓬：2005年9月．歯冠修復時．中心咬合位では対合歯と当てているが，前・側方運動時は離開するような咬合を与えた．

⓭：2005年9月．移植歯は遠心に6mmの深いポケットを有し，健全歯根膜量が少ない（短い）ことから浅く埋入した．その結果，根尖寄りの細い歯根部が歯肉縁上に露出したため審美的障害が生じたので修復物のカントゥアを大きくせざるを得なかった．

⓮：移植歯 5| を通常通りの深さまで挿入した場合に考えられることは以下の通りである．
①付着が得られず（上皮の侵入が起こり）垂直性骨欠損が生じる可能性がある．
②歯根膜の存在しない部分での骨細胞の侵入による置換性歯根吸収が生じる可能性がある．
③本症例で選択された方法：歯根が短くなり，かつ歯頸部が細く，カントゥアが大きくなったが歯周組織は安定する．

そのため，移植時，歯根膜の健全な部分だけ浅めにソケット内に挿入した．

⓯：2013年8月．問題なく経過している．

⓰：2014年12月．

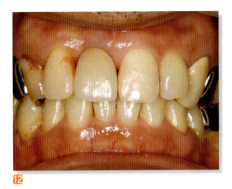

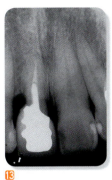

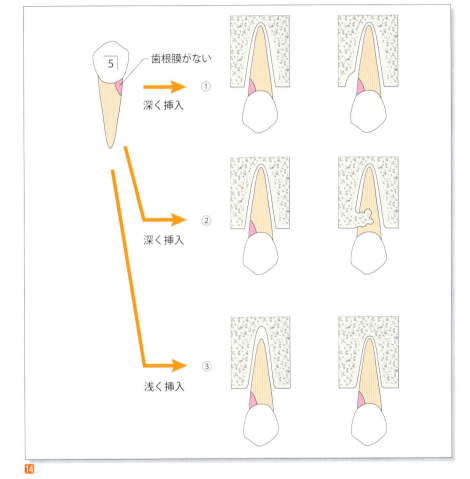

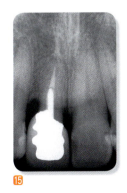

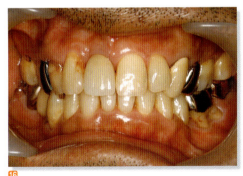

2. 足場として肉芽組織を利用

　受容床の歯槽骨の1壁のみが欠落していて，歯槽堤幅の拡大を行うには，スキャフォルドとして自家骨を採取することがむずかしい場合について述べる．状況により，肉芽組織を活用することがむしろ有利な場合，あるいは自家骨と一緒に活用する場合について述べる．

　この方法は，抜歯直後移植，無歯顎堤への移植には活用できず，治癒期の抜歯窩への移植の場合に適用する（→ p65，**5章「歯根完成歯の移植」**参照）．ただし，無歯顎堤への移植でも，いったんソケット形成のみを行い，約2週間後に移植を行えば，治癒期の抜歯窩への移植と同じ状態になるので適応可能となる．

　典型的な適応症は，抜歯される歯が歯周炎や歯根破折により深いポケットが広い範囲で存在し，抜歯窩の骨壁が欠損している場合である．このような場合，抜歯直後に移植すると，移植歯歯根膜が感染したり，付着が得られない可能性があるので，通常，抜歯後約2週間程度の治癒期間をおいてから移植を行うが，そのとき抜歯窩を満たす肉芽組織を活用する．

　具体的な術式は Case-4 の **7**〜**10**に示す．この方法の最大の利点は，抜歯窩の肉芽組織がいずれ歯槽骨に変わる組織であること，そして，それを遊離歯肉移植術ではなく有茎弁の状態で活用できる点である．

Case 4 受容床の骨壁が1つだけ欠損──足場として肉芽組織を利用した症例

54歳，男性
主訴：左下の奥で噛むと痛い

初診時　2002年7月
移植後
移植：8̲ → 7̲部

1：初診時．長期に放置された歯根破折のため，7̲ は抜歯することになった．

2：抜歯後3週間の状態．歯槽堤は吸収し，特に頰側骨壁は存在しないようにみえた．

3：切開線を示す．

4：やはり頰側骨壁は存在せず，垂直的にも歯槽堤全体が高度に破壊されていた．

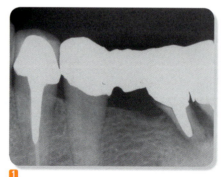

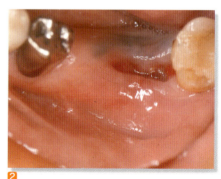

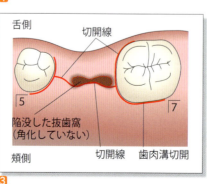

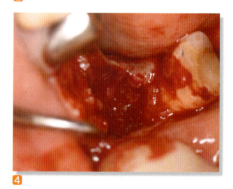

5：対合歯が存在しない<u>8</u>|を移植歯とした．

6：移植歯を受容側においてみると，本章 Case-3 よりさらに広い頬側骨欠損のため，移植歯歯根が頬側で根尖寄り2/3ほど露出している．根尖よりにみえるのは，切開，移動前の肉芽組織である．

7：4の状態をイラストで示す．

8〜10：肉芽組織で骨欠損部は一部満たされていたため，舌側壁に沿って切開線を入れて，肉芽組織を「有茎弁」で頬側への移動し，露出した歯根頬側面を覆った．この後，頬側と舌側の歯肉弁を縫合する．

11：移植歯の露出した頬側歯根膜の上を肉芽組織で覆った．これが骨増生のスペースメイキングとなった．

12：弱圧で縫合後，矯正用0.016×0.016の角ワイヤーを介してスーパーボンドで|8|と固定した．

13：術後6カ月．付着歯肉幅は十分ではないが，将来，必要であれば上顎口蓋側からの遊離歯肉移植術を行うことで，暫間被覆冠を装着することにした．

14：移植歯を根管充填後，コアを装着した時点で，移植歯頬側歯肉辺縁にサイナストラクトが出現した．移植歯の歯内療法の不備，または移植後の炎症性歯根吸収の発現が疑われた．

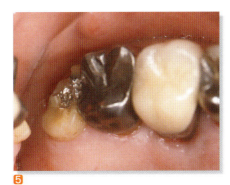
5

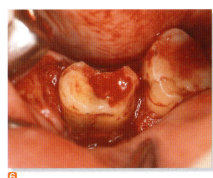
6

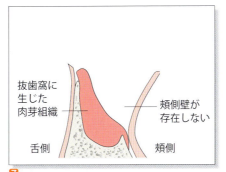
7

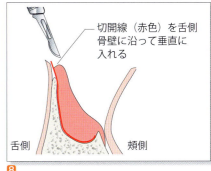
8

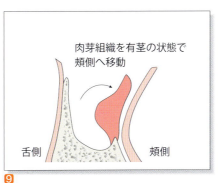
9

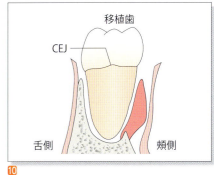
10

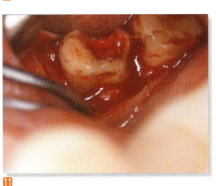
11

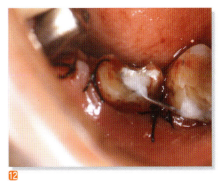
12

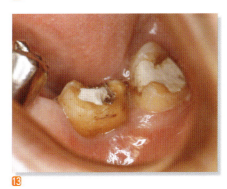
13

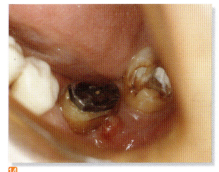
14

⓯：サイナストラクトからガッタパーチャを挿入すると，生活歯であったはずの⌐8根尖に到達し，また，⌐8の歯髄診断は陰性であったことから，原因は移植歯ではなく⌐8の歯髄壊死であることがほぼ判明した（原因歯とサイナストラクトの位置は必ずしも一致しない点に注意）．受容床（⌐7部）の頬側の歯槽骨壁が全く存在しなかったため，⌐8の根尖からの排膿路を⌐7部の頬側に求めた結果と考える．

⓰：⌐8の歯内療法後，移植歯頬側のサイナストラクトはすみやかに消失した．

⓱：移植後1年1カ月．ブリッジを装着した．

⓲：同時期のX線写真．移植歯および⌐8に問題はない．

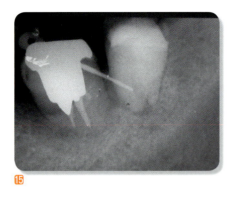
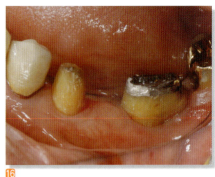
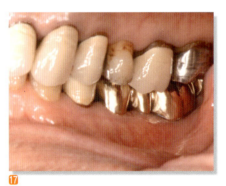
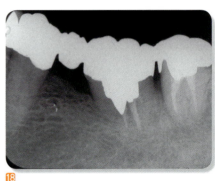

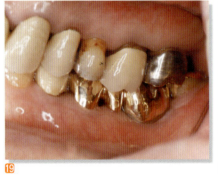
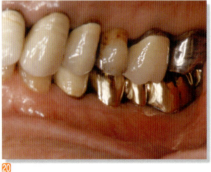
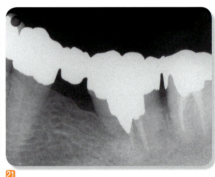

⓳：移植後4年8カ月経過．

⓴：移植後10年2カ月経過の移植の環境．咀嚼機能は良好．付着歯肉幅の不足から歯周環境維持が懸念されたが，問題は起こっていない．

㉑：同時期のX線写真．歯根吸収などはみられない．

❸ 受容床の壁が2つ以上欠損している症例

　このような症例のソケットでは，残存する骨壁は少ないため，改善は起こりにくく，むずかしい症例である．その中でも，p147，本章 Case-7 は残存する壁数がゼロに近く，もっともむずかしい．

Case 5 受容床の骨壁が頬舌的に根尖まで失われた症例

52歳，女性
主訴：右下の奥歯（6）で噛むと違和感がある

初診時　1987年4月

8	7	6	5	4	3	2	1	1	2	3	4	5	6	7	
8	7	6	5	4	3	2	1	1	2	3	4	5	6	7	

↓　　移植後

	7	6	5	4	3	2	1	1	2	3	4	5	6	7	
8	7	6	5	4	3	2	1	1	2	3	4	5	6	7	

移植：8→6部

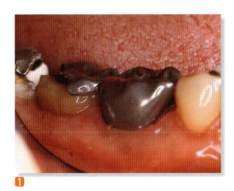
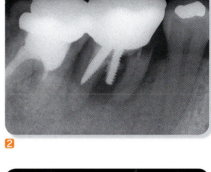
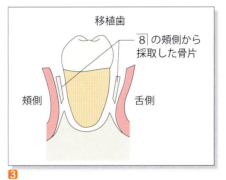
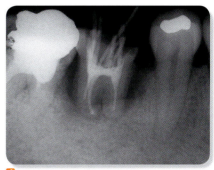

1，2：1987年4月．初診時．6の歯根破折が長期に放置され，また，既成コアが髄床底を大きく穿孔しており，歯槽骨は著しく吸収していた．特に，頬舌的には歯槽骨壁はほとんど存在せず，近遠心的にも垂直性の骨欠損が認められた．このような部位へ歯根膜を有すると思われる8を移植した．

3：移植歯の頬舌面には移植歯8の頬側から骨片を採取し，スペースメイキングとして挿入した．

4：1987年6月．移植後2カ月で最終根管充填を行った．受容床に骨が非常に少なかった．

5：1989年10月．補綴物装着時．移植時に比べ，歯槽骨は著しく改善されていた．

6，7：1995年4月．補綴物再製作時．

8：2004年1月の水平法のX線写真．移植後17年近く経過しているが，改善された歯槽骨は安定している．

9：2012年9月．初診から25年5カ月経過し，患者さんは咀嚼に満足している．

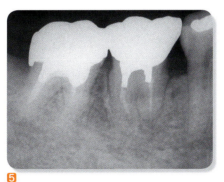
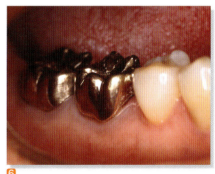
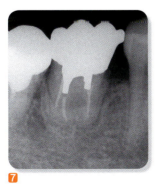
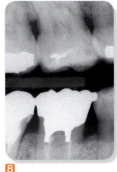
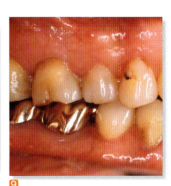

Case 6 受容床の歯槽骨と付着歯肉が根尖付近まで失われた症例

16歳，女性
主訴：他府県の矯正専門医の紹介で，「7部へ歯根未完成の8」を移植できないかとの依頼で来院

初診時　1995年5月

8	7	6	5	4	3	2	1	1	2	3	4	5	6	7	
8	7	6	5	4	3	2	1	1	2	3	4	5	6		7

↓　　　　移植後

8	7	6	5	4	3	2	1	1	2	3	4	5	6	7	
8	7	6	5	4	3	2	1	1	2	3	4	5	6	**7**	

移植：8 → 7部

1〜3：前医で「7」の抜歯の際に大変な難抜歯となり，頰側歯槽骨壁が根尖近くまで削られた結果，付着歯肉が完全に失われ，可動性の歯槽粘膜が抜歯窩までつながっていた．歯槽骨，付着歯肉ともにほとんど存在しない，移植の難症例である．

4：受容床には付着歯肉が全く存在しなかったので，抜歯窩の上に生じる歯肉の角化を待った（矢印）．この間，骨は逆に吸収し続ける問題が起こるが，両者を天秤にかけた結果，最低限の付着歯肉の獲得を優先させることになった．

5, 6：抜歯窩の上にできた角化歯肉を頰側へ根尖側移動し，骨膜縫合で固定し，移植歯の付着歯肉として活用した（矢印）．移植歯が歯根未完成のため，歯根の発育状態に合わせて浅めに埋入した（→ p103，7章参照）．この後，ワイヤー固定を行った．

7：1995年12月．根尖側移動された部分（矢印）が付着歯肉として成熟してきた．

8：歯髄反応は陽性だった．

9：移植時，移植歯の頰側には，歯槽骨および付着歯肉が一切存在しなかったが，歯槽骨のみならず軟組織を含む歯周組織全体の再生が生じた．

10：9年6カ月後．歯周組織の治癒と歯根成長が起こっていた．歯髄腔閉鎖も起こり，治癒している．

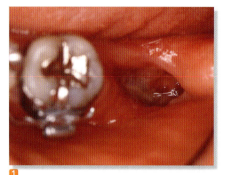
1

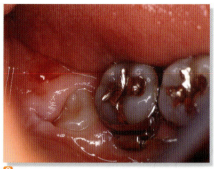
2

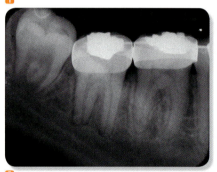
3

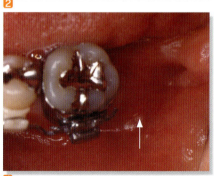
4

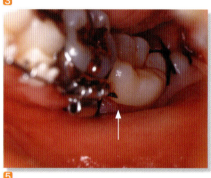
5

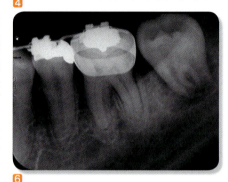
6

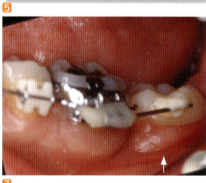
7

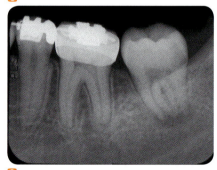
8

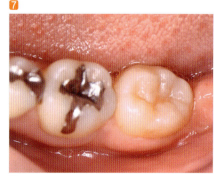
9

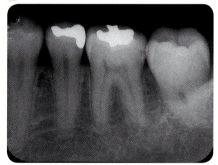
10

Case 7 重度の歯周炎で自然脱落した歯の歯槽骨がほとんど消失（付着ゼロ）した症例

40歳，男性

主訴：左下の奥歯（7）が噛むと痛くてグラグラする

初診時　1994年11月

8	7	6	5	4	3	2	1	1	2	3	4	5	6	7	
8	7	6	5	4	3	2	1	1	2	3	4	5	6		8

↓　移植後

| 8 | 7 | 6 | 5 | 4 | 3 | 2 | 1 | 1 | 2 | 3 | 4 | 5 | 6 | 7 |
| 8 | 7 | 6 | 5 | 4 | 3 | 2 | 1 | 1 | 2 | 3 | 4 | 5 | 6 | 7 |

移植：8→7部

1~3：1994年11月．初診時．全体に歯周炎が存在し，保存不可能の診断で抜歯をすすめたが，希望しなかった．

4：しかし，同月，自然脱落で再来院．自然脱落なだけに本章 Case-5, 6 以上に，頬舌側に歯槽骨はもちろん，付着は全く存在しなかった．このような部位に移植歯は生着するか不安だった．

5：移植後8カ月．十分ではないが，遠心部で歯槽骨は明らかに増え，骨植も問題なかった．

6：1996年8月．移植後1年3カ月．移植歯の歯冠修復は通常，移植後3カ月に行うが，この症例は受容側の条件があまりに悪かったので1年以上経過してから，しかも手前の6に固定を延長する異例の処置をとった．

7：1998年7月．まだ連結固定したままであるが，移植時，もっとも骨量に不安があった遠心部を偏心投影で撮影すると，移植歯遠心に確実に骨ができていたので，この直後に固定を外した．

8：2004年2月．移植後8年9カ月のX線写真．問題は起こっていない．

9, 10：2015年3月．移植後20年1カ月経過．受容床の条件は非常に悪かったが，長期に順調な経過を示している．

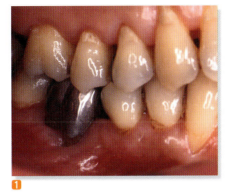
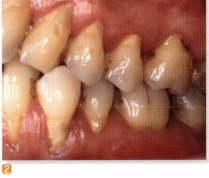
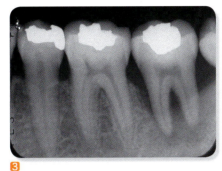
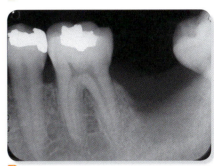
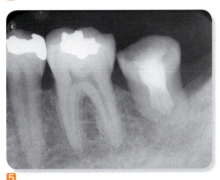
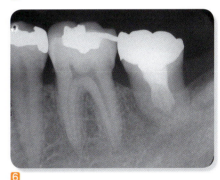
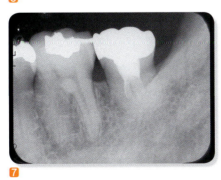
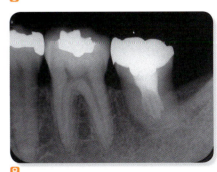
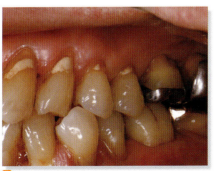
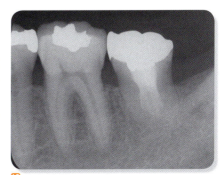

8章—むずかしい歯の移植の症例にどう対応するか？

Ⅲ—可能な角度で埋入後，整直する対応

受容側の骨幅が不足している場合，骨増生の次に考えられるのは，CTなどで歯槽骨の形態を正確に診断したうえで，Case-8 で示すように，歯槽骨内に必要な深さまで傾斜をつけて移植歯の歯根を安全に埋入する方法である．歯槽骨の幅が細く，垂直に埋入すると歯根の多くが露出するような症例でも，歯槽骨が根尖方向に向かって広くなっていれば可能な場合がある．移植後の治癒を待って簡単な装置（傾斜移動用）で矯正的に整直することになる．移植歯に置換性歯根吸収が起これば矯正移動は不可能となるが，多くの場合，可能である．

Case 8　受容床が狭すぎたため移植歯を深く傾斜埋入した後，矯正により整直した症例

27歳，女性
主訴：食事が十分にとれない．みた目が悪い（特に全身疾患はなし）

初診時　1990年6月

| 8 | 7 | 6 | 5 | 4 | 3 | 2 | 1 | 2 | 4 | 5 | 6 | 7 | 8 |
| 8 | 7 | 6 | 5 | 4 | 3 | 2 | 1 | 1 | 2 | 3 | 4 | 5 | 6 | 7 | 8 |

↓　移植後

| 8 | 7 | 6 | 5 | 4 | 3 | 2 | 1 | 2 | 4 | 5 | 6 | 7 | 8 |
| 8 | 7 | 6 | **5** | 4 | 3 | 2 | 1 | 1 | 2 | 3 | 4 | 5 | 6 | 7 | 8 |

移植：2̲ → 5̲ 部

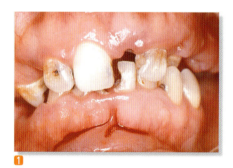
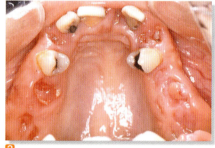
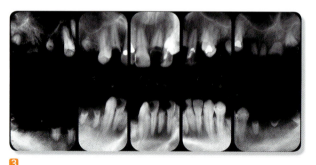
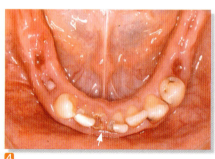
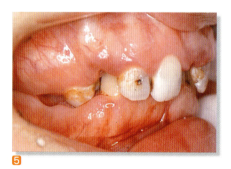
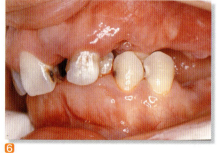

❶～❻：1990年6月．初診時．歯周初期治療を進めながら，歯冠が崩壊し，歯肉縁下深くカリエスが進行している2̲（矢印）を5̲の欠損部位へ移植する計画を立案した．

7, **8**：1991年2月．$\overline{2}$の$\overline{5}$部位への移植時．歯根ボリュームは小さかったが，$\overline{5}$部の歯槽堤は著しく吸収して狭く，垂直に移植すると歯根が露出してしまう状況であった．そこで，やむをえず頬側に傾斜させて，慎重に移植を行った．

9：1993年8月．移植後2年6カ月．この間，別の部位の治療を進めた．

10, **11**：エラスティックスレッド®を用いて，傾斜している移植歯の舌側移動を行った．このようなことが可能なのは歯根膜がある歯の移植の利点である．

12：仮義歯の咬合挙上（本来の高さの回復）後の経過と咀嚼効果を時間をかけて慎重に観察した．この間，初診時に臼歯部の咬合支持が大きく傾斜した$\overline{4}$の1本だけであったことから，今後，大臼歯部までの咬合支持の獲得は必ずしも必要なく，小臼歯部での回復が得られれば，患者さんは咀嚼に十分満足することが予測できた．

13〜**18**：約1年半後のプロビジョナルで患者さんは外見，咀嚼ともに満足したので，最終補綴も踏襲した．$\overline{5}$部に延長ポンティックを設置することに迷いを感じたが，口蓋側に大きく傾斜していた$\overline{4}$を，ある程度，頬側移動し，生活歯で歯冠形成できたため可能となった．

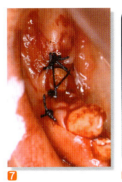
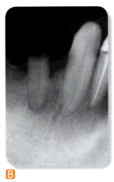
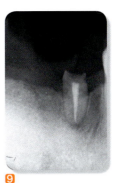

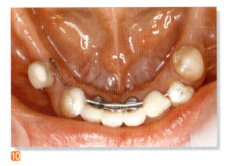
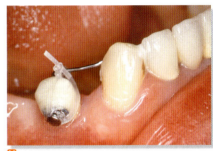

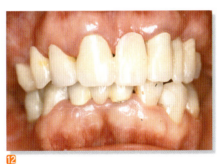
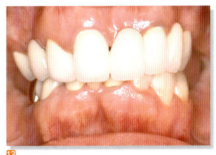

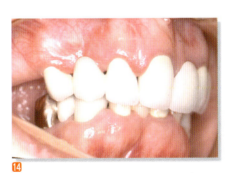
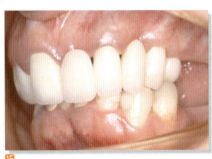

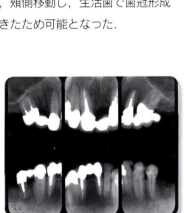
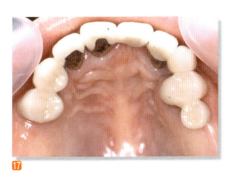
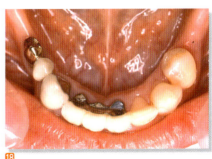

19〜24：2012年12月．移植後21年10ヵ月．下顎切歯が小臼歯部でブリッジの支台歯として，咬合支持の役割を長期に果たしている．やはり天然歯がもつ感覚受容器の効果（歯根量に応じた咬合力の調整）が，認められる．

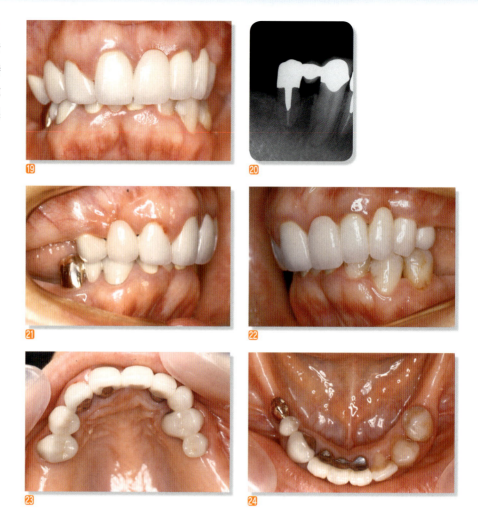

Case 9　受容床が狭すぎたため移植歯を傾斜埋入した後，自然移動で整直した症例

32歳，女性
主訴： 食事の際によく嚙めず，顎が非常に疲れるため，左右の奥歯を治してほしい

初診時　1991年10月

8	7	6	5	4	3	2	1	1	2	3	4	5	6	7	8
8			5	4	3	2	1	1	2	3	4	5		7	8

↓　移植後

8	7	6	5	4	3	2	1	1	2	3	4	5	6	7	
8	7		5	4	3	2	1	1	2	3	4	5		7	

移植：8→7部

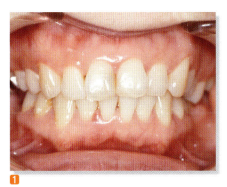
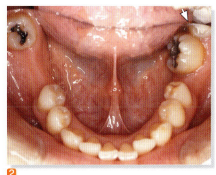

1，2：1991年10月．初診時．大臼歯部での咬合支持は8部でわずかに存在するのみであった．

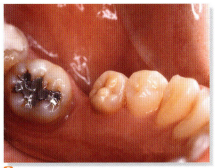
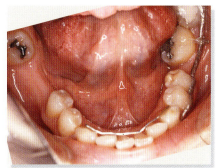

3：7は近心舌側傾斜が大きく，対合歯とは咬合していないので，左側でも嚙めない状態だった．

4：治療方針として8を6部に移植し，その後，7も整直して左側でも咬合させることを考えた．治療の順序は，まず8と345をアンカーに7の頬側への整直を行った．ただし，アンカー不足が懸念されたので3~3の舌側にワイヤーを渡し，アンカレッジの強化をはかった．

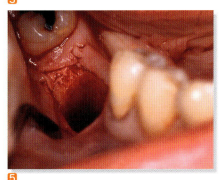
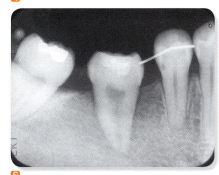

5：1992年5月．その後，複根歯8を6部へ移植することになったが，顎堤は萎縮し，通常の方法では歯根が大幅に歯槽骨から露出してしまうため，6部の顎堤が舌側根尖側で骨幅が少し広いことを確認した後，いったん斜めにソケットを形成し，移植歯を挿入した（現在は必ずCTで確認するが，当時は触診で調べていた）．この場合，ソケット形成は一気に深くしないで，約1mm掘るたびに穿孔が生じていないかを太いプラガーなどで確認しながら少しずつ深くしていく慎重さが必要である．

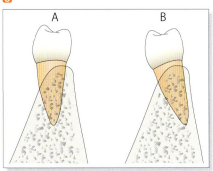
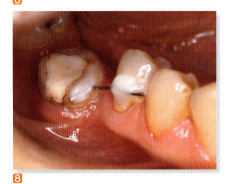

6：所定の位置まで深く頬舌的に傾斜して挿入された移植歯．

7：
A：通方通り垂直に挿入すると，頬側歯根の上部が露出する．
B：頬側に傾斜して挿入することにより露出を減らせる．

8：移植後18日．この後，歯内療法を開始し，矯正処置で舌側に整直しようと計画した．

9：1993年2月．さらに舌側に自然

移動した.

⑩：7̲は頬側への傾斜移動後, アップライトスプリングで近心傾斜を整直した.

⑪, ⑫：歯冠修復時. 患者さんは左右で大幅に噛みやすくなったと満足している.

⑬：1991年10月. 初診時.

⑭：2009年7月. 初診から18年9カ月後の状態.

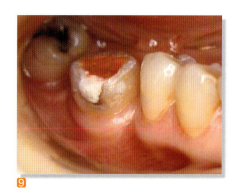
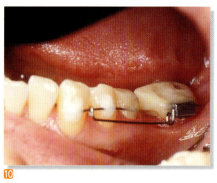
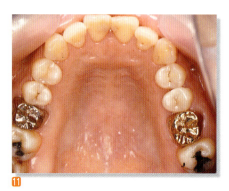
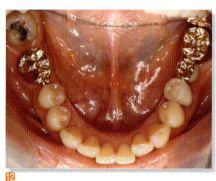
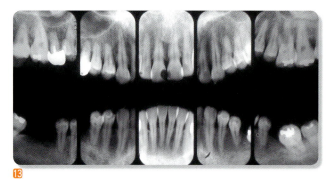
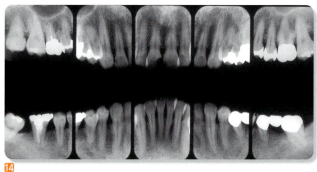

Case 9 の考察

　移植歯が自然移動するという不思議な動きがなぜ生じたのか, そのメカニズムは不明であるが, 頬側粘膜圧が舌圧を上回って, 移植歯を舌側に移動させたか, 傾斜して移植された歯がより自然で生理的な, そしてより機能的な位置を求めて適応していった結果と解釈するしかない. これも生体の恒常性維持機能なのであろう.

　力学的な角度でみれば, 形成されたソケットの壁は頬側より舌側が高いため, 単純に歯根膜量の多い, すなわちシャーピー線維の多い舌側に向かって移植歯は引っ張られたのかもしれないとも考えられる. 歯周病罹患歯が, 深い歯周ポケットから浅い健全側に自然傾斜しやすい現象に似ている.

8章―むずかしい歯の移植の症例にどう対応するか？

Ⅳ―上顎洞底の低い症例への対応
（担当：塚原）

❶ ソケットリフトを用いた上顎臼歯部への歯の移植法――上顎洞への対応

　上顎洞は，顎骨の成長に伴って大きくなることが知られているが，歯がなくなることによって，上顎洞側と歯槽突起側双方の歯槽骨は喪失し，その結果，上顎洞はさらに拡大する．

　そのような上顎洞のある上顎臼歯部に歯の移植を計画したとき，上顎洞が解剖学的な治療制限となることがある．その場合，インプラント治療同様に上顎洞底挙上術を併用することで，歯の移植が可能となる（Case-10）．

　インプラント治療における上顎洞底挙上術は，1980年のBoyneの報告[1]以来，さまざまな改良を経て，比較的シンプルで成功率が高く，大きな合併症が少ないことなどによって世界的に広く普及している．術式にはラテラルウィンドウテクニック[1]とソケットリフトテクニック[2]（以下，テクニックは省略）があり，既存骨の高さや患者さんへの侵襲度合いなどによって使い分けられている．

Case 10 ソケットリフトを用いた上顎臼歯部への移植症例1
（術者：塚原）

58歳，女性
主訴：奥歯で噛めない

初診時　1999年3月
移植後
移植：|7→|6部

|67 欠損に対して，|6 部にソケットリフトを用いた歯の移植（|7）を行った．

❶：2002年5月．術前．

❷：同日．受容床を形成し，ソケットリフト後．

❸，❹：2003年7月．移植直後，歯根が上顎洞内に位置づけられているようにみえる．

❺，❻：2005年2月．移植後1年7カ月．矢印の示す部位に，上顎洞底線がはっきりと挙上され，再生しているのがわかる．また，歯槽硬線と歯根膜腔がはっきりと認められる．

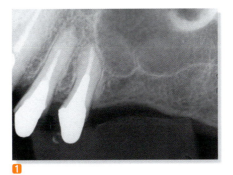
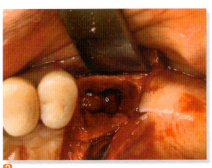
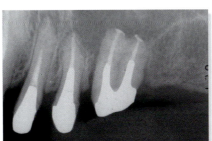
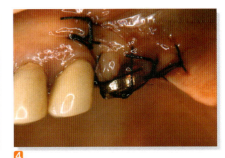
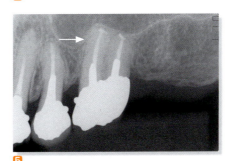
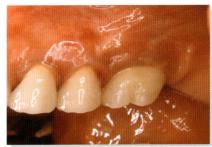

表1　2つの上顎洞底挙上術の比較

	ソケットリフト	ラテラルウィンドウ
利点	外科的侵襲が少ない 骨移植材の塡入が少ない 感染のリスクが少ない 治療期間の短縮が可能である	上顎洞粘膜や上顎洞を直視で確認できる 上顎洞底の十分な挙上量を確保できる
欠点	挙上量に制限がある 過度なマレッティングは患者さんに不快感を与える 上顎洞粘膜の穿孔 インプラント脱落の報告が多い	解剖学的に上顎洞粘膜の剥離が困難な症例がある（中隔など） 治療期間が長期にわたることが多い 外科的侵襲が大きい 上顎洞粘膜の穿孔

　しかし，ラテラルウィンドウは外科的侵襲が大きく，術式の難易度が高いため，一般の臨床歯科医には敷居の高い治療法である．また，挙上した上顎洞の骨治癒を待ってからインプラントフィクスチャーを埋入する方法（2回法）を選択した場合，治療期間がかなり長期にわたることになる．一方，ソケットリフトは外科的侵襲が比較的少なく，手術回数も1回で済み，治療期間も短縮されるため，一般の臨床歯科医の間で広く普及している（**表1**）．

❷ 歯の移植の場合，どの術式を選択すべきか
——ラテラルウィンドウかソケットリフトか

　歯の移植における上顎洞底挙上術の特徴は，以下の通りである．
（1）歯根膜による骨や上顎洞粘膜の再生能力があること，つまり，上顎洞粘膜を穿孔させた場合でも，歯根膜によって再生，修復される可能性が高い．
（2）インプラント埋入時には直径3〜4mmのインプラントホールからソケットリフトを行うが，歯の移植の際には，歯根がインプラントより大きく6〜10mmであるため，上顎洞底の挙上をより安全に行うことができ，十分な挙上量も確保できる．
（3）（1）と（2）を行うことにより骨移植材の併用はほとんど必要ない．
（4）移植後は十分な固定を行うので，インプラントと違い初期固定を必要としない．
（5）ソケットリフトのほうが治癒期間は短い．

　以上のことから，歯の移植の場合は，ソケットリフトでほとんどの症例に対応でき，侵襲や治癒期間を考えるとアドバンテージがあると考えている．しかしながら，インプラントの場合よりマレッティングの回数が増加するので，十分な配慮が必要である．

❸ ソケットリフトを用いた上顎臼歯部への歯の移植の診断および術前準備のポイント

(1) 受容床の確認：欠損または抜歯が必要となる部位に歯の移植が適切であるか？
(2) 上顎洞炎など上顎洞病変の有無の確認：上顎洞炎，上顎洞嚢胞，上顎洞癌，上顎洞真菌症，術後性上顎嚢胞などについて，十分な問診と診察，コーンビームCT（CBCT）検査をはじめとした画像診断を行う（**図1**）．
(3) 移植歯の選択と受容床の設計：CBCT検査により，移植歯歯根の形態の把握と受容床の計測を行い，移植歯と受容床の適合性を検討する（**図2**）．
(4) ソケットリフトによる上顎洞底の挙上量を測定する．

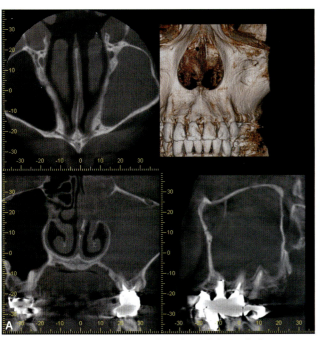
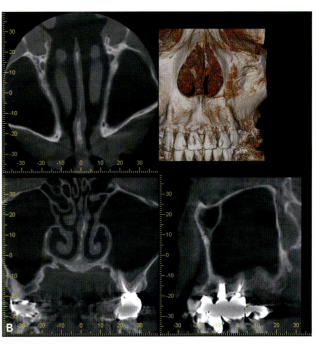

図1 歯の移植を行う前に上顎洞炎などは治癒させておく
38歳，女性，主訴：左上の歯の鈍痛．|7 が原因歯の歯性上顎洞炎．7年前から後鼻漏や鼻閉などの症状があったが，歯科，耳鼻科ともに原因診断ができず放置されていた．CBCT検査から上顎洞だけでなく，自然孔を塞ぎ，鼻腔，篩骨洞まで炎症が波及していたことがわかった．|7 の根管治療により症状が改善しなかったため，抜歯の直後，抜歯窩から上顎洞を洗浄した．抗菌薬を併用して洗浄を週2回，2週間行った．その結果，上顎洞炎の所見は消失し，CBCT検査によっても鎮静が確認できた．
A　2009年10月5日，|7 抜歯前．左上顎洞から篩骨洞には粘膜の肥厚による不透過性が認められる．
B　2009年12月22日，|7 抜歯後．左上顎洞から篩骨洞は粘膜の肥厚が改善し，透過性が亢進し，正常像に回復している．

図2　歯科用コーンビームCT（CBCT）検査による移植歯の選択
36歳，女性，主訴：右下（|6）が欠損して噛みづらい，歯の移植希望．欠損部6| の受容床に適合する移植歯を |8 と |8 から選択するため，CBCT検査により歯の計測（頬舌径，近遠心径，下顎管までの高さ）を行う．同時に，移植歯の歯根形態が彎曲などなく抜歯しやすいかを判断する．
緑の矢印：移植歯の歯頸部の頬舌径
赤の矢印：移植歯の歯冠部の近遠心径
黄の矢印：移植歯の歯根の長さ

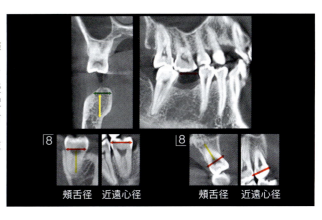

4 ソケットリフトを用いた上顎臼歯部への歯の移植の術式

術式を**表2**にまとめた．

表2 ソケットリフトを用いた上顎臼歯部への歯の移植の術式

1. 移植歯の抜歯と保存
    1）移植歯の抜歯
    2）移植歯の形態測定と保存
2. 受容床の作製と移植歯の埋入
    1）粘膜骨膜切開と剥離
    2）歯槽骨の露出と骨削除（1次受容床の形成）
    3）オステオトームによるソケットリフトと歯槽堤拡大
       ボーンタンバーによるソケットリフト
    4）受容床の完成（2次受容床）
    5）移植歯の埋入と歯肉弁の復位
3. 縫合と固定

Case 11　ソケットリフトを用いた上顎臼歯部への移植症例2　　　（術者：塚原）

47歳，女性
主訴：奥歯が揺れて噛めない

初診時　2010年5月

移植後

移植：6̄ 近心根→5̄ 部，8̄ → 6̄ 部

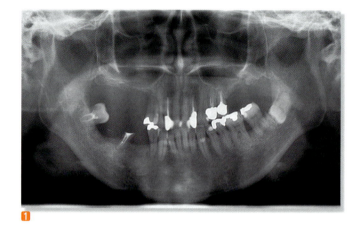

1：保存不可能な歯の抜歯と歯周基本治療を終えた状態．歯の移植やインプラントによって臼歯の咬合支持を回復する計画を立案し，6̄ の近心根と 8̄ を 6̄5̄ 部に歯の移植をすることとした．

2，3：歯根膜が損傷しないように鉗子を用いて抜歯を行う．骨植が良好で動揺がない，歯根が細く長い，歯根肥大しているなど，抜歯の際に歯根や歯根膜を損傷する可能性がある場合には，術前にジグリング[3]や挺出処置[4]を行い，歯根膜を傷つけず，抜歯を容易にする工夫が必要である．

4：移植歯の歯冠幅径と歯根形態を確認し，歯根長や歯頸部の近遠心径と頬舌径の測定を行う．埋入するまで決して乾燥させないように専用の

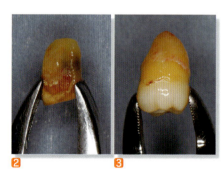
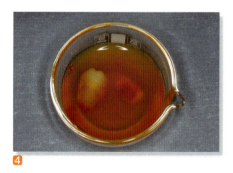

保存液などに保管する．筆者は自己血から採取する濃縮血小板血漿 PRGF-Endoret[®5, 6] で保管している．PRGF-Endoret® は等圧で増殖因子を含有するため，ダメージがないだけでなく移植歯および受容床の組織再生に有利に働く．

歯根の乾燥は歯根膜にダメージを与えるので絶対に避ける．移植歯を抜歯窩に戻すことも，出し入れによる歯根膜の損傷を考慮すると予後にかかわってくるために推奨されない．

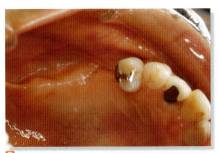
⑤

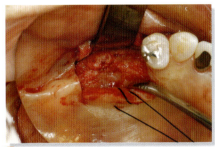
⑥

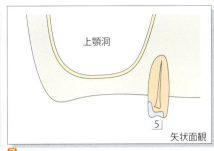
⑦

⑤〜⑦：歯槽頂切開を行い，粘膜骨膜弁を剥離翻転し歯槽骨を露出させる．

⑧，⑨：無歯顎の場合，受容床の歯槽骨をピエゾサージェリーや骨バーにて移植歯の歯頸部および歯根形態に合わせて削除し，上顎洞底との距離を約1〜2mm程度残存させるように一次受容床を形成する．

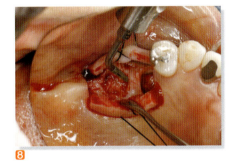
⑧

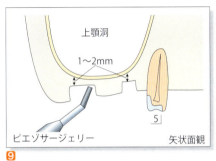
⑨

⑩，⑪：直径5mm以上の太いオステオトーム（矢印）を使用し，中程度の力で槌打する．その際，甲高い音がした場合には，骨が硬くまた厚みもあるので，再度，一次受容床を深く形成し，また鈍い音の場合は数回の槌打で上顎洞底が若木骨折を起こす．槌打は「トントトン，トントトン」のリズムで数回たたき，力加減は骨の硬さに応じて変えなければならない．強く槌打した場合，患者さんの顎に響くので注意を要する．細いオステオトームは，槌打により

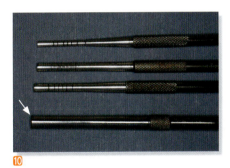
⑩

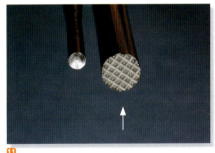
⑪

上顎洞底に穿孔を引き起こしてしまうことがあるが，万が一穿孔してしまっても，引き続き注意深く上顎洞底を挙上することで，移植歯歯根膜の再生能力によって自然治癒に至るので心配はない．

⑫〜⑮：頬舌的骨幅が不足している場合は，頬舌的に1次受容床形成時に皮質骨を1mm残し，頬側の骨縁をオステオトームによって若木骨折させ受容床（歯槽堤）を拡大する．
⑯：受容床の完成（2次受容床）．
⑰〜⑲：移植歯と受容床の適合を確認する．移植歯周囲を隙間なく歯肉弁で封鎖することは重要で，その際，歯肉弁の上皮部分を巻き込まないように気をつける．PRGF-Endoret®のフィブリン塊を埋入前の受容床底部に塡入し，歯を適正な位置に埋入する．
⑳：歯肉弁を緊密に縫合した後に，ワイヤーやファイバーを用いて4METAレジン（super bond®）で移植歯を強固に固定する．
㉑：術直後．
㉒：術後3カ月．ソケットリフト部の骨形成が進み，移植歯の安定がみられる．
㉓：移植歯の固定の状態．

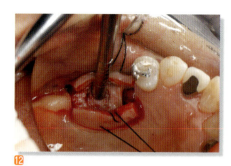
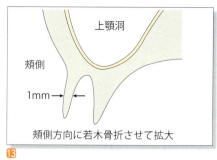
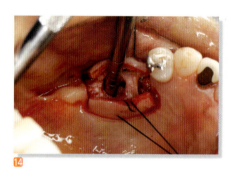
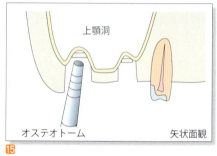
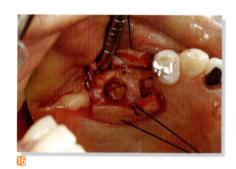
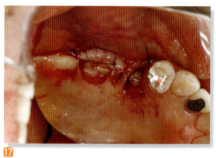
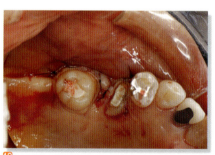
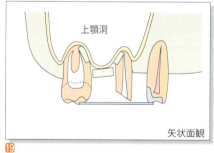
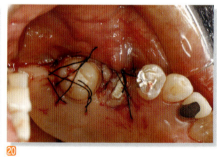
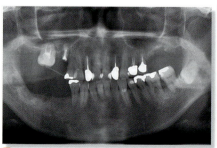
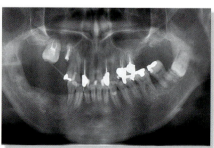
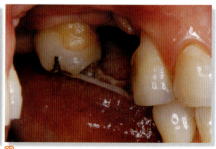

5 ソケットリフトを用いた歯の移植の術後管理（表3）

1）創部の清掃
創部は歯肉弁の治癒がみられるまでブラッシングを禁止している．通常1週間後に抜糸する．この時期には歯肉弁の治癒がみられるので，ソフトの歯ブラシ（OP-10：GC社製など）でブラッシングを開始する．

2）固定の除去
上顎臼歯部は骨質が軟らかいため受容床と移植歯の適合は弱く，そのうえ，上顎洞底挙上術を行っているため，1～2カ月程度の強固な固定を持続させる．Andreasen[7]は固定の期間が長すぎるとアンキローシスの原因になると述べているが，この術式の場合，固定期間が短いと，安静が保てず支持骨の再生不全と付着の非獲得を引き起こし移植自体が失敗になりかねないので注意を要する．

3）根管治療
炎症性歯根吸収のピークは4～8週に起こるため，術前に根管治療を行っていない場合，創部が落ち着いてきている移植3週間後に根管治療を行う．8週目までは炎症性歯根吸収の予防および治療のために水酸化カルシウムを根管治療薬として使用する[7]．

4）補綴の時期
受容床と移植歯間隙の治癒は2カ月前後と考えられるため，術後2カ月以降に，テンポラリークラウンにより咬合を与える．

最短では術後3カ月には修復補綴処置を行うことができる．補綴を行う時期は6カ月以上あるいは12カ月以上待つべきであるという慎重な意見が多いが，創傷治癒の概念からすると期間の短縮は可能である．

5）後遺症について
上顎洞への侵襲があるので，術直後鼻出血や鼻閉感を生じることがあり，患者さんに強く鼻をかまないように指導する．術後に上顎洞炎の可能性も否定はできないので鼻症状の術後経過は慎重にみることが必要である．

表3 術後管理のスケジュール

	術者側	患者側
1週間後	抜糸	
3週間後	根管治療の開始（2カ月まで水酸化Caの貼薬）	ブラッシング開始
1カ月後	咬合開始	
2カ月後以降	固定の除去 テンポラリークラウンによる咬合開始	通常の食物の咀嚼開始
3カ月後以降	修復や補綴物装着が可能	

＊スケジュールは，創傷治癒の状態や歯の動揺度によって前後する．

Case 12 ソケットリフトを用いた3歯の移植　　　　（術者：塚原）

44歳，男性
主訴：右上の歯ぐきが腫れている

初診時　2008年9月

8	7	6	5	4	3	2	1	1	2	3	4	5	6	7	8
8	7	6	5	4	3	2	1	1	2	3	4	5		7	8

↓　移植後

8	7	6	5	4	3	2	1	1	2	3	4	5	6	7	8
8	7	6	5	4	3	2	1	1	2	3	4	5		7	8

移植：8|→6|部，8|遠心根→4|部，8|近心根→5|部

20年前に他院にて右上のブリッジを作成し，数年前からブリッジの動揺と腫脹を自覚していたが，日常生活に大きな支障がなかったため放置していた．最近，腫脹が引かないため当院を受診．

1〜3：2008年9月．中等度慢性歯周炎，喫煙（＋），ブラキシズム（＋），全身状態は良好．

4：2009年2月23日．右上ブリッジを除去し，765|の遊離端欠損に対しての咬合再構成を検討した結果，8|を6|部へ移植することで，受圧・加圧の適正化をはかり，十分な咬合関係を構築できると考えた．

5，6：移植歯である8|は機能歯であった．CBCTから移植歯としての条件は満たしていることが確認でき，歯根膜量も十分に存在していた．また，受容床は上顎洞に近接しており，6|部には上顎洞の隔壁が存在していた．インプラント治療でのラテラルウィンドウなら厄介な状況も，ソケットリフトを用いた歯の移植には有利となる．

7〜9：2009年4月7日．弁の剥離翻転後，歯槽骨の一部を削除し1次受容床を形成し，オステオトームとボーンタンバーを用いてソケットリフトを行った．歯根はそのまま埋入し，歯肉弁を復位し，上皮を折り込まないように縫合した．

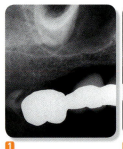
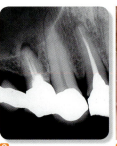
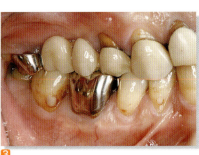
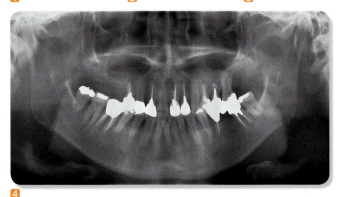
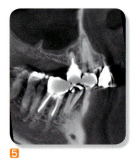
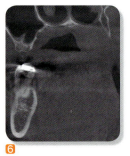
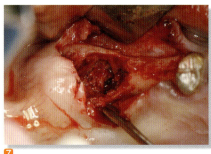
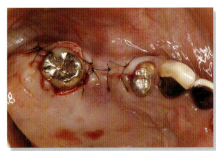
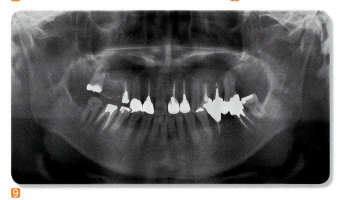

⑩〜⑭：2010年1月27日．歯の移植後3カ月に固定を除去し，|4 の根管治療を行った．治療中に|4 の歯根破折が判明し，感染のコントロールがつかず保存不可能と判断した．対合歯がない|8 が都合よく存在し，近遠心2根あり分割が可能であった．術前に|8 をジグリングし，この歯を移植歯として分割し，|54 にソケットリフトを用いた歯の移植を行った．

|4 の抜歯後，|5 部歯肉を全層弁でくり抜いて切開し，ピエゾサージェリーを用いて1次受容床を作成した．オステオトームによるソケットリフトを行い，2次受容床を作成し，歯を埋入した．

⑮：術直後．8| を1歯ごと|6 部へ，|8 は分割して|4 ，|5 部へ移植した．

⑯，⑰：2010年6月5日．術後5カ月経過．鼻出血や鼻閉感はなく，頬部の異常な腫脹，疼痛，上顎洞炎の症状もみられなかった．
①の術後1年2カ月，②，③の術後5カ月．|6 においてソケットリフトを行った上顎洞底部は骨の再生がみられ，歯根膜腔も認められる．

⑱：2011年5月25日．①の術後2年1カ月，②，③の術後1年4カ月．

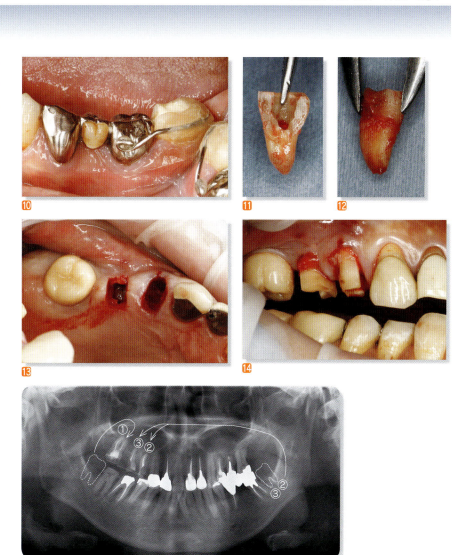

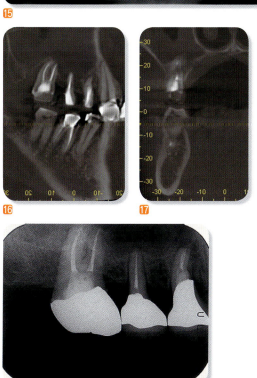

⑲〜㉑：2013年3月5日．術後3年経過．打診音や動揺度は正常で十分に咬合機能している．X線写真において歯根吸収像は認められず，歯根膜腔も確認された．挙上された上顎洞には骨組織による治癒がみられ，上顎洞底線も認められた．最終補綴は硬質レジン前装冠を選択している．

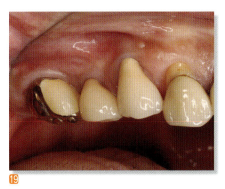
⑲

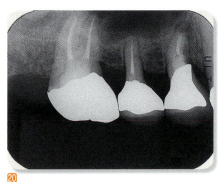
⑳

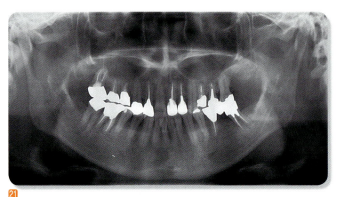
㉑

❻ Case 10 〜 12のまとめ

　歯の移植の臨床的成功条件とは，移植された歯の歯根膜が再生し，機能することである．月星[8]は，移植後に治癒が達成され長期間維持されているか判断することが重要で，移植の成功基準がすべて満たされることは理想であるが，現実には困難であるとしている．現在，筆者は移植歯の喪失につながらなければ緩徐な置換性歯根吸収や辺縁の骨吸収があり，厳密な成功基準を満たしていないとしても，移植歯が20年以上にわたって長期の咀嚼機能を維持する症例は多く，歯の移植は生存率の高い方法と考えている[9]（→ p65，**5章「歯根完成歯の移植」**参照）．

9章 インプラントが必要な欠損歯列──移植適用が困難な場合

- I はじめに
- II インプラントが特に有効な欠損歯列
- III 歯の移植とインプラントの共存

9章―インプラントが必要な欠損歯列――移植適用が困難な場合

I―はじめに

なぜ,どのようにインプラントを導入したのか？

　ここまで,歯の移植の欠損歯列への適用について述べたが,症例によっては,移植歯が存在しないなど,適用したくてもできない場合も多い.さらに,可撤性補綴物での対応も困難であったり,患者さんから受け入れられない場合,インプラントの適用が検討される.

　もちろん,インプラントをむやみに適用することは慎まなければならないが,長い中間欠損や片側遊離端欠損など少数歯欠損の症例において,特に,欠損に隣接する歯への侵襲を軽減,または避ける意味で歯の移植とインプラントを組み合わせる場合もある.両者を組み合わせる場合,一般的に,移植は上顎,インプラントは下顎に適応しやすい.

　筆者がインプラントをはじめて必要と感じたのは,従来の治療では片側遊離端欠損への対応に限界を感じたからである.

　両側性遊離端欠損に対しては可撤性義歯を受け入れてもらえる場合が多いが,片側になると,むずかしくなることを数多く経験した.その理由は5章でも詳しく述べたが,片側遊離端欠損の患者さんは片側咀嚼の傾向が強いことに起因する.

　そのため,可撤性義歯が困難な下顎片側遊離端欠損を中心にインプラントを導入することになった.まず,5人の患者さんに合計10本埋入し,その後はしばらく新たな埋入を控え,5年間,5症例の経過をじっくり観察した後,デンタルX線写真上で10本とも厳密な成功の基準を満たせば,つまり成功率が100％であれば,前向きに取り入れようと考えた.

　約5年後,結果は10本（実際には11本）とも予想を超える良好な経過を示したので,その後,必要な症例には適用することになった.**図1**は最初の5症例（11本）の初診時からの経過である.

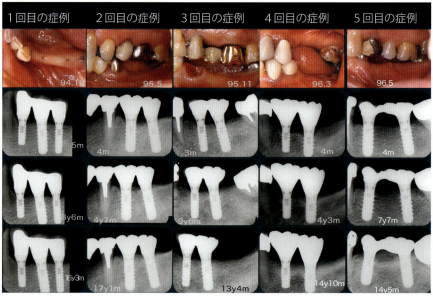

図1　インプラントを開始した最初の5症例（11本）の経過
1回目の症例:上顎は|5 までしかなく,下顎は「4～7欠損.
2回目の症例:インプラント間の骨増加が顕著.
3回目の症例:「8は11年目に自然脱落.
4回目の症例:ブリッジとなった上顎は|④56⑦.
5回目の症例:インプラント間の骨増加が顕著.

9章 インプラントが必要な欠損歯列──移植適用が困難な場合

II─インプラントが特に有効な欠損歯列

表1 当院の最初の200本（期間：15年10カ月）の適応の内訳

1. 片側遊離端欠損：下顎113本53人，上顎11本8人（57%）
2. 長い中間欠損：41本17人（21%）
3. 中間1歯欠損：36本36人（18%）
   （7番1歯欠損は遊離端欠損に含まれる）

他医院で抜歯を宣告されてインプラントを希望する患者さんは増加しつつあるが，当院では保存できることが多く，インプラントを埋入することは少ない．

インプラントが有効なのは，少数歯欠損の片側遊離端欠損（特に下顎），長い中間欠損，中間1歯欠損の3つである（**表1，図2～4**）．多数歯欠損においては可撤性義歯で対応できるので，インプラントを使用することはほとんどない．

筆者の臨床において，全インプラントの約半数は下顎片側遊離端欠損，約1/4は2歯以上の長い中間欠損，残りが中間1歯欠損への適応という割合になっており，ほとんどのインプラントは残存歯への侵襲を避け，その負担を軽減する目的で使用している．

各種の欠損歯列への対応として，可撤性義歯が患者さんにどうしても受け入れてもらえない場合，原則的にはインプラントより歯の移植や歯の移動を優先させるが，延長ブリッジや正常歯列内に存在する歯を抜歯して移植するよりは，残存歯列への侵襲を避けるために，インプラントを適切に埋入することが，むしろ保存的対応と考える．

筆者が行った2～18年経過後の全200本のインプラントの最大の適応症は**表1**に示したとおり下顎片側遊離端欠損であり，筆者のインプラント症例の57%を占めている．ついで21%が2, 3歯の長い中間欠損，18%が中間1歯欠損，と続く．これらの欠損歯列症例について，詳細は6章「歯の移植が有効な欠損歯列」に譲るが，本章でも典型的な適応例を交えて簡単に述べることにする．

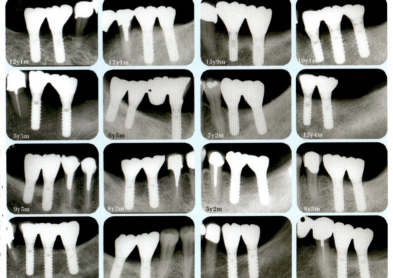

図2 インプラントは下顎片側遊離端欠損への適用がもっとも多い
下顎片側遊離端欠損に対しては，①可撤性義歯は回転，沈下が起こりやすく困難であり，②歯の移植は移植歯の存在や顎堤の狭さなどから実際の適応例は多くなく，インプラントを適用する場合が多い．一方，下顎両側性遊離端欠損は，可撤性義歯で満足が得られる場合が多い．これは片側遊離端欠損の症例では片側咀嚼の傾向が強いのに対し，両側性遊離端欠損の症例ではその傾向が弱いことによる．

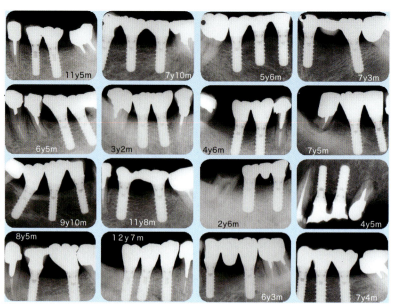

図3 インプラントは長い中間欠損への適用が2番目に多い

下顎片側遊離端欠損について多い．ロングスパンのブリッジでは金属の剪断変形，それに基づくセメントのウォッシュアウト，支台歯のカリエスの発生，過重負担加重などが起こりやすいので，インプラントが有効である．特に，支台歯が健全歯に近いときは侵襲が少なく有効である．

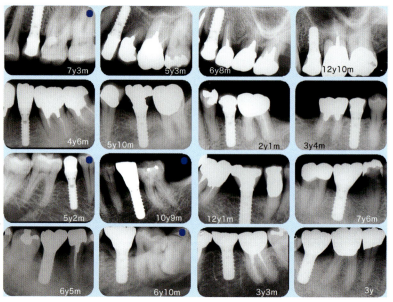

図4 インプラントは中間1歯欠損への適用が3番目に多い

中間1歯欠損へはブリッジの適用が一般的であるが，支台歯が健全歯に近いとき（●の症例），逆に歯質，歯周組織が脆弱で支台歯としては不安があるとき，インプラントは侵襲が少なく，有効である．インプラントは対合歯，隣在歯に過重な力を及ぼす心配があるが，中間1歯欠損の場合，インプラントは両隣在の天然歯に囲まれるため，それらの感覚受容器による力のコントロールの効果を享受することになり，インプラントの過大な力は抑制される．この点は図3の長い中間欠損の場合も共通している．

① 片側遊離端欠損

　臨床家にとって対応が非常に困難な症例の1つは片側遊離端欠損（特に下顎）である．可撤性義歯は良好な経過をたどる場合もあるが，症例によっては，鉤歯への負担が大きく，義歯の回転，沈下も起こりやすく，また，患者さんの違和感が大きく，機能回復も十分に得られないことがある．その結果，反対側での（習慣性を超えた）片側咀嚼癖を引き起こし，その部位での，歯冠歯根破折，歯周病の進行，無症状だった慢性根尖性歯周炎の急性転化，顎関節症の発現につながる場合もある．事実，咀嚼側が偏位し，長期に固定化されると，これらの現象が症候群として相互に関連し合いながら出現してくることは日常臨床でたびたび経験するところである．

　インプラントを埋入することにより，新たな咬合支持が得られるばかりでなく，欠損部に隣接する天然歯の負担が軽減され，歯周組織が改善される場合もある（→p168，本章 Case-1 参照）．

　一方，歯の移植もきわめて有効な方法であるが，移植歯として機能していない余分な歯の存在と，一定の骨幅を有する受容床（顎堤）が前提となり，現実には遊離端欠損のように，抜歯後，一定期間が経過して，骨吸収が進行している症例においてその条件を満たすものは少なく，より高度な技術を必要とする顎堤増大などが必要となる場合が多いことも事実である（→p131，**8章「むずかしい歯の移植の症例にどう対応するか？」**参照）．

　これに対し，インプラントはサイズが小さいため，顎堤の条件が不利な場合でも，GBRなどをすることなく適用できることは多く，仮にGBRが必要な場合でも，移植の場合と違い，少量の骨増生で済むため容易に行える（→p169，171，本章 Case-2,3 参照）．

　移植の場合，特に大臼歯の移植の場合は歯根のボリュームが大きく，それを受け入れる歯槽骨量を大幅に増生することは通常のGBRのテクニックでは容易でなく，移植歯の歯根膜の再生機能や恒常性維持機能を活用した異なる方法が有利である（→p135，8章 Case-1 など参照）．

Case 1 下顎片側遊離端欠損へのインプラント（天然歯を救うための対応）

58歳, 女性
主訴：右下のブリッジが動いて噛めない

初診時　1999年4月

| 8 | 7 | 6 | 5 | 4 | 3 | 2 | 1 | 1 | 2 | 3 | 4 | 5 | 6 | 7 | |
| 8 | | | 5 | 4 | 3 | 2 | 1 | 1 | 2 | 3 | 4 | 5 | 6 | 7 | |

⬇　　　埋入後

| 8 | 7 | 6 | 5 | 4 | 3 | 2 | 1 | 1 | 2 | 3 | 4 | 5 | 6 | 7 | |
| 8 | I | I | 5 | 4 | 3 | 2 | 1 | 1 | 2 | 3 | 4 | 5 | 6 | 7 | |

1, 2：1999年4月. 5|遠心に大きな骨透化像がみられ，大きな動揺と咬合痛を伴って来院した．しかし，プロービングデプスは遠心の狭い範囲で5mm，遠心舌側で4mm，近心側では3mmであった．|8を抜歯後，|76部へインプラントを埋入し，咬合圧を受け止め，咬合性外傷の軽減を目指すことにした．

3, 4：2009年5月．インプラント埋入後10年1カ月時．5|の動揺，咬合痛は消失し，透過像は大幅に改善された．プロービングデプスは全周で1mmとなった．

5, 6：2013年5月．インプラント埋入後14年1カ月時．X線写真では5|の歯周組織の完全な再生は得られていないが，プロービングデプスは2mm以内で，動揺度も正常範囲内である．

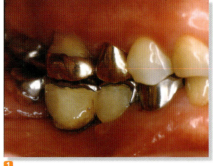
1

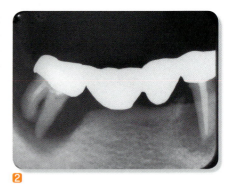
2

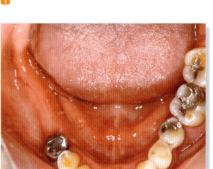
3

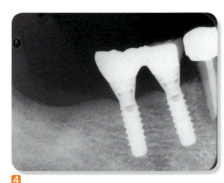
4

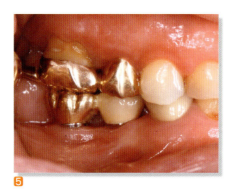
5

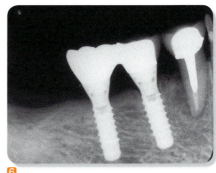
6

2 長い中間欠損

2，3歯の長い中間欠損は，補綴装置にかかわらず，遊離端欠損ほどではないにしても残存隣接歯に大きな負担を強いることから，インプラントは有効である．

インプラントの最大の不安要素は，対合歯に対する過大な咀嚼力の発現であるが，中間欠損の場合，インプラントが近遠心的に複数の天然歯で囲まれることから，それらの歯根膜感覚受容器によって咀嚼力がある程度コントロールされる．実際，多くの適応例で問題はほとんど起こっていない（Case-2）．むしろ，長いスパンの補綴物を装着することによる残存歯への過重負担，長いポンティックの金属剪断変形によるセメントのウォッシュアウト，カリエス，歯周病，歯根破折などの発生のほうがはるかに問題となる．

仮に顎堤幅が不足する場合でも，遊離端欠損と違い，後方歯が存在することから，一定の頬舌的骨幅が存在し，骨増生の場は得られやすく，また，移植と違って，インプラントの場合は骨増生の量がわずかで済むためGBRは容易である．

Case 2 下顎の長い中間欠損へのインプラント（顎堤が狭すぎて移植が困難な症例）

59歳，女性
主訴：左下の入れ歯部分で噛めず，無理に噛むと痛くて入れ歯が入れられない

初診時　2008年4月

8	7	6	5	4	3	2	1	1	2	3	4		6	7	
	7		5	4	3	2	1	1	2	3	4	5			8

↓　埋入後　2015年11月

8	7	6	5	4	3	2	1	1	2	3	4		6	7	
	7		5	4	3	2	1	1	2	3	4	I	I		8

1：2008年4月．初診時の状態．5|は歯根破折で抜歯となった．

2～4：|76には可撤性義歯が装着されており，調子はよかったが，|56部顎堤が狭く，このままでは埋入は困難と診断し，GBRを行うことになった．

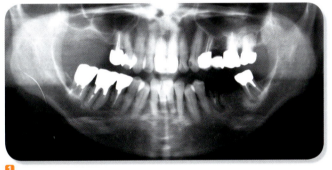
1

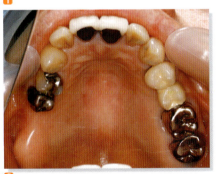
2

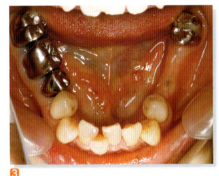
3

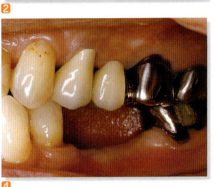
4

5：歯肉弁を剥離すると，やはり骨幅は非常に狭かった．

6：インプラント埋入部からトレファインバーで骨を採取した．

7：皮質骨への穿孔．

8：**6**で採取した骨をスペースメイキングにして，メンブレン（CYTOPLAST）を設置した．

9，**10**：2009年9月．インプラント埋入．歯の移植と違い，インプラントはわずかな骨の増生で埋入可能である．

11：補綴時．7⏌は1年前から歯内療法を続けているが，咬合痛と根尖病変が消失しなかった（この時点では水酸化カルシウムを貼薬中）．

12：インプラント埋入後3年3カ月．約3年間，縮小しなかった7⏌の近心根尖部の透過像は短期間にほぼ消え，咬合痛もなくなった．7⏌への強い咀嚼圧が，インプラントによって軽減され，破骨細胞を活性化し続ける状態が改善されたせいであろう．インプラントの思わぬ効果である．

13，**14**：2015年11月．インプラント埋入後6年2カ月経過．

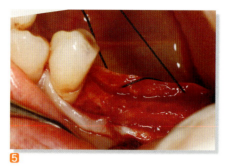
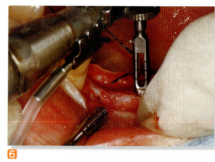
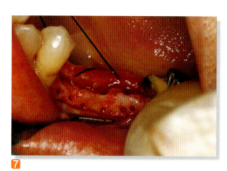
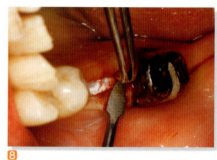
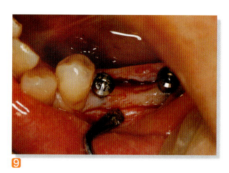
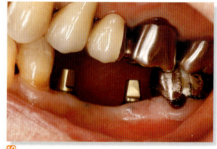
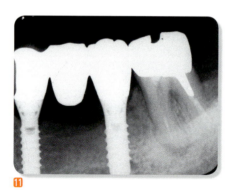
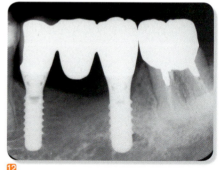
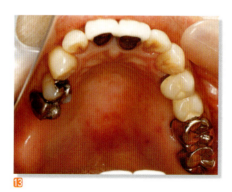
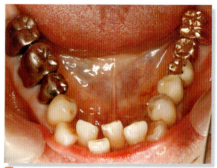

③ 中間1歯欠損

　中間1歯欠損の場合，両隣在歯が存在することから欠損部の顎堤が著しく吸収していることは少なく，移植歯が存在すれば，移植の適用は容易であり，もっとも推奨できる処置である．しかし，現実には移植歯が存在することは少なく，日常臨床においては可撤性1本義歯か固定性ブリッジかインプラントかの選択になることが多い．

　可撤性1本義歯はレスト以外の隣在歯を削合する必要がなく，処置も早く，コストも低く抑えられる利点を有するが，長期的にみると，カリエス，過重負担による歯周病などを惹起する場合があるので注意が必要である．症例によっては患者さんが違和感を訴えることもあり，鉤歯の歯質が脆弱な失活歯であれば，歯根破折が起こる場合もある．

　ブリッジの場合，10年程度では問題が生じないことが多いが，10年以上の経過観察では2本の支台歯の二次カリエス，過重負担，骨植のよい歯におけるセメントのウォッシュアウトなどのトラブルが生じる可能性がある．

　以上のことから，特に2本の支台歯が健全歯の場合，削合は避けたいし，支台歯となる歯が脆弱でブリッジを支える条件を満たしていない場合も，インプラントを適応することは，歯と歯列を守る保存的な治療法と考えている．インプラントによる対合歯への影響も，隣接する2本の天然歯の歯根膜感覚受容器により，咬合力がコントロールされるため，対合歯や隣在歯の問題は起こらない．

Case ③ 中間1歯欠損 へのインプラント（6|の保護）

35歳，女性
主訴：右下で噛めない．みた目をよくしたい

初診時　2006年2月

| 7 | 6 | 5 | 4 | 3 | 2 | 1 | 1 | 2 | 3 | 4 | 5 | 6 | 7 | |
| 7 | 6 | | | 4 | 3 | 2 | 1 | 1 | 2 | 3 | 4 | 5 | 6 | 7 | 8 |

↓　　埋入後

| 7 | 6 | 5 | 4 | 3 | 2 | 1 | 1 | 2 | 3 | 4 | 5 | 6 | |
| 7 | 6 | I | 4 | 3 | 2 | 1 | 1 | 2 | 3 | 4 | 5 | 6 | 7 | 8 |

❶〜❸：両隣在歯ともにほぼ健全であることから，患者，術者ともに歯（特に6|）を切削してブリッジにすることは避けたいという気持ちで一致した．インプラントの説明を行い，検討していただく間，これ以上のわずかな移動も許されないので，ワイヤー固定した．

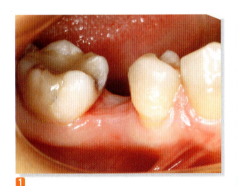
❶

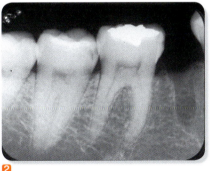
❷

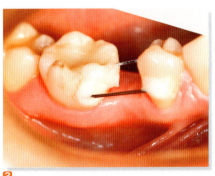
❸

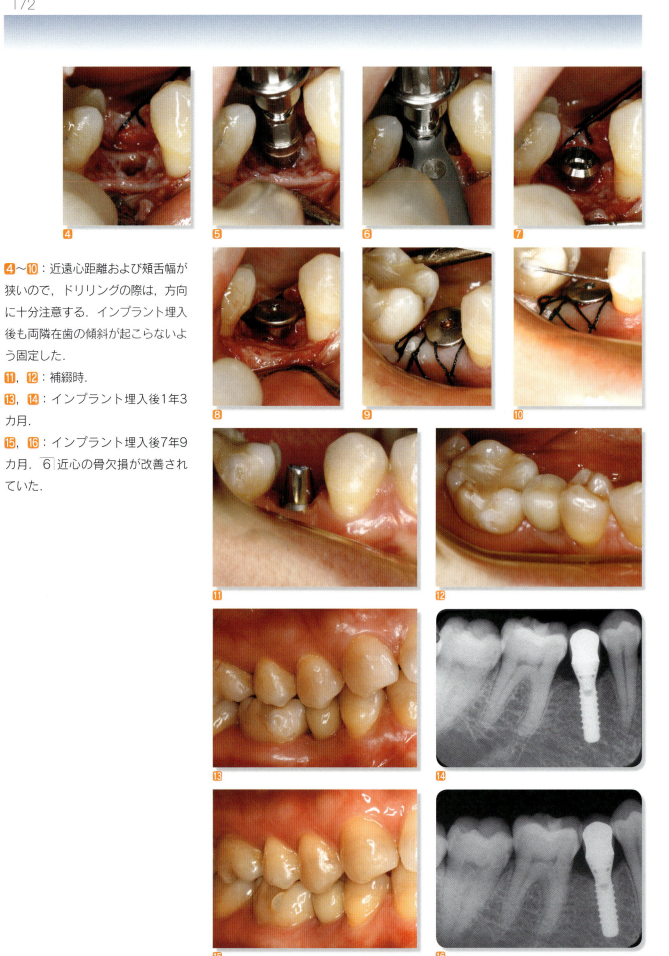

4～10：近遠心距離および頬舌幅が狭いので，ドリリングの際は，方向に十分注意する．インプラント埋入後も両隣在歯の傾斜が起こらないよう固定した．

11, 12：補綴時．

13, 14：インプラント埋入後1年3カ月．

15, 16：インプラント埋入後7年9カ月．$\overline{6|}$近心の骨欠損が改善されていた．

9章—インプラントが必要な欠損歯列——移植適用が困難な場合

Ⅲ—歯の移植とインプラントの共存

表2 インプラントと比べて歯の移植が有利な点[1]

1. 歯根膜の存在
   (1) 歯根膜の再生機能を活用できる
   (2) 歯根膜の感覚機能を活用できる
   (3) 移植後，移植歯を有利な位置へ移動できる
2. 抜歯直後のほうが容易に，かつ確実に行えること
3. 若年者にも適用しやすいこと
4. 7番1歯欠損への適用が有利
5. 軟組織との付着が強固
6. 近心隣接歯とのコンタクトロスが生じにくいこと
   （インプラントは長期経過で，特に近心に生じる場合が多い）

表3 歯の移植と比べてインプラントが有利な点

1. ドナーが常に用意されていること（移植の場合は移植歯がないことが多い）
2. 受容床の顎堤の幅が多少狭くても行えること（GBRが必要な場合でもわずかな骨の増加で可能となる）
3. 根管治療が不要なこと
4. 二次カリエスにならない
5. 破折がほとんどないこと
6. 通常は外科処置を行う部位が1箇所で済むこと
7. 外科的侵襲が少なく術後の腫脹と疼痛がほとんどないこと
8. 術式が規格化，簡素化されていること

　歯の移植とインプラントは二者択一的に適用するものではなく，相互に補完し合う関係で位置づけると活用範囲がさらに広がり，効果的である（→p177, Case-4, 5）．

　そのためには，両者を比較し，利点，欠点を把握したうえで，活用することが望まれる．

　移植歯は生体の一部であるのに対し，インプラントは基本的には異物とされる（井上ほか，1996[2]）．移植歯には再生，恒常性，感覚などの優れた生物学的特性を有する歯根膜が存在するが，インプラントには存在しない．両者の適用が共に可能であれば，**表2**に示す理由から基本的には移植を優先させる．臨床的には両者の機能に差がないようにみえるが，治癒の過程と治癒像および経年的な変化を注意深く観察すると，インプラントにはない，いくつかの利点が移植には存在することがわかる．インプラントと比べて歯の移植が有利な点は，歯根膜の存在によるところが多いが，天然歯であるがゆえの利点も存在する．

　しかし，実際の臨床においてはインプラントにも利点が存在する．移植が望ましくても，適用が困難で，インプラントに頼らざるを得ない場合も存在する．両者を比較したうえでそれぞれの利点を**表2，3**に要約した．

Case 4　歯の移植とインプラントの共存例1

44歳，女性
主訴：左側で噛めるようにしてほしい

初診時　1989年5月

| 7 | 6 | 5 | 4 | 3 | 2 | 1 | 1 | 2 | 3 | 4 | 5 | 6 | 7 | |
| 7 | | 5 | 4 | 3 | | 1 | 1 | 2 | 3 | 4 | | | | |

↓　埋入後

| 7 | 6 | 5 | 4 | 3 | 2 | 1 | 1 | 2 | 3 | 4 | 5 | 6 | 7 | 8 |
| 7 | | 5 | 4 | 3 | | 1 | 1 | 2 | 3 | 4 | Ⅰ | Ⅰ | | 8 |

移植：|7→6|部

[現　症]

：1989年5月．初診時のパノラマX線写真．|567の可撤性義歯は拒否され，このまま様子をみることになった．

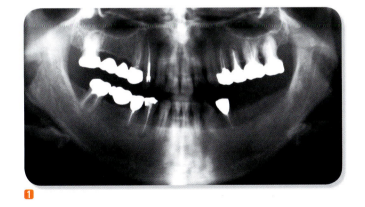

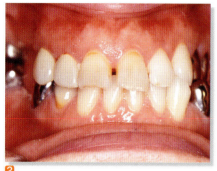 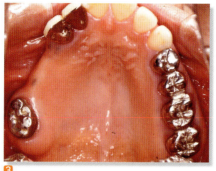 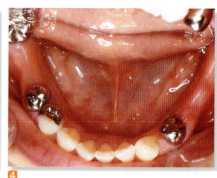

❷

❸

❹

❷〜❻：1991年6月．2年ぶりに再来院したときの状態．4̲は歯根破折により抜歯され，また，6̅のポンティックが除去され，3̲2̲は歯冠修復され，654̲/6̲ 5̲67欠損部に可撤性義歯が装着されていた．しかし，満足な咀嚼ができず，機能回復を希望された．

[6̅部へ移植]

❼：まず，右側だけでも噛めるようにしてほしいとの切実な希望に応えるため，対合歯のない7̲を分割し，口蓋根を5̲部に移植することにした．

❽：しかし，7̲のクラウンを除去後，分割してみると，頬側2根の歯根部は予想以上に短く（ルートトランクが長い）根分岐部までカリエスが進行していたため，移植には使用できないことがわかった．

❾：その結果，口蓋根のみを5̲部に移植することとなった．

❿，⓫：1992年4月．5̲部への移植時．健全歯根膜量がわずかだったため（❾の矢印），これ以上，深い挿入は無理だった．

⓬，⓭：1992年12月．歯周組織の治癒を待ち，テンポラリークラウンを装着し経過観察した．

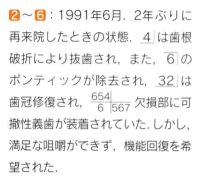 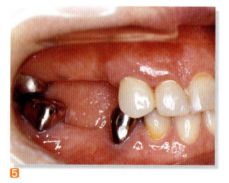 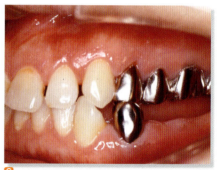

❺ ❻ ❼

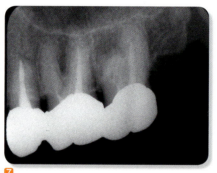 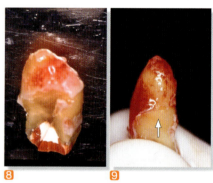

❽ ❾

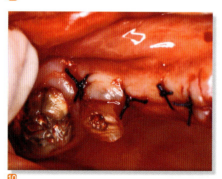 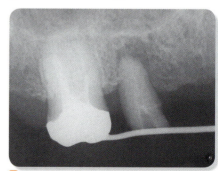

❿ ⓫

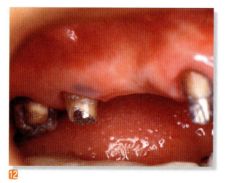 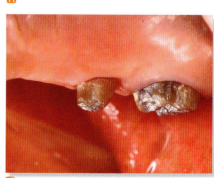

⓬ ⓭

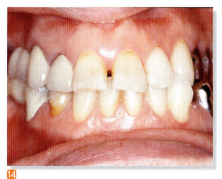
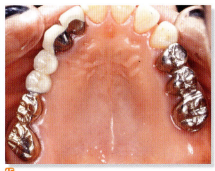
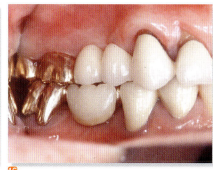
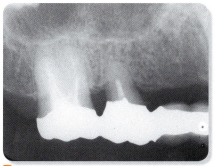
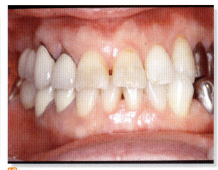
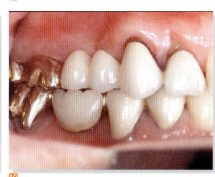
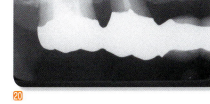
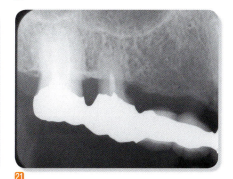
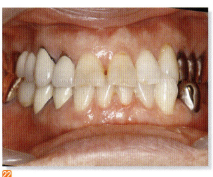
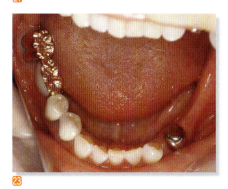
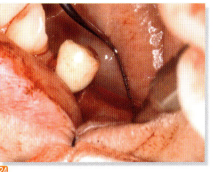
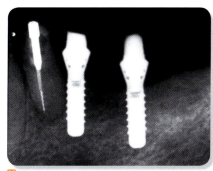

⑭〜⑰：1993年1月．補綴物装着時．移植後9カ月（右下にはブリッジを装着）．

⑱, ⑲：2003年5月．補綴物装着後10年5カ月．患者さんは右側での咀嚼機能の回復に十分満足していた．

⑳：2003年5月．移植後11年1カ月．

㉑：2007年1月．移植後14年7カ月．5|部の移植歯は短いが十分に長いポンティックを支えている．

[|57部へインプラント]

㉒, ㉓：2007年1月．「現在の咀嚼機能に不満はないが，右側のみで噛むようになったので，可能なら左側でも噛めるようにしたい」と相談された．左下の顎堤幅は十分でないため，GBRを想定してインプラント埋入を行うことになった．

㉔, ㉕：2007年4月．|56部にインプラントを埋入．やはり顎堤は非常に狭く，GBRを検討したが，CTによる精査を踏まえ，歯槽骨頂を水平に1mm削除することでGBRをせずに埋入できた．

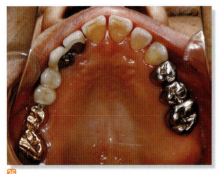
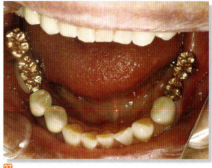
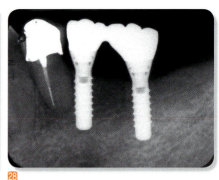
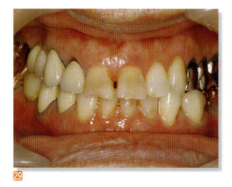
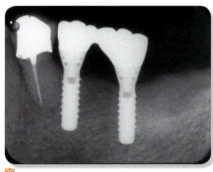
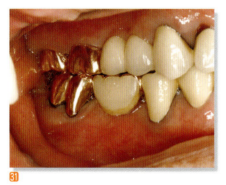
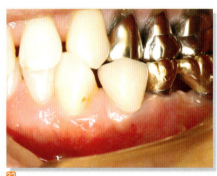
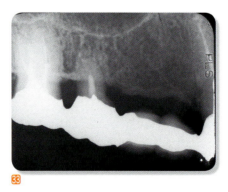
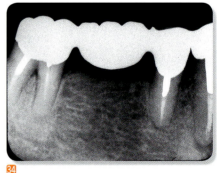

㉖, ㉗：左下インプラント部の補綴物の仮着.

㉘：2007年11月．補綴物装着時.

㉙, ㉚：2009年6月．両側で十分に噛めるとのこと.

㉛, ㉜：2013年2月．5⏌部への移植後20年10カ月．⏌56部へのインプラント後5年10カ月．左側臼歯部では上顎歯列弓が狭いため，⏌456部でクロスバイトの程度が大きく咀嚼しづらかった．しかし，患者さんが⏌456の歯冠修復の再治療を望まなかったので，すでに入っていた修復物の隣接部に溝を入れて，ひと回り大きな外冠をつくり，咬合面を頬側方向に1mm広げて，スーパーボンドで接着し，対合歯との咀嚼面積を広くした．この結果，よく噛めるようになった（この手法は，歯冠修復時に，対合歯の大がかりな再製を患者さんが希望しないときに行う方法であり，患者さんからはとても感謝される）.

㉝：同時期の5⏌部の移植歯.

㉞：同時期の右下臼歯の状態．移植とインプラントによる長期に及ぶ臼歯部咬合支持の獲得が功を奏し，患者さんは咀嚼機能回復に満足している．移植とインプラントを併せて適用するとき，移植は上顎，インプラントは下顎に行うと，両者の特徴，利点をいっそう生かすことができる.

Case 5 歯の移植とインプラントの共存例2

40歳，女性
主訴：①左下の奥歯（7┘）の強い痛み，②他院にて右上の歯（73｜）を抜いて入れ歯という診断を受けたため相談を希望

初診時　2003年3月

8	7	6	5	4	3	2	1	1	2	3	4	5	6	7	8
8	7	6			4	3	2	1	1	2	3	4			7

⬇　埋入後

8	7	6	5			3	2	1	1	2	3	4		6	7
8	7	6			4	3	2	1	1	2	3	4	5	6	7

移植：7┘頬側2根→｜65部

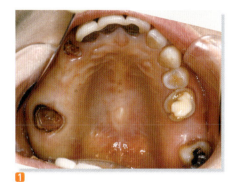 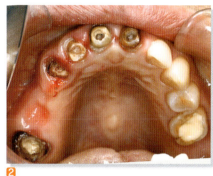

1，**2**：初診時．7┘の痛みは歯髄炎によるものであった．一方，これまで｜3，7┘，｜6の3本が要抜歯と診断され，義歯装着の治療方針を提示されていたが受け入れられず，当院を来院した．

3：7┘部の拡大．

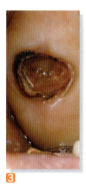 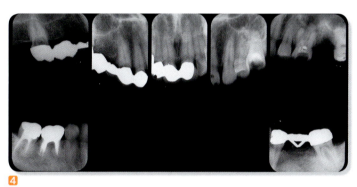

4：X線写真（患者さんがX線撮影を嫌うため，カリエスのみられない4～3は含めなかった）．

[おもな問題点]
・7┘のセメントウォッシュアウトを伴う歯肉縁下カリエスの存在．
・｜3は深い縁下カリエス．
・7┘は髄床底が穿孔し，探針で触れれば出血するほど全周で深い縁下カリエスに罹患．
・｜6も髄床底に穿孔があり，頻繁に急性発作を起こす根尖病変のため「要抜歯」の診断を受けていた．
・21｜1も深い縁下カリエスが存在（抜髄後歯冠修復が必要と他院にて診断されていた）．

以上の所見から，義歯装着もやむを得ないと思われたが，要抜歯と診断された｜3，7┘，｜6の3本を保存し，移植とインプラントを併用することとした．

[7┘口蓋根の外科的挺出と頬側2根の移植の適用]

5：7┘を分割し，口蓋根は外科的に挺

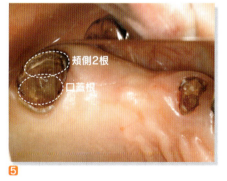 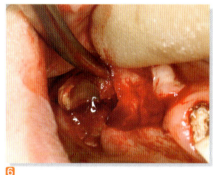

出して，その部位で保存した．

6：頬側2根は一括抜歯後，移植した．

7：抜歯後の7|頬側2根．移植前に，これだけ小さい歯根をさらに分割すると，移植後の固定などの手技がむずかしくなる．

8：7|頬側根移植用に受容床5|部を形成し，2根のままいったん移植した．

9：頬側2根移植後2週間．カリエスの深い3|と固定し，治癒後，清掃性向上のために分割した．

10：頬側2根の移植歯が安定した後，3|の外科的挺出を行った．歯肉縁上，特に口蓋側に健全歯質を1mm以上獲得し，フェルール効果が発揮されるようにした．

11：外科的挺出後1週間．3|挺出後は逆に，5|部に移植されて安定している7|の頬側根にワイヤーで固定を求めた．

12，13：治癒を待つ元7|の3根（矢印）．3|にはテンポラリークラウンを装着している．この時点ではすべての処置歯に，根治後，水酸化カルシウムを貼薬している．

14：元7|の3根および挺出した3|の水酸化カルシウムを除去後，最終根管充填を行い，メタルコアを装着．この時点で頬側2根にはテンポラリークラウンを装着し，歯根近接を改善し，清掃性向上のため，分割し，モジュールで近遠心に離開し始めた（写真は離開前）．

[4|部へのインプラント適用]

ここで大きな問題となるのは3|とその後方歯根3本の歯冠修復をどのように行えばよいのかということである．3|から最後方の7|口蓋根までをワンピースで連結ブリッジにする設計はリスクが高すぎる．連結は

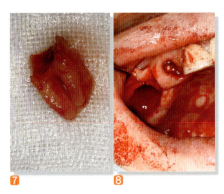
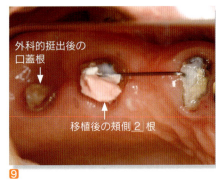

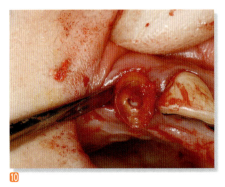
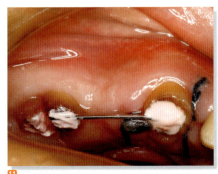

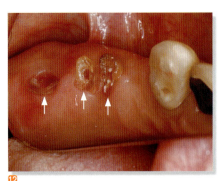
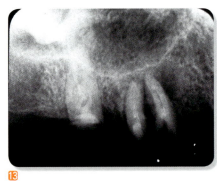

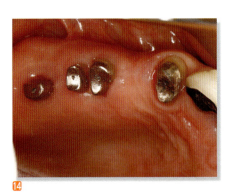
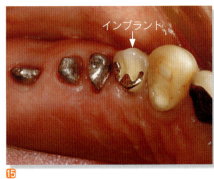

最小範囲で行いたいことから，大型補綴物を避け，小さく分離する目的で，4|欠損部にインプラント1本を埋入することにした．

15: 4|欠損部にインプラント1本を埋入し，歯冠修復を行った．3|にテンポラリークラウン装着中．頰側2根の離開後．歯間ブラシが通る条件が生じた．

[補綴処置]

16: 3|から最後方の 7|口蓋根までの歯冠修復完了．この部位の4本の歯と歯根は，実際に抜歯と診断されていたことを考えると患者さんにとって保存治療の効果は大きい．

[脇を固める保存的基本治療]

1. 6|の穿孔＋根尖病変への対応

17〜**19**: 6|も髄床底の穿孔（矢印）と頻繁に急性発作を起こす根尖病変のため「要抜歯」の診断を受けていたが，穿孔部の歯肉息肉を電気メスで切除後，スーパーボンドで封鎖し，また，再歯内療法により口蓋根の大きな根尖病変を治癒させたことにより快適な咀嚼機能が回復した．

20, **21**: 患者さんの直接的な来院動機は左下のセメントウォッシュアウトと縁下カリエスによる急性歯髄炎で，カリエスは歯肉縁下深く，生物学的幅径が侵されていた．

2. 縁下深い歯髄炎歯への対応

22: レジン系材料で隔壁をつくり，彎曲根管ではあるが，根管を開けすぎて歯質を薄くしないように慎重に歯内療法を行った．

23: 生物学的幅径と歯肉縁上への健全歯質獲得のため，歯冠長延長を行った．術後の付着歯肉幅を減らさないために，根尖側移動術で行った．

24: 健全歯質が1mm前後獲得され，3|と同様，フェルール効果が発揮できる環境となった．

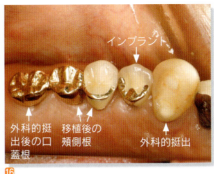
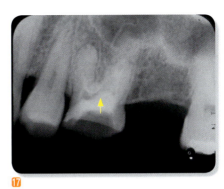
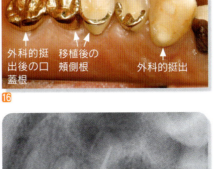
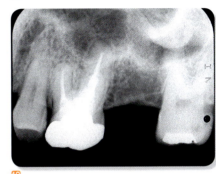
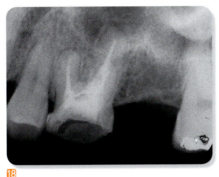
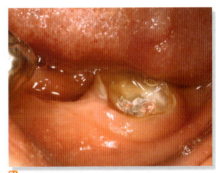
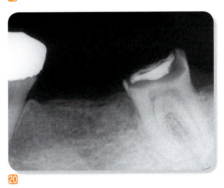
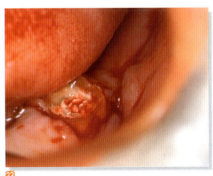
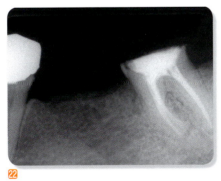
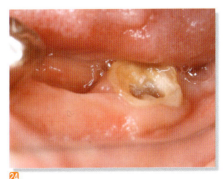

3. 侵襲が少なく脱落しにくいメタルコア

25：大臼歯の歯根は通常，離開しており，平行性をとれない場合が多い．無理なワンピースコアの作成は歯質の必要以上の削除につながり，歯根破折を招く危険性がある．しかもこの歯は歯冠歯質が非常に少なく，スパンの長いブリッジの支台歯となるため，根管維持タイプの長くて細いポストのコアが必要であることからツーピースコアとする．

26，27：ブリッジの装着（合着セメントでなくスーパーボンド）．

28：通常はこれだけ長いポストは不要だが，この症例では縁上歯質が少なく，ポスト維持タイプのため，歯内療法時の必要な歯根拡大の範囲内で長くて太くならないポストを作成した．

29，30：ブリッジ装着後5年2カ月後．まだ短期経過であるが，ポンティック下に骨の増加がみられ，強い力が加わっている様子が伺え，今後の観察が必要である．

4. 歯髄保全への努力

31：初診時に 21|1 に深いカリエスがあり，抜髄は避けられないと感じたが，歯髄炎の症状はなかったため，何とか歯髄の再生機能を利用して歯髄を保存したいと考えた．

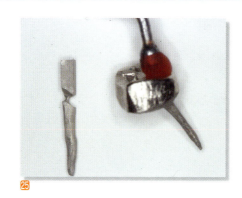

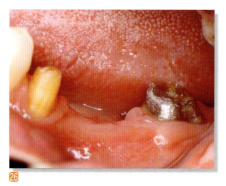
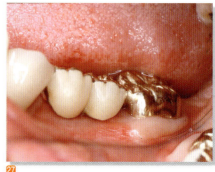

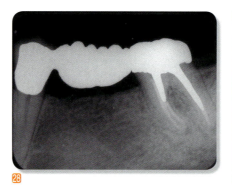
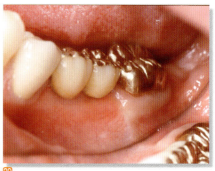

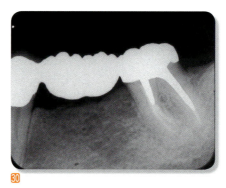
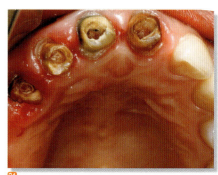

㉜, ㉝：麻酔下で軟化象牙質を徹底的に除去すると，露髄する危険性があったため，無麻酔下で患者さんが痛みを訴えるまで軟化象牙質を露髄させないように慎重にエキスカで除去した後，意図的に薄く残し，その上にHY剤の入ったハイボンドソフトセメント（松風社）で覆い，IPC（暫間的間接覆髄）を行った．その上にコンポジットレジン充填を行い，4カ月間，第三象牙質の形成を待った．その後，同じ作業を再度行い，さらに4カ月間待った．

㉞：その結果，第三象牙質の形成がさらに生じた時期に，軟化象牙質を完全に除去し，既述の通り歯髄を保存することができた．この後，21|1は歯冠長延長を行い，口蓋側で骨切除を行った．3|はこの後，外科的挺出をした．

㉟〜㊲：最終的に21|1は有髄歯のまま歯冠修復を行った．この症例は長期的には21|1の前歯に負担がかかってくることが予測されるため，安易に抜髄せずに有髄のまま保存したことは意義がある．

㊳：治療終了後5年2カ月の状態．

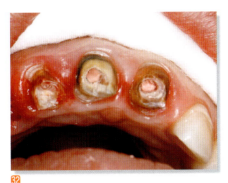
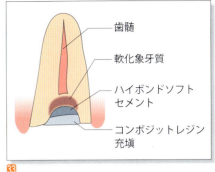
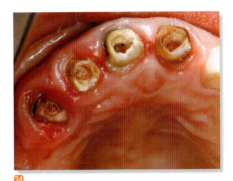
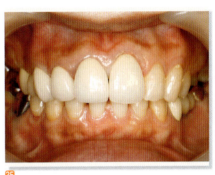
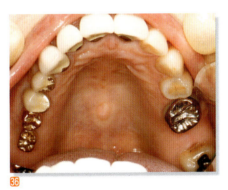
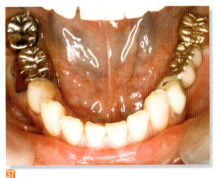
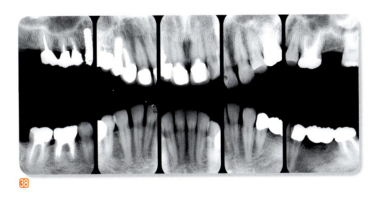

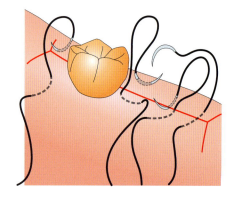

10章 歯の移植と矯正治療

Ⅰ　はじめに
Ⅱ　歯の移動か歯の移植か？―処置方針の選択―
Ⅲ　矯正治療で抜去した歯を移植に活用

I—はじめに

臨床における欠損歯列への対応として，歯の移動と歯の移植のいずれを選択すべきか迷うことは多い．

1 移植より移動が優先

両者を比較するうえでもっとも単純な例は，1本の歯についていえば生物学的幅径が侵された歯肉縁下カリエス，あるいは縁下に及ぶ破折歯を保存しようとするとき，移動＝矯正的挺出にすべきか，移植＝外科的挺出（歯槽窩内移植）にすべきか迷う症例である．あるいは，8番が存在し，7番の1歯欠損がみられる症例において，8番の近心移動がよいのか，移植がよいのか迷う場合である．

原則的には移植より移動を優先すべきである．理由として，移動の場合，術中の歯根膜への損傷，歯根吸収，歯根・歯槽骨破折などが起こらないか，起こりにくい点があげられる．また，一般的な症例において，生活歯が対象となる場合，移植は抜髄しなければならないが，移動は生活歯のままで行えることが大きな利点である．ただし，移動は欠点として，治療期間が長いこと，何らかの矯正装置が必要になることなどがあげられる．

2 矯正治療で抜去される歯の活用

歯の移動と移植を全顎的な治療の視点でみると，移植歯としてもっとも理想的で，不利益がまったく生じないのは矯正治療で抜去される歯である．この場合，歯列不正の改善と欠損部でのあらたな歯の獲得が同時に行えるため，まさに一石二鳥の大きな効果が得られる．

移植も移動も歯根膜の存在によってはじめて可能となる処置である．歯根膜が著しく損傷している場合や存在しない場合，移植は置換性歯根吸収（癒着）を起こす可能性がある．移動は歯根膜に部分的にせよ置換性歯根吸収があると不可能である．

歯根膜の機能として，Melcherは支持，栄養，感覚，再生，恒常性維持をあげているが[1]，移植は再生機能，移動は恒常性維持機能によるものである．

10章—歯の移植と矯正治療

II—歯の移動か歯の移植か?—処置方針の選択—

前頁で歯の移動か歯の移植か迷う例として述べた挺出は,上下的(垂直性)移動であるが,実際の臨床では水平的移動か移植かという比較選択で迷うことが多い.両者をわかりやすくたとえると,目的地に着くのに地続きの列車で行くのは歯の移動に似ており,いったん,離陸して飛行機で行くのは歯の移植に似ている.必要な期間,侵襲やリスクの程度という点でも類似点を有する.

1. 歯の移植=歯根膜の再生機能を活用

歯の移植後,移植歯が生着するのは当然のことであるが,たとえ,受容側の歯槽骨に大きな骨欠損があったとしても,移植後,その骨欠損が大幅に改善されることはよくみられる現象である.これは移植歯の歯根膜の再生機能によるところが大きく,外科的な強い侵襲を受けた歯根膜細胞が脱分化して未分化間葉細胞となり,その中の一部が骨芽細胞に分化し,固有歯槽骨をつくり,これと協同的に周囲の歯槽骨が支持歯槽骨をつくることによるものと考えられる.このように受容側の骨幅が狭くても,GBRなどの方法によらず移植歯の歯根膜の機能で大幅に改善できる点は歯の移植の利点である.

2. 歯の移動=歯根膜の恒常性維持機能を活用

本書では歯根膜の恒常性を,歯槽骨を含めた歯周組織全体のより広い範囲で,かつ臨床的な立場から図1で示すように歯根膜の本来の存在形態(もっとも生理的な状態)を維持しようとする機能として捉える.具体的には歯根膜が歯槽骨縁下においてはセメント質と固有歯槽骨に挟まれ三位一体となって存在する特性,歯槽骨縁上においては上皮とともに生物学的幅径を構成する特性をさす(歯槽骨縁上の約1mmの結合組織も本書では歯根膜に含める).

すなわち,この機能を単に「なぜ歯が動くのか?」というメカニズムを解明す

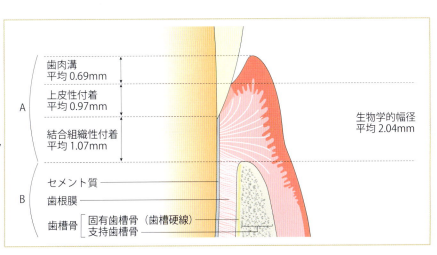

図1 本書における歯根膜の恒常性維持機能
A:歯槽骨縁上においては,上皮とともに平均2.04mmの生物学的幅径を構成する.
B:歯根膜は,歯槽骨縁下においてはセメント質と固有歯槽骨に挟まれ三位一体で存在し,その中のシャーピー線維はセメント質,固有歯槽骨の中に封入されている.
AとBの2つの特性を維持しようとする恒常性維持機能をさまざまな局面で活用することにより臨床効果を上げることができる.

(Gergiulo, et al, 1961[2])

る一般的な解釈の仕方に留めず，垂直性あるいは囲繞性骨欠損を改善したり，狭い顎堤上あるいは骨欠損のある顎堤上で安全に歯の移動を行うなど，臨床において困難とされる問題を解決するための歯根膜の恒常性維持機能について，その具体的な活用法を提示する．

1 矯正的移動

歯の移動は矯正的移動がほとんどであるが，自然移動が生じる場合もある．
まずは，移植も検討したが，最終的には歯根膜への損傷が少ない矯正的移動を選択した2症例を提示する．

Case 1 移植と矯正的移動により左右臼歯部の咬合支持を獲得した症例

42歳，女性
主訴：右上の奥で噛めない

初診時　1994年4月

8	7	6	5	4	3	2	1	1	2	3	4	5	6	7	
8	7	6	5	4	3	2	1	1	2	3	4	5	6	7	8

↓　移植後

	7	5	4	3	2	1	1	2	3	4	5	6	7
8	7	6	5	4	3	2	1	1	2	3	4	5	6	7

移植：8̲ → 7̲部，移動：転位歯 5̲ → 6̲部

❶〜❹：1994年4月．「76̲ と 6̲ の抜歯後，インプラント」との診断を前医院で受けていた．

❺：6̲ は，冠を除去すると髄床底までカリエスが進行し，近心根は特に深かった．しかし，遠心根は挺出すれば保存可能と診断し，近心根のみを抜去し，この部位に舌側転位していた 5̲ を矯正的に移動することにした．5̲ を移動でなく移植する方法も報告されているが，単純な傾斜移動で十分であること，歯根膜，歯への侵襲の低さ，成功率の高さから移動を選択した．対象歯が生活歯の場合，抜髄を必要とする移植より，移動のメリットはさらに高まると考えた．

❻：76̲ は保存不可能のため抜歯し，7̲ の抜歯部位に対合歯のない 8̲ を移植した．

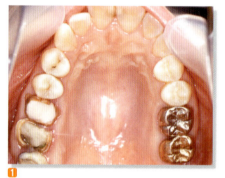
❶

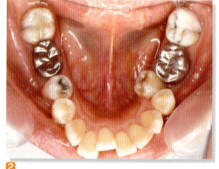
❷

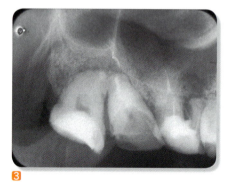
❸

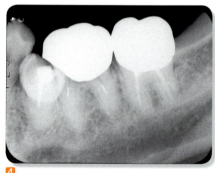
❹

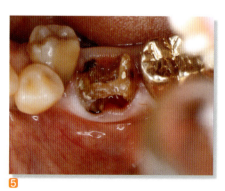
❺

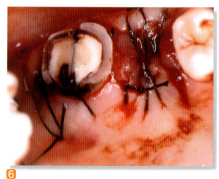
❻

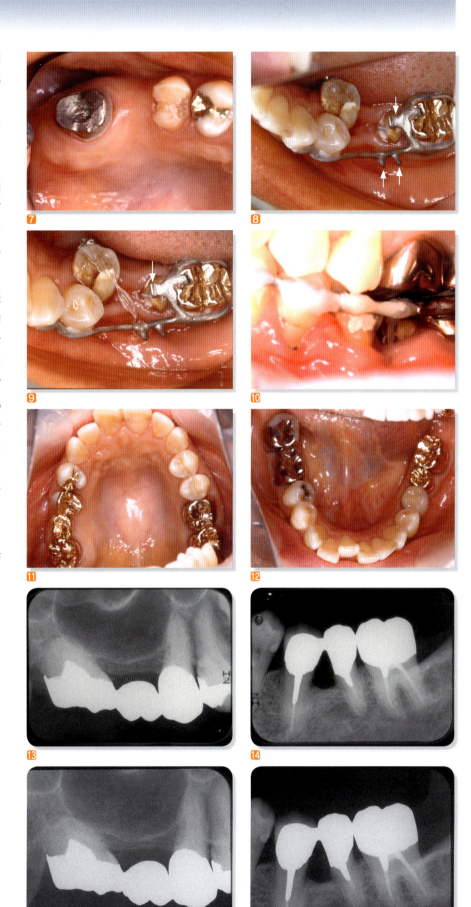

7：1995年12月．移植歯の歯内療法後，コアを装着し，|5 は4/5冠にしてブリッジ作製に入った．

8：下顎においては|34 から|7 にかけて矯正用の3つのフック（矢印）を持つバーを接着した．

9：バーの頬側の2つのフックを利用して，まず，遠心のフックで|5 を遠心方向に，次に，近心のフックで|5 を頬側方向にパワーチェーンで移動する．

10：同時に3つ目のフック（9矢印）を利用して|6遠心根の矯正的挺出を行った．ヘミセクションだけで歯冠修復を行うと分割面のクラウンの辺縁が歯肉縁下に深くなりすぎるため，補綴物の精度および術後のメインテナンスのしやすさを改善するため，この症例のようにわずかに挺出を行った．

11，12：1996年8月．右上と左下の補綴物装着後3カ月．

13，14：2008年2月のX線写真．

15，16：2014年8月．移植および矯正後約19年経過．

Case 2 移植でなく矯正的移動を行った症例

35歳，女性
主訴：右下の奥歯（8）が痛い

```
         初診時   1991年6月
8 7 6 5 4 3 2 1 | 1 2 3 4 5 6 7 8
8 7 6 5 4 3 2 1 | 1 2 3 4 5 6 7 8
         ↓      移植後
8 7 6 5 4 3 2 1 | 1 2 3 4 5 6 7 8
8 7 6 5 4 3 2 1 | 1 2 3 4 5 6 7 8
```
移動：8→7部

1：1991年6月．ロングスパンブリッジの支台歯である8に，金属の剪断変形が原因と思われるセメントのウォッシュアウトが生じ，深いカリエスが歯髄まで進行していたため，歯列の改変を行うことにした．この歯列のまま同じ設計でロングスパンのブリッジを作製しても，同様のトラブルが起こることが予想されたためである．

2：まず，7部への8の移植と移動との選択に迷ったが，顎堤が非常に吸収しているため移植は断念し，8の近心移動を行うことにした．幅1mm程度しかないきわめて細い顎堤上（矢印）で大臼歯を移動することも通常，不可能とされているが，経験上，適切に行えば歯根膜の恒常性から可能と考えた．

3：迅速な歯体移動を行うため，8の近遠心にcorticotomyを施した．8の近心と遠心側の歯槽骨に頬舌的にバーで溝を入れる．近心では移動したい量（この症例では5mm），遠心では1mmの近遠心幅で溝を入れる．このことによりセメント質，歯根膜，固有歯槽骨（歯槽硬線部）が三位一体となって動く．

4：傾斜でなく歯体移動を行えるように0.016×0.022の矯正用ワイヤーに加え，補綴用の太いラウンドワイヤーを平行に付与した．

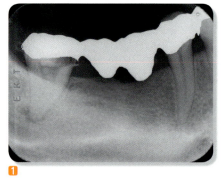
1

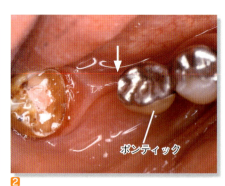
2 ポンティック

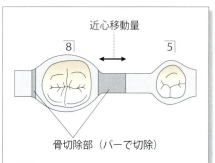
3 近心移動量　8　5　骨切除部（バーで切除）

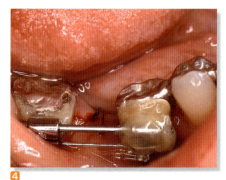
4

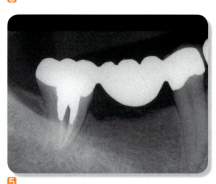
5

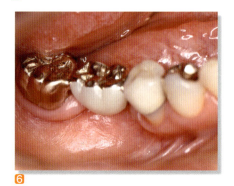
6

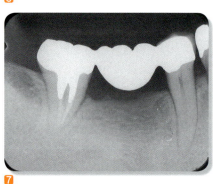
7

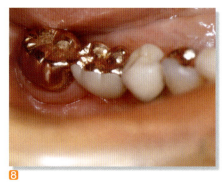
8

5，6：1992年11月．補綴物装着時．歯列の改変によりロングスパンブリッジが通常のブリッジに変わった．

7，8：2006年6月．ブリッジ装着後13年7カ月時．8はほぼ1歯分，近心移動を行ったが，十分に機能しているため，移植ではなく移動を行ってよかったと考えている．

2 自然移動

移動を予定する歯が歯根未完成で，特にまだ萌出していない状態にあるとき，矯正的な移動や移植を行わなくても，自然誘導にまかせて，一定の結果を得られる場合がある．下顎に比べて上顎埋伏智歯の場合，有効な場合が多い．

自然移動には基本的には歯根膜の恒常性維持機能がかかわっている．

Case 3 移植でなく自然移動を促した症例

16歳，女性
主訴：右下の奥歯（7｜）が痛い

初診時　1992年8月

8	7	6	5	4	3	2	1	1	2	3	4	5	6	7	
8	7	6	5	4	3	2	1	1	2	3	4	5	6	7	8

↓　移植後

	7		5	4	3	2	1	1	2	3	4	5	6	7	
8	7	6	5	4	3	2	1	1	2	3	4	5	6	7	

移動：8｜→7｜部

1：1992年8月．7｜に根尖病変を伴う深いカリエスが存在する．挺出すれば保存は可能だが，その困難さと患者さんの同意が得られなかったことから8｜で自然に置き換えたほうが有利と診断し，この直後，7｜を抜歯した．

2：2001年1月．9年5カ月後の来院時．8｜が7｜の位置に自然誘導され移動していた．

3：2004年1月．歯軸は少し垂直化したが，近心辺縁部はまだ低い．

4，5：2006年12月．

6：2008年4月．

7：2013年11月．誘導された8｜は十分に機能している．6｜遠心のカリエスはこの後，処置した．

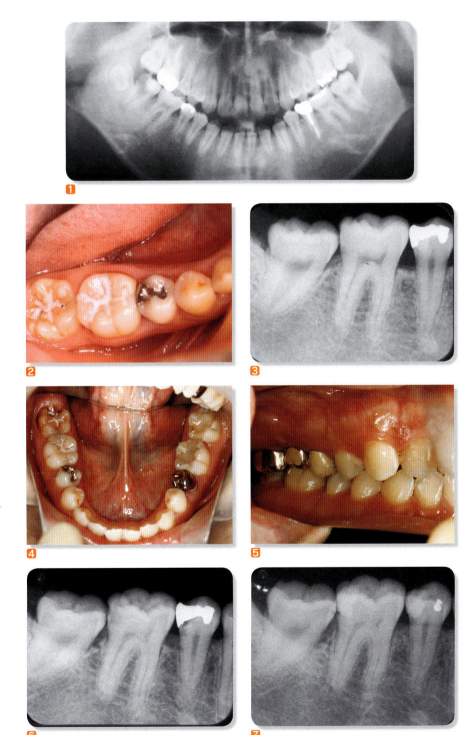

III ─ 矯正治療で抜去した歯を移植に活用

1 歯根完成歯

歯根完成歯の移植においては，歯根未完成歯の場合と違って移植後，歯髄治癒が起こることはほとんど期待できないことから，原則として移植後，3週間以内に歯内療法を行う必要がある．移植直後は炎症性歯根吸収を予防または抑制する目的で水酸化カルシウム療法を行い，約3カ月後以降にガッタパーチャによる最終根管充填を行う．失活歯となることから咬合圧の強く加わる大臼歯部での移植後は咬合面を被覆する歯冠修復を行うことが原則である．

Case 4 矯正治療（上顎前突）で抜去した歯を移植した症例

58歳，女性
主訴：① 上の前歯が出ている，
② 右下で噛めない

初診時　1995年3月

8	7	6	5	4	3	2	1	1	2	3	4	5	6	7	
8	7	6	5	4	3	2	1	1	2	3	4	5	6	7	

↓　移植後

	7	6	5	4	3	2	1	1	2	3	4	5	6	7	
8	7	6	5	4	3	2	1	1	2	3	4	5	6	7	

移植：1｜→｜6 部，6｜口蓋根→｜5 部

1〜3：1995年3月．下顎前歯は挺出し，上顎口蓋側歯肉に食い込んでいる．

4：｜765 欠損に対しては，これまで可撤性義歯や延長ブリッジによる治療を受けたが，満足できなかった．

5，**6**：前突している 1｜ の遠心面には歯肉縁下に及ぶ深いカリエスが存在したため，また，矯正の目的もあり，この歯を抜去し，｜6 の欠損部位に移植した．

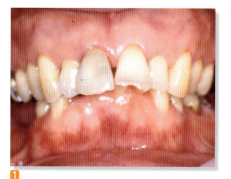
❶

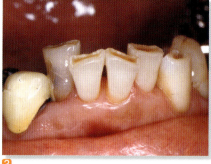
❷

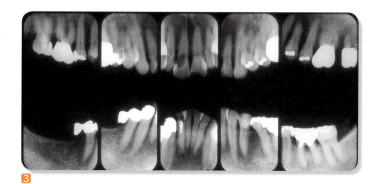
❸

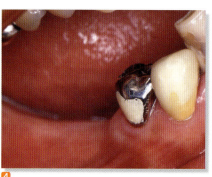
❹

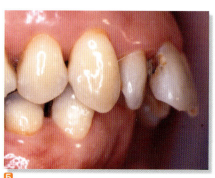
❺

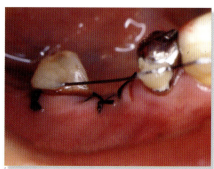
❻

7：6̲ の遠心に深い骨縁下カリエスが存在し，そのまま3根を保存することは，清掃困難になることから不可能であった．

8：そこで矯正的挺出を行った．

9：矯正で増加した組織を切除し，生物学的幅径を獲得して3根とも保存できる状態となった．

10, 11：6̲ の口蓋根を 5̲ 欠損部位へ移植した（頰側2根は 6̲ 部で保存）．これで右下片側遊離端欠損歯列が改変され，6̲5̲ が復活した．

12：6̲5̲ 部の移植歯をアンカーに加え，2̲1̲|1̲2̲ の圧下をスタート（ツイストフレックスワイヤー使用）．

13：左下大臼歯部までアンカーとする．

14：1996年11月．下顎前歯の圧下後のレベリングと上顎前歯の口蓋側への傾斜移動を 5̲4̲3̲|3̲4̲5̲ のフックにかけたパワーチェーンで行う．筆者は通常，上顎前歯の口蓋側移動は上顎全歯にブラケットを装着し，角ワイヤーを用いたアンテリアリトラクションループで歯根にトルクをかけて行うが，患者さんが白血病を発症し，治療期間を短縮することになったため，パワーチェーンでの傾斜移動に留めた．それでも上顎前歯の前突観は著しく改善された．

15：下顎前歯の圧下，レベリング終了．圧下によって，歯だけではなく，歯肉と骨ごと動く，つまり歯根（セメント質），歯根膜，固有歯槽骨（さらに周辺の支持歯槽骨も）は離れることなく，三位一体となって歯根膜の恒常性維持機能にもとづいて動いていることがわかる．

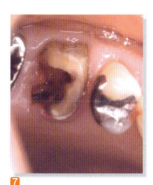
7

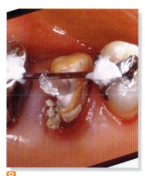
8

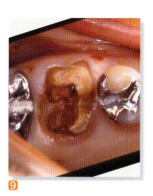
9

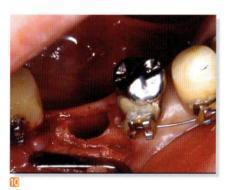
10

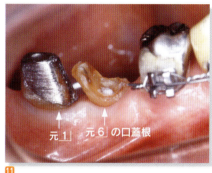
11　元 1̲　元 6̲ の口蓋根

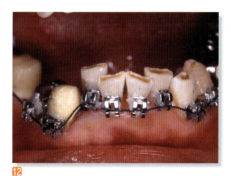
12

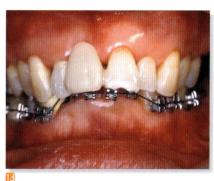
13

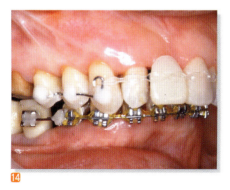
14

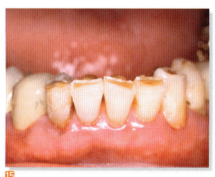
15

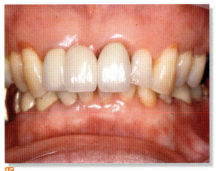
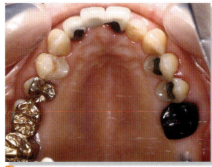
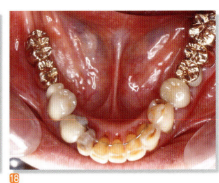

⓰〜⓳：2000年9月．主訴の2点，上顎前突と右側での咀嚼障害は改善された．

⓴：2本の移植歯のX線写真．移植と矯正の組み合わせで，患者さんの長年の悩みであった上顎前歯の前突と右側咀嚼障害が改善され，一石二鳥の効果が得られた．

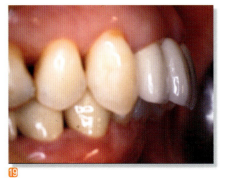
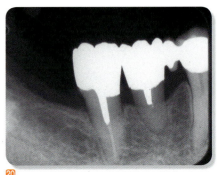

Case 5 矯正治療（下顎前突）で抜去した歯を移植した症例

56歳，女性

主訴：① 右の奥で噛めない，
② 前歯の歯並びを治したい

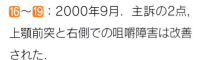
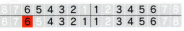

移植：$\overline{2} \to \overline{6}$ 部

❶，❷：1985年8月．初診時．この後，$\overline{76}$ は抜歯となり，$\overline{765}$ 片側遊離端欠損となった．

❸，❹：反対咬合改善のため，$\overline{2}$ は抜歯となったが，右下臼歯部ブリッジの支台歯としての可能性を求めて，$\overline{6}$ 部へ移植した．

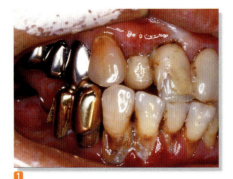
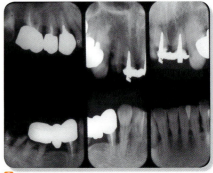
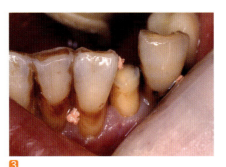
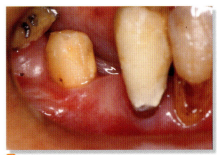

5, 6：下顎前歯部の空隙閉鎖とリトラクション（舌側移動）．下顎前歯の動揺が強かったため，角ワイヤーでなく，やむを得ずラウンドワイヤーを使用した．

7：2̲を移植後，右下臼歯部ブリッジの支台歯とする力学的には無理な設計であったため，2年以上，プロビジョナルブリッジで慎重に経過観察した．歯周組織の著しい改善と移植歯の十分な機能が確認できた後，最終補綴物もブリッジに決定した．

8：1986年10月．補綴物装着時．矯正により前歯部の被蓋を改善した途端に2|1のコアがテンポラリークラウンごと脱落するという咬合上の問題が起こったため，意図的に21|12を後戻りさせ切端咬合の関係にした．骨格性の下顎前突の場合，前歯の被蓋改善は大きなトラブルにつながる場合があるというDawsonの説[3]を思い起こした．したがって上下顎の咬合はフルバランスを目指して付与した．

9, 10：1988年11月．補綴物装着後2年1カ月．

11：1998年5月．初診から12年9カ月後．

12：2013年6月．移植後27年10カ月経過．加齢，プラークコントロールの低下，糖尿病の悪化などから，6̲の移植歯を含め，全体に歯肉炎，歯頸部カリエスを繰り返しているが，長期に満足できる咀嚼機能が維持されている．

13：同時期のX線写真．移植歯遠心に一時性置換性歯根吸収の痕跡がみえるが，進行しておらず，治癒している（→p221，12章参照）．

14：2016年2月．移植後30年6カ月．

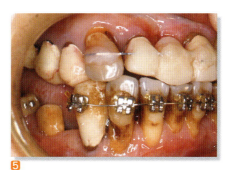
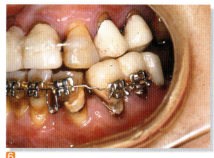
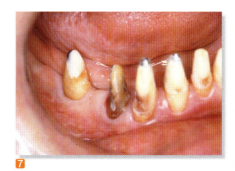
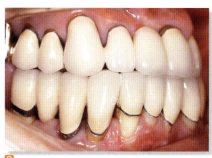
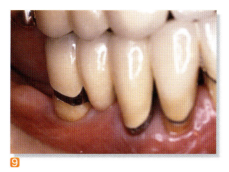
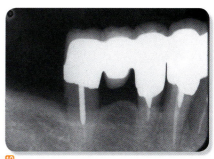
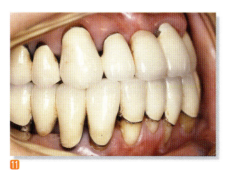
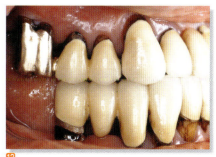
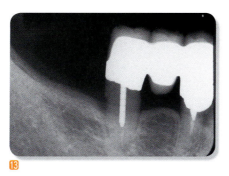
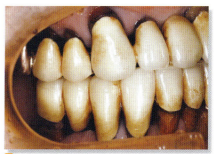

❷ 歯根未完成歯

　歯根未完成歯の移植が完成歯の移植に対して有利な点は，移植の時期を誤らなければ移植後の歯髄治癒が起こりやすい点である．したがって，歯内療法および歯冠修復を行う必要がなく，メリットは大きい．ただし，移植後，歯髄治癒が起こらないとき，壊死となり，象牙細管が太いことから，完成歯に比べ，炎症性吸収に移行しやすく，年齢的に進行が早い点に注意すべきである．的確な診断と対応が行われない場合，歯の喪失につながる可能性もある（→ p65，**5章「歯根未完成歯の移植」**参照）．

　歯根完成歯の移植の場合，歯周組織の治癒が起これば成功であるが，歯根未完成歯の場合，それに加えて，歯髄治癒が起こることが成功の条件になる点に留意する必要がある．

Case 6　移植と矯正を組み合わせた症例1（$\frac{5\,4\,|\,}{5\,|\,5}$　4本先欠の珍しいケース）

13歳，男性
主訴：矯正医の紹介．$\underline{5}$ を先天性欠如部 $\underline{5}|$ へ移植してほしい

初診時　2006年1月

8	7	6	5	4	3	2	1	1	2	3	4	5	6	7	8
8	7	6			3	2	1	1	2	3	4	**4**	5	6	7
8	7	6		4	3	2	1	1	2	3	4		5	6	7	8

↓　移植後

| 8 | 7 | 6 | **4** | 3 | 2 | 1 | 1 | 2 | 3 | 4 | **4** | 5 | 6 | 7 | 8 |
| 8 | 7 | 6 | | 4 | 3 | 2 | 1 | 1 | 2 | 3 | 4 | | 5 | 6 | 7 | 8 |

移植：$|4 \to 4|$ 部，萌出誘導：$|5 \to 4|$ 部

1～3：2006年1月．$\underline{5\,4}|$，$|\overline{5}\,\overline{5}$，計4本の先天性欠如（先欠）の症例であった．

4，5：$|4$ を $4|$ の先欠部位に移植し，埋伏歯 $|5$ を $4|$ 部へ萌出誘導することにした．$|4$ はX線写真で根尖孔幅が1mm以上存在するので，移植後の歯髄治癒が期待できる．

6：2006年2月，移植歯 $4|$ は根尖孔が閉鎖していない歯根未完成歯であった．

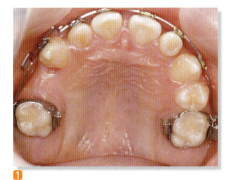
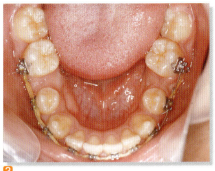
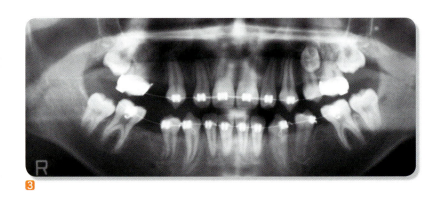
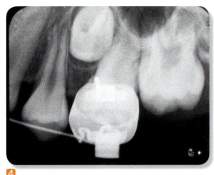
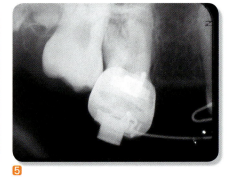
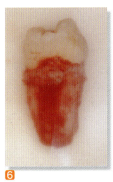

7, **8**：4̲部にソケットを形成し，4̲を移植した．移植歯の歯根成長の段階に応じて，やや深めに位置づけることが重要である．この位置から萌出しながら治癒が生じる．

9：2006年4月．移植歯4̲は4̲部で安定している．

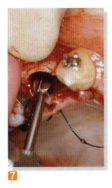
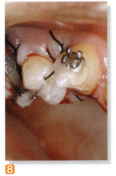
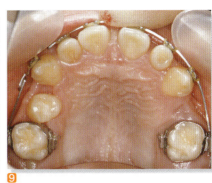

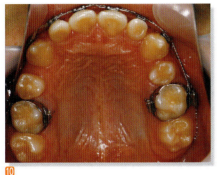
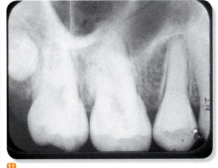
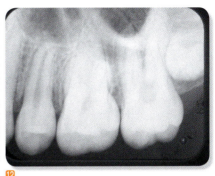

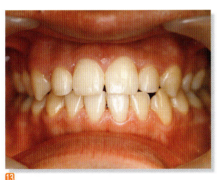
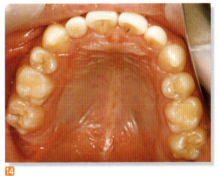
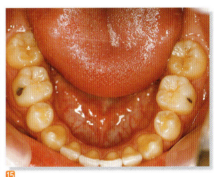

10：2007年3月．4̲が萌出してきた．

11：2010年1月．4̲部の移植歯は歯根成長，歯髄腔閉鎖（PCO）など治癒像を示し，歯髄診断は正常である．

12：同時期の4̲部．埋伏していた5̲は4̲（移植歯）の抜歯後，萌出を開始し，4̲部に誘導されてきた．

13〜15：同時期の口腔内．さらに治療が進行し，歯髄診は正常値となった．

16：同時期のパノラマX線写真．4本の先欠部を有する歯列が歯の移植と歯の移動により連続性を有する調和のとれた歯列に改善された．

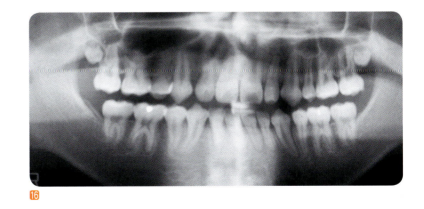

Case 7 移植と矯正を組み合わせた症例2（ 54|45 同顎4本先欠の珍しいケース）

13歳，女性
主訴：矯正医の紹介．上顎前突の治療のため 4|5 を抜歯し，先天性欠如（先欠）部 54|45 へ移植してほしい

初診時　2004年5月

8	7	6	5	4	3	2	1	1	2	3	4	5	6	7	8
8	7	6		5	4	3	2	1	1	2	3		4	5	6	7	8

↓　移植後

8	7	6	5	4	3	2	1	1	2	3	4	5	6	7	8
8	7	6	5	4	3	2	1	1	2	3	4	5	6	7	8

移植： 4| → |4 部，|5 → 5| 部

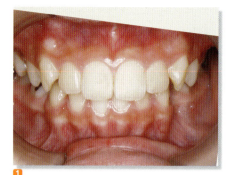
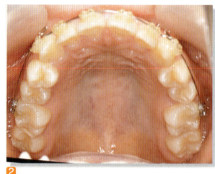
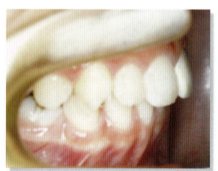
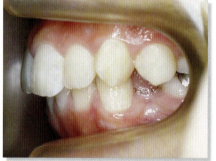
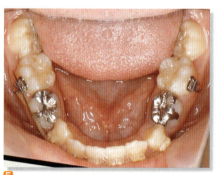

①〜⑥：2004年5月．4|5 の2本を先欠部 54|45 へ移植する方針を立てた．
⑦：移植歯 4| を抜去した．
⑧，⑨：右下小臼歯先欠部のソケット形成と 4| の移植．受容床の頰舌径が狭いため，90°回転して挿入している．

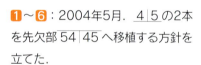
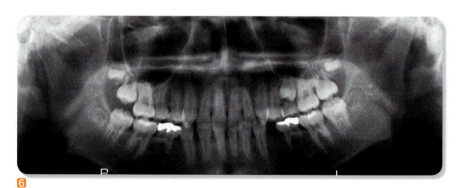
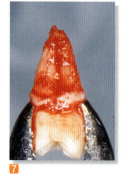
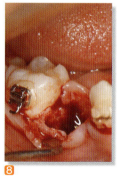
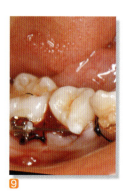

⑩：2004年5月．移植歯の根尖孔幅はX線写真で1mm前後にみえたので，歯髄治癒は起こらない可能性も考えられた（根尖孔幅が1mm以下の場合，歯髄治癒の可能性が低い）．

⑪：2005年7月．やはり，歯髄治癒が起こらず，壊死が判明したので，歯内療法を開始し，水酸化カルシウム貼薬を行った．

⑫，⑬：2005年6月．|5（矢印）は移植するには歯根完成度が時期的に早かったが，患者さんの都合により，先欠5|部へ移植した．

⑭：2008年1月．下顎咬合面観．

⑮，⑯：2008年7月と2012年11月のX線写真．歯根の長さは移植時からほとんど成長していない．移植した歯根未完成歯は移植後，新たな歯根成長が起こらないことは多く，歯根の2/3程度の成長が起こった時期に移植するのが，時期としてはベストである．しかし歯髄診は陽性であった．

⑰：2012年11月．5|部へ移植した歯は歯髄治癒が起こらなかったので，歯内療法後，歯冠修復を行った．

⑱～㉒：同時期の歯列全体の状態．4本の先欠が存在したが，歯列の連続性が得られた．

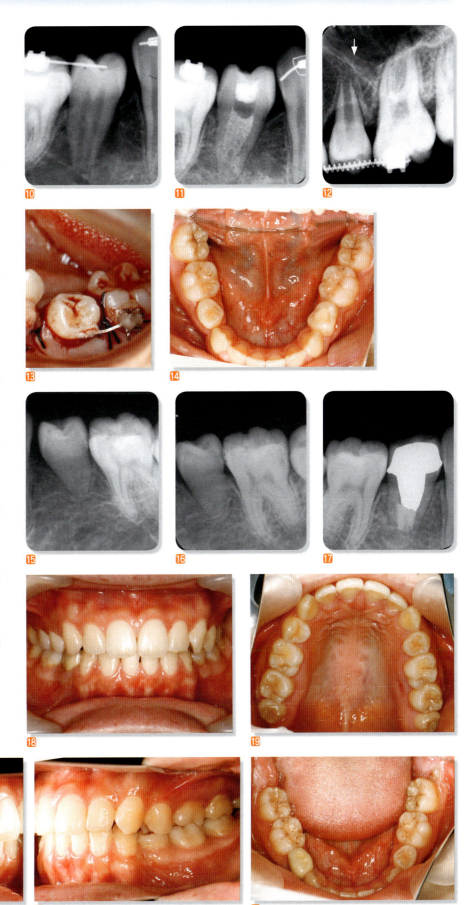

③ 矯正を前提とする移植の問題点

　歯の移植後，移植歯の角度や位置を多少変えなくてはならない場合があり，歯の移動により対応することがある．また，最初から歯の移動を前提に移植を行う場合もある．さらには，理想的な位置や角度での移植ができない場合，可能な位置や角度でいったん移植しておいて治癒後に移動する場合もある．しかし，移植後に移動するためには，移植歯の歯根膜治癒が完全に起こっていることが条件となり，わずかな置換性吸収が起こっても歯を動かすことは一切できなくなる状況も起こり得ることを考慮しておく必要がある．

　したがって，移植を計画するとき，移植後の移動を前提とすることには慎重な分析が必要である．臨床的には，移植後，置換性歯根吸収が起こっても，歯根ボリュームの大きい大臼歯の場合，20年以上機能することは多く（→p222, 12章, Case-2 参照），炎症性吸収へ転化しない限り，臨床的な症状は現れず，長期に十分な咀嚼機能を営めることが多いだけに，移植後，置換性歯根吸収が起こった場合のことまで想定した治療方針を患者さんと話し合っておく必要がある．

# 11章 歯の移植におけるCTの活用

Ⅰ　はじめに
Ⅱ　診断および治療方針立案におけるCTの活用
Ⅲ　治療の評価と経過観察におけるCTの活用

I―はじめに

　歯の移植を行う前に，移植歯および受容側のX線写真に加えて，それらの3次元的形態や，周辺血管および神経などとの位置関係を正確に把握するためにCTを活用することは安全性，確実性を高めるうえで重要である．

　CT撮影を行うにあたって慎重に検討したいのが被曝量の問題である．したがって，患者さんの利益が被曝という不利益を上回るときのみ撮影すべきである．

　しかし，インプラントの場合，CT撮影は必須と考えられる．なぜなら，抜歯直後に「抜歯窩に埋入する」ことは筆者の場合，ほとんどなく，骨組織で埋められた無歯顎堤に，新たにソケットを形成する場合が一般的であるためである．

　一方，歯の移植の場合，1章で分類した「再植・移植」の中の再植，外科的挺出（歯槽窩内移植）においては「抜歯窩に戻す」ため，診断と処置のためのCT撮影は不要である．「抜歯窩への直後移植」においても，通常のX線写真によって抜去歯の根尖部が上顎洞や下歯槽管に重なってみえる場合以外は不要であろう．

　他方，「治癒期の抜歯窩および無歯顎堤の移植」においてはCT撮影をしたほうがよい．

　ただし，CT撮影が不要と思われる症例であっても，術前検査で移植歯の歯根形態をどうしても3次元的に把握する必要がある場合などはCT撮影の適応となる．

　本章では，歯の移植において，「診断と治療計画立案」および「治療の評価と経過観察」の角度から，必要最小限にCT撮影を行う意義について述べる．

11章―歯の移植におけるCTの活用

II―診断および治療方針立案におけるCTの活用

（担当：猪狩）

表1　CTを活用した移植歯および受容側の検査

1. 移植歯
    1) 移植歯の大きさ
       歯根長，歯頸部幅径
    2) 歯根形態
       彎曲度，離開度，ルートトランク，樋状根
2. 受容側
    1) 顎堤の幅や深さ
       上顎洞や下顎管，オトガイ孔などの位置関係
    2) 顎堤の形態
       舌側の骨形態（顎下腺窩）

（下地，1995[1]）改変）

表1に，CTを活用した移植歯および受容側の検査項目をまとめた．

さらに，CTを活用することにより適切な対応ができた2症例を供覧したい．CTにより，従来むずかしかった移植歯および受容側の形態や解剖学的特徴の把握・診断が容易にできるようになった．しかし，デンタルX線写真と比較し，病変などが誇張されてしまう傾向があり，診断に際しては十分留意する必要があると思われる．また，被曝の観点からも乱用は控え，必要性をみきわめたうえで有効に活用したいと考えている．

なお，症例では医科用CTを使用しているが，現在は被曝量やアーチファクトが少なく，画像がより鮮明な歯科用コーンビームCT（CBCT）を使用している．

Case 1　歯の移植により遊離端欠損および中間欠損を回避した症例

（術者：猪狩）

52歳，女性

主訴：左上前歯が欠けた．右下の奥歯で噛めるようにしてほしい

初診時　2007年12月

|8|7|6|5|4|3|2|1|1|2|3|4|5| |7|8|
|8|7|6| |5|4|3|2|1|1|2|3|4|5|6|7| |

↓　移植後

| |7|6| |4|3|2|1|1|2|3|4|5|6|7| |
| |7|6|5|4|3|2|1|1|2|3|4|5|6|7| |

移植：5→6部，8→7部，8→6部

1～4：2007年12月．初診時．下顎右側に遊離端欠損，上顎左側に中間欠損が認められる．欠損部の対合歯が挺出し，補綴スペースが不足している．クレンチングによる咬耗，骨隆起が認められ，咬合力も強い．8|5 などの非機能歯が存在し，欠損部の顎堤は骨幅もあることから，歯根膜の機能を活用し，右側臼歯部での咬合支持を確保するため，歯の移植を計画した．

5：移植歯 8|5 のCT画像と横断面（アキシャル）像，8|5 の頬舌断面（クロスセクショナル）像．転位した移植歯 5| においても，歯根形態，歯根長，歯頸部幅径などの3次元情報を得ることができる．

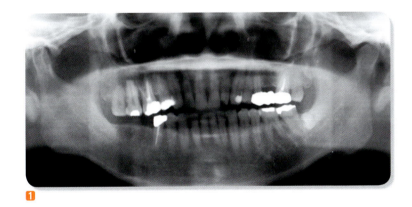
1

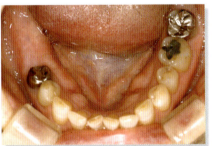
2

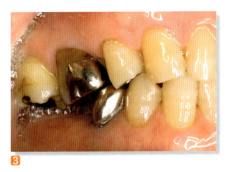
3

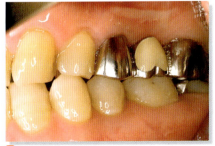
4

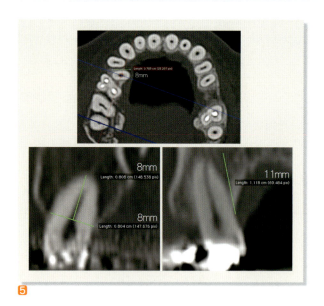
❺

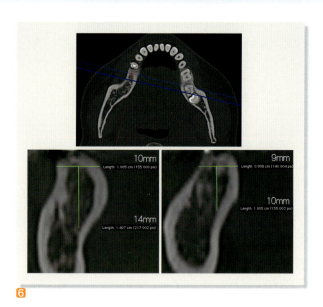
❻

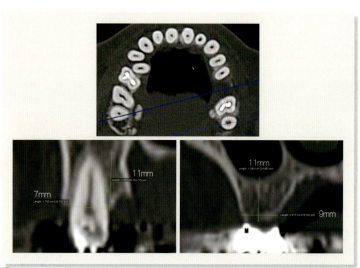
❼

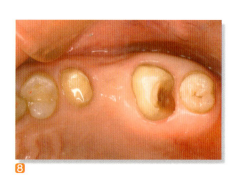
❽

❻：受容側6̲7̲部のCT画像と横断面像，6̲7̲部の頬舌断面像．歯槽骨頂から下顎管までの距離は十分にあるものの，舌側の顎下腺窩が陥凹しており，部位による断面形態の違いがみられた．これらの3次元情報から，移植歯の選択に問題のないことやソケット形成可能な長さ，形成時の注意点などを事前に把握することができ，歯根の長い5̲を6̲部へ，8̲を7̲部へそれぞれ安心して移植した．

❼：移植歯8̲および受容側6̲部のCT画像．横断面像，8̲，6̲部の頬舌断面像．

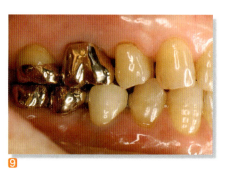
❾

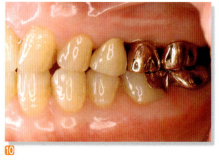
❿

❽：2008年11月．ブリッジ除去時の6̲部．7̲には歯肉縁下カリエスが認められる．

6̲部の中間欠損に対しても，非機能歯である8̲を活用し，歯の移植を行った．CTでは顎堤から上顎洞までの距離や上顎洞の状態も把握でき，安全で効率よくソケット形成を行うことができた．

❾，❿：補綴処置後（2008年10月，2009年7月）．歯の移植により片側遊離端欠損，中間欠損を回避できた．

⓫：2015年6月．補綴処置後6年8カ月．
⓬：2015年6月．補綴処置後5年11カ月．

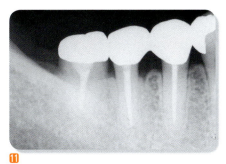
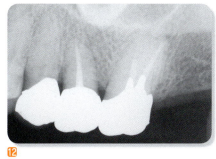

Case 2　歯の移植と歯の移動により臼歯部の咬合支持を確保した症例　　（術者：猪狩）

49歳，女性
主訴：右下の奥歯がグラグラする

```
　　　　初診時　2010年4月
 8 7 6 5 4 3 2 1│1 2 3 4 5 6 7 8
     6 5 4 3 2 1│1 2 3 4 5   　 8
         ↓　　　移植後
     6 4 3 2 1│1 2 3 4 5 6
   7 6 5 4 3 2 1│1 2 3 4 5
```
移植：8̄ →4̄ 部，7̄ →7̄ 部，MTM：8̄→7̄部

❶～❺：2010年4月．6̄はホープレスの状態で，4̄5̄はともに歯根破折しており，臼歯部の咬合支持がほぼ失われていた．右側の欠損部位に対しては，患者さんの希望もあり，移植による治療計画を検討していった．

❻：数字は動揺度および3mm以上の歯周ポケットを示す．保存不可能な歯以外はすべて歯周ポケット3mm以内であった．臼歯部咬合支持の弱体化により上顎前歯部には動揺を認めた．6̄部の受容側は，顎堤の吸収が大きかったため，この時点での移植は厳しいと判断し，抜歯後，顎堤の治癒を待った後に再度移植可能かを検討することとした．

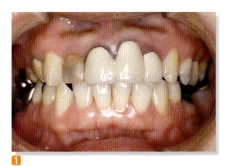
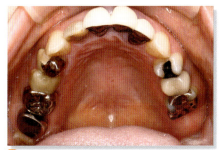
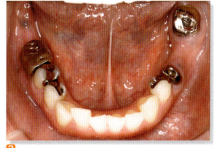
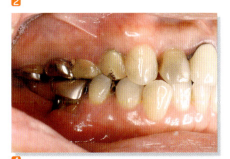
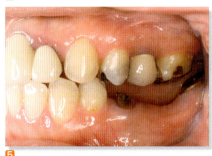
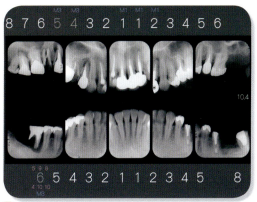

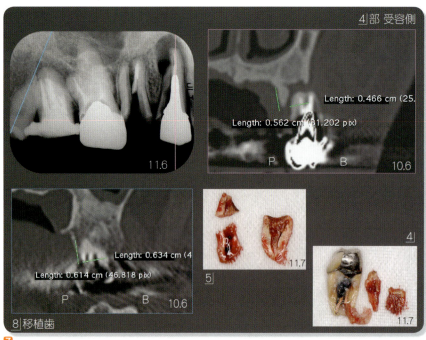
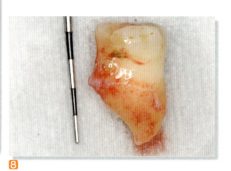
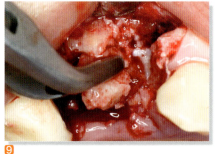
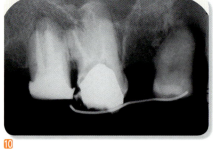
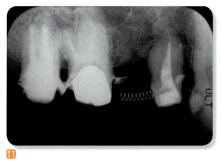

7：4|部，|8 の頬舌断面像および 45|抜去歯．4|部の受容側は，CT にて頬側の骨壁が大きく欠損していることが確認できた．

8：|8 移植歯．歯根がやや短いが，保存できる長さを満たしている．幅径も受容側に対し，問題のない大きさであった．

9，10：2011年7月．頬側の骨欠損部に対しては，スペースメイキングとして 45|間の中隔の骨を用いて移植を行った．しかしこの場合，移植歯の遠心を取り囲む骨が不足することから，|8 の移植歯周囲の骨壁を使用するほうが望ましい．

11：遠心傾斜した移植歯を MTM により整直させた．

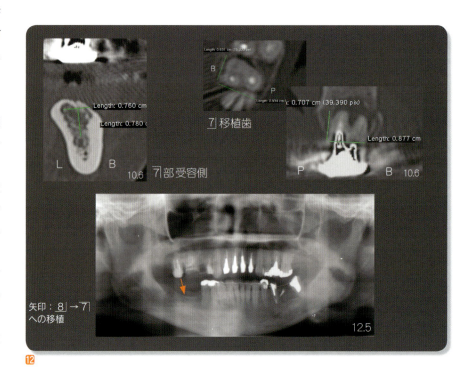

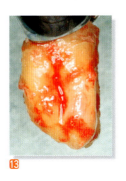 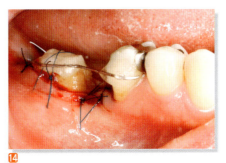 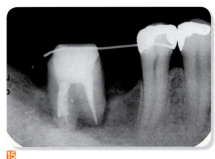

⑬　⑭　⑮

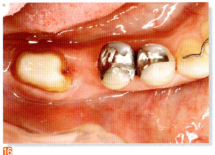 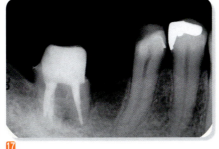 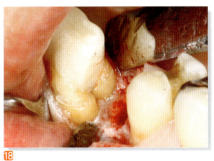

⑯　⑰　⑱

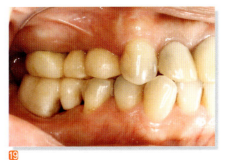 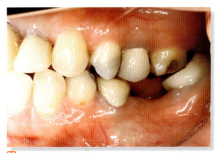

⑲　⑳

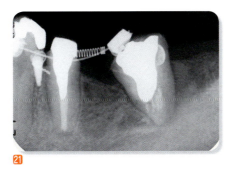 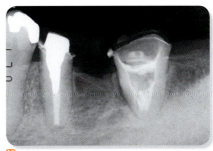

㉑　㉒

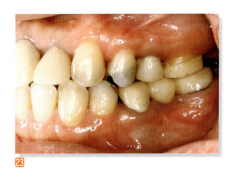

㉓

⑫：右下欠損部（7̄部受容側）に関しては，6̄を抜歯してから2年後に，再度顎堤の検査を行った．2012年5月．7̄移植歯の頬舌断面像およびパノラマX線写真．

⑬〜⑮：2012年5月．初診時の顎堤と比較し，歯槽骨の高さと幅が改善したことから，若木骨折を応用し，7̄を 6̄7̄ 部へ移植した．移植歯頬側面を近心に位置づけた．

⑯：2012年8月．移植後3カ月．移植歯周囲に付着歯肉が認められる．

⑰，⑱：2013年7月．移植後1年2カ月．移植歯近心面の生物学幅径獲得のため，骨切除を行った．移植歯近心面は根分岐部まで歯槽骨で覆われていた．

⑲：2013年10月．上下の移植歯に対し，テンポラリーブリッジにて約1〜2年の経過観察後，補綴処置へ移行した．

⑳：歯の移動前の |8．前方運動時に咬合干渉を認める．

㉑：矯正用アンカースクリュー（バイオデント社，長さ8mm）を固定源として，|8が咬合干渉を生じない位置まで近心移動およびアップライトを行った．埋入部位は |4 5 間の歯冠側最大豊隆部より6〜8mmの高さとし，歯根への干渉を防ぐため，骨面に対して傾斜埋入している．

㉒：|8アップライト後．

㉓：|8プロビジョナル．

24〜**29**：補綴終了時．上顎前歯部に関しては，歯肉縁下カリエスのため，矯正的挺出および骨切除にて対応している．

右側は歯の移植，左側は歯の移動により天然歯による歯列を保持することができた．移植歯および移動した歯の歯周組織は安定している．その他の部位も歯周ポケットはすべて3mm以下である．臼歯部の咬合支持の獲得により，前歯部の動揺も改善された．

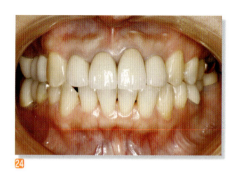
24

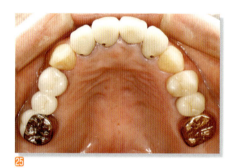
25

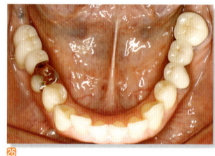
26

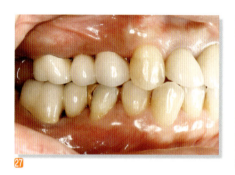
27

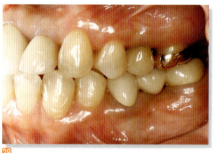
28

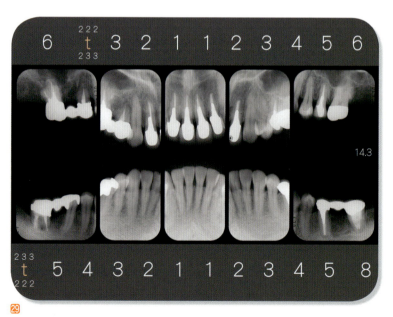
29

11章―歯の移植におけるCTの活用

Ⅲ―治療の評価と経過観察におけるCTの活用

（担当：梅津）

　歯の移植の特色として，移植歯に歯根膜が存在するため，術後に歯周組織の改善（再生）がみられる場合がある．何らかの変化があったとき，評価をする画像診断法は，一般的にはデンタルX線写真である．しかし，頬舌側の骨の状態はデンタルX線写真では診断しづらく，CTを撮影することにより把握できる．CTを撮影することは，被曝量の問題もあり，安易に行ってはならないが，治療の評価や経過観察において必要な場合もあると考えている．

Case 3　顎堤の幅と高さが不足している症例

（術者：梅津）

35歳，男性
矯正歯科医から 8| を |6 の欠損部へ移植してほしいとの依頼を受けた

初診時　2004年11月

|7|6|5|4|3|2|1|1|2|3|4|5|6|7|
|8|7| |5|4|3|2|1|1|2|3|4|5|6|7|

↓　　　移植後

|7|6|5|4|3|2|1|1|2|3|4|5|6|7|
|8|7|6|5|4|3|2|1|1|2|3|4|5|6|7|

移植：8| → |6 部

〔術前の評価〕

1～3：|6 の欠損部は顎堤の幅と高さが不足しており，頬側は角化歯肉量が乏しい．受容側の頬舌側の骨量が少ない難症例である．通常の術式であると，受容側が小さくて移植歯が入らないこと，周囲の歯より低位になることが問題となる．

〔術　式〕

4～7：受容側の形成に際しては，頬側の骨壁を除去し，その骨片を2分割して皮質骨側を移植歯の頬側に添えた[1]．これは，受容側の幅が小さいために移植歯が入らない問題への対応である．移植歯は，周囲の歯槽骨の高さに合わせるのではなく，再生を期待し周囲の歯の位置に合わせるように浅く埋入した（移植歯が低位になる問題への対応である）．

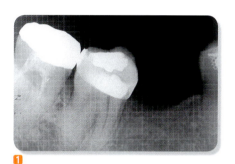

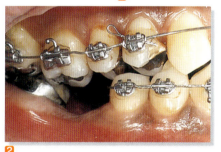
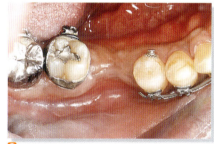

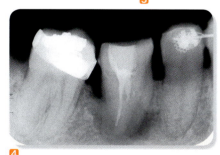

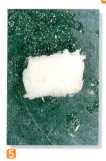
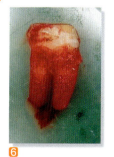
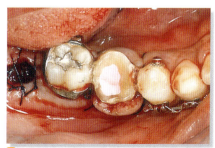

切開線は舌側寄りにして，頬側の歯肉弁の角化歯肉量を増やすとともに，垂直マットレス縫合を用いて歯肉弁を歯冠側に固定させた．

⑧：周囲の歯槽骨の高さよりも歯冠側にスペースをつくることで，血餅を貯留させ，移植歯の歯根膜がもつ再生力を最大限に活かす概念である．この頬側に置いた骨片は頬側のスペースメイキングの一助である．受容側と移植歯の適合がルーズであったため，固定期間は通常よりも長い3カ月間とし，根管処置の開始時期・貼薬方法などは通法に従った．

〔術後の経過・治療の評価〕

⑨〜⑪：術後4年経過．目的とした，①顎堤の幅と高さの回復，②頬側の角化歯肉量の増大，③歯頸線を揃えること（移植歯を低位にさせないこと）は達成できた．

⑫，⑬：この術式を評価するためには，頬舌側の骨の状態を知ることが必要であると考え，患者さんの了解を得てCTを撮影した．予想以上に頬側の骨が再生しており，あらためてこの術式の有効性を確認することができた．歯根に添えた骨片がスペースメイキングに役立ったと考えられる．

しかし，遠心部の骨の再生は不十分である．遠心部に置いた骨片をもう少し歯冠側に位置させていれば，違った結果を招いたかもしれない．今後の検討課題である．

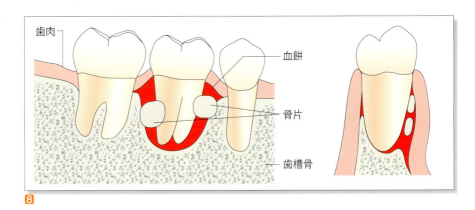
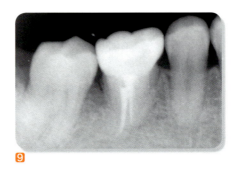
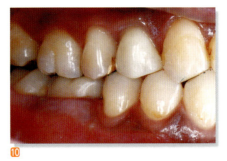
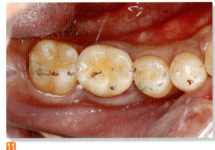
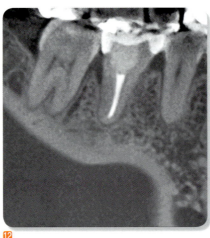
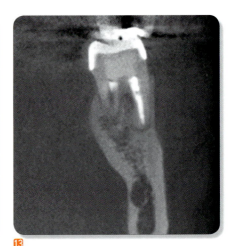

〔経過観察〕

⑭〜⑯：術後8年経過．患者さんは遠方に居住しており，仕事が多忙なため，3年間来院が途絶えてしまった．その間，6̄と7̄の間に食片圧入が起こるようになり，デンタルX線写真でも遠心に垂直性骨欠損が目立つようになってしまった．

⑰，⑱：遠心部のみプロービングデプスが4mmになっており，頰側の骨の状態が不安になり，再度CTを撮影した．幸いなことに，頰側の骨には影響がないことがわかり，通常の歯周基本治療で対応した．遠心部には今後も注意が必要であるのと，回復した頰側の骨がどこまで維持できるのかに注目している．

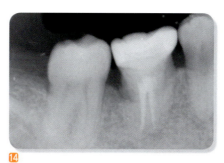

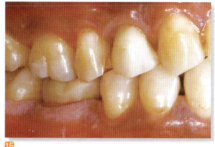
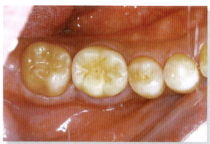

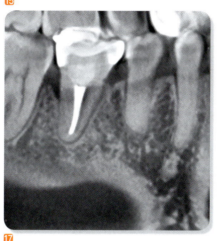
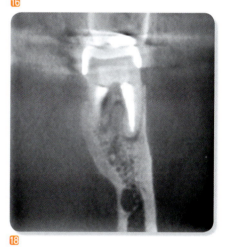

Case 4 顎堤の高さが不足している症例

（術者：梅津）

48歳，女性

主訴：7̄6̄の欠損補綴方法へのセカンドオピニオンを求めて来院

初診時　2006年5月

8	7	6	5	4	3	2			3	4	5	6	7	8
8	7	6	5	4	3	2	1	1	2	3	4	5		

⬇　　　移植後

8	7	6	5	4	3	2			3	4	5	6	7	
8	7	6	5	4	3	2	1	1	2	3	4	5	**7**	

移植：8̄→7̄部

咬合支持とフードテーブル獲得のために，8̄を7̄の欠損部へ移植することとした．

〔術前の評価〕

❶〜❸：7̄部は，顎堤の幅は十分だが，高さが不足しており，頰側の角化

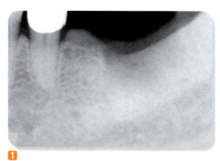

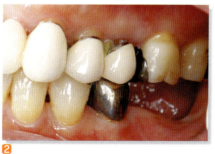
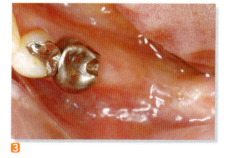

歯肉の量も乏しい．デンタルX線写真でも頬舌側の骨が不足しているのが確認できる．通常の術式だと，移植歯は「5よりも低位に位置することになり，術後のメインテナンスがむずかしくなることが予想される．

〔術　式〕

4～6：受容側は浅く形成し，移植歯も周囲の歯槽骨に対して浅く埋入させ，歯肉弁を歯冠側に縫合し，「5とワイヤーにてスーパーボンドで固定した．

7：移植歯が低位になる問題への対応であり，歯槽骨の歯冠側への再生を期待した術式である．周囲の歯槽骨より歯冠側にスペースをつくり，血餅を貯留させることで，移植歯の歯根膜がもつ再生力を利用する概念である．頬側の角化歯肉が不足していることに対しては，切開線を舌側寄りにして対応した．移植歯と受容側の適合がルーズなため，固定期間は通常より長めの3カ月とした．根管処置の開始時期・貼薬方法などは通法通りである．

〔術後の経過・治療の評価〕

8～10：術後3年経過．目的とした，①顎堤の高さの回復，②頬側の角化歯肉の増大，③歯頸線を揃えること（移植歯を低位にさせないこと）は達成できた．しかし，頬舌側の骨の状態がわからないと，治療の評価ができない．また，術後の経過にも不安が残る．

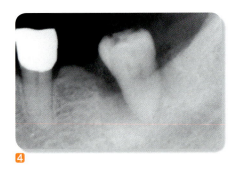
4

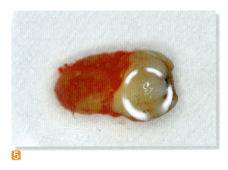
5

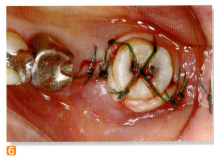
6

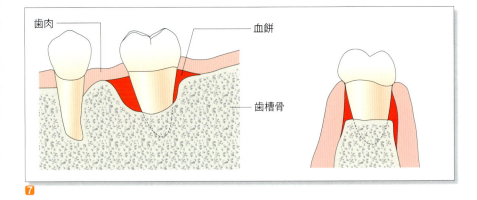
7

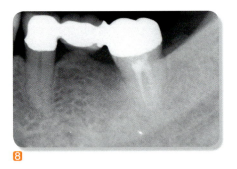
8

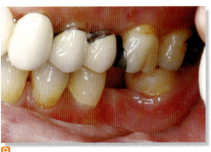
9

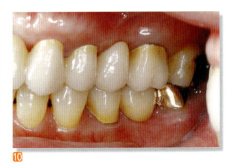
10

🔟, 12：そこで，患者さんの同意を得て，CTを撮影した．劇的な再生は認められないが，術前のデンタルX線写真・口腔内写真を考慮すると，頬舌側の骨はある程度再生していると思われる．このことより，上記術式は本症例にとって有効であったことが伺える．

〔経過観察〕

13, 14：術後7年経過．歯頸線が揃えられたこと，頬側の角化歯肉を増大できたことによりブラッシングが容易になった．また，頬舌的な骨の裏打ちがある歯肉（顎堤）であるので経過が良好である．しかし，デンタルX線写真上では，移植歯の近心部に置換性歯根吸収を疑わせる像が見受けられる．

15：術後9年経過．移植歯の近心部には変化がみられないが，引き続き注意深く経過を観察していく必要がある．

大臼歯の移植歯の場合，適切な処置が行われていれば，置換性歯根吸収が生じたとしても，20年以上十分に機能することが，Andreasenらから報告されている．詳細は12章を参照されたい．

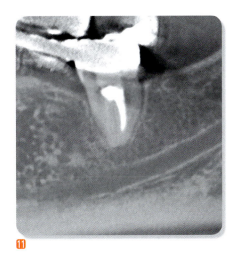
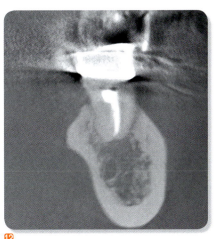
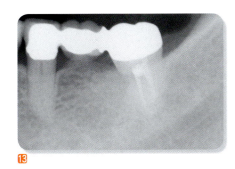
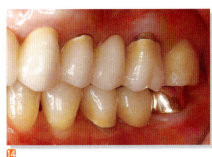
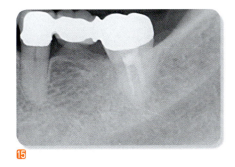

まとめ

　筆者は歯の移植の全症例に対してCTを撮影しているわけではない．受容側の頬舌側の骨が少ない難症例に歯を移植した場合に限っている．移植歯の歯根膜がもつ再生能力により，歯槽骨が頬舌的に骨増生を起こしているか，さらに経年的に維持されているかを確認するために，患者さんの同意を得て，CTを撮影している．被曝の問題もあるが，術式（治療）の効果を評価することと，経過観察においてCTでしかわからないことがあるのも事実である．CTを活用して得られる情報を患者さんにフィードバックする必要がある．また，歯の移植のもつ可能性を評価するツールとして欠かせないものであると思われる．

Tooth Transplantation Replantation

12章 歯の移植後のトラブルと対応

I はじめに
II 歯根吸収
III 歯根吸収の診断と対応
IV 歯根吸収と骨吸収のメカニズムとの関連
V 付着の部分的非獲得

12章―歯の移植後のトラブルと対応

I―はじめに

歯科のほかの領域と同様，歯の移植においても一定の比率でトラブルが生じることは避けられない．Andreasenらの報告など，多くの症例を長期間に及んで調査した結果から得られた統計学的研究をみても，再植・移植後約14％の割合で歯根吸収などのトラブルが起こることが報告されている．

歯の移植後のおもなトラブルは，「歯根吸収」と「付着の非獲得（付着が部分的に生じないこと）」の2つである[1,2]．移植の予後を高めるためには，両者の的確な診断とそれにもとづく迅速な対応が重要となる．

ただし，このようなトラブルが起こったとしても，ただちに抜歯につながることはほとんどなく，本章で示すように20年以上移植歯が保存され，咀嚼機能が長期に維持される症例は多い．

II―歯根吸収

1 歯根吸収の種類[3,4]

歯根吸収は図1に示すように，表面歯根吸収，置換性歯根吸収，炎症性歯根吸収に分類される．置換性歯根吸収はさらに一時性のものと永続性のものに分けられ，前者は吸収が停止し，治癒が生じる場合の結果に対する診断名である．

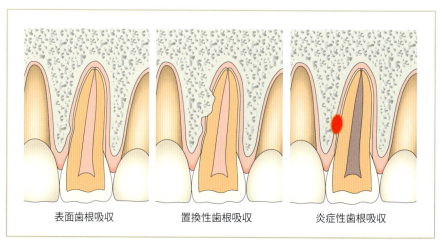

図1　歯根吸収の種類
歯根吸収は左から表面歯根吸収，置換性歯根吸収，炎症性歯根吸収に分類される．この中で置換性歯根吸収はさらに一時性のものと永続性のものに分けられる．　　　　（原図：真田浩一先生）

❷ 歯根吸収の発生メカニズム[4)]

歯根吸収が起こるメカニズムを，**図2**を用いて説明する．

この図は歯根完成歯の移植後，根管充填が行われたが，根尖部まで十分な封鎖が行われず，死腔が存在する状態を示す．根管内が緊密に充填されている歯冠部寄りの象牙細管内では，非感染の状態であるが，死腔が存在する根尖部寄りの象牙細管では感染が生じた状態を想定している．

1．表面歯根吸収（F）

厳密にはセメント質内の吸収をさし，矯正治療中の歯，咬合性外傷を受け続ける歯などには頻繁に起こる．吸収窩は浅く狭いため，周囲の歯根膜細胞が増加し，セメント質を添加することにより治癒する場合が多い．吸収窩はセメント質内にとどまっているため，象牙細管内の感染，非感染のいずれの状態にも影響されることはない（損傷部が広すぎる場合，歯根膜細胞による治癒が生じる前に骨細胞が損傷部に到達するため，置換性歯根吸収となる）．象牙細管内に細菌，毒素が存在する部位でも外側のセメント質がバリアとなり，歯根表面に拡散せず，炎症性歯根吸収を引き起こさない．

2．置換性歯根吸収（A，B）

歯根膜とセメント質に大きな損傷が加わると，象牙質に達する広い吸収窩が生じる．象牙細管内は非感染の状態にあるため，マクロファージや破骨細胞が出現することはなく，損傷部の治癒をめぐって隣接する歯根膜細胞（X）と骨細胞（＊）の競合が起こる．損傷部の面積が小さく，かつ深さもセメント質内にとどまっていれば，表面歯根吸収で止まるが，広く，かつ象牙質に達するほど深いと，歯根膜細胞による治癒が生じる前に骨細胞がその部位に到達し，置換性歯根吸収を引き起こす（A，B）．歯根膜細胞と骨細胞の競合で，前者が優勢になれば歯根膜による治癒（一時性置換性歯根吸収）に向かう．すなわち，置換性歯根吸収とは象牙質が骨改造現象に巻き込まれた状態である（→p222，本章 Case-2）．しかしB付近においては，置換性歯根吸収が根尖方向に進行し，象牙細管内の感染部が吸収窩に露出した場合，破骨細胞が活性化され，炎症性歯根吸収に転化する可能性がある点に注意したい（→p225，本章 Case-4）．

3．炎症性歯根吸収（C，D）

歯根膜とセメント質に大きな損傷が加わり，象牙質に達する吸収窩が起こる．本来ならば，その治癒をめぐって歯根膜細胞と骨細胞の競合が起こるはずであるが，象牙細管が露出することにより細菌と毒素が歯根表面に拡散され，マクロファージ，さらには破骨細胞が出現し，炎症性歯根吸収が進行する．吸収窩は歯根側（D）のみならず歯槽骨側（C）にも及び，その結果，肉芽組織で満たされるので，X線写真で陰影像として明確に確認される（→p218，本章 Case-1）．

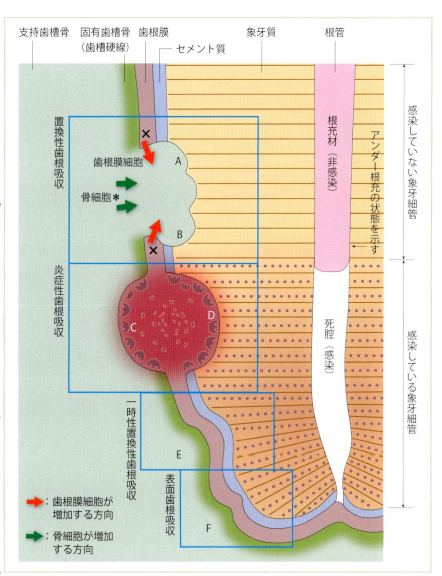

図2　歯根吸収の発生のメカニズム

4．一時性置換性歯根吸収（E）

一時的に置換性歯根吸収が生じても，その面積が小さければ，咀嚼運動などで破骨細胞が刺激され，吸収部（歯根と歯槽骨の連結部）が除去される．その後，周辺の歯根膜細胞が増殖し，新生セメント質を添加しながら吸収窩を覆い，最終的には治癒が得られる（E）．これを一時性置換性歯根吸収という．つまり，一時性置換性歯根吸収とは，本質的には表面歯根吸収と同じであるが，X線写真で確認できるほど大きい場合で，また，表面歯根吸収と同様，治療した結果に対する診断名である点に留意したい（→p223，本章 Case-3）．

3 各歯根吸収の関係と大まかな流れ（図3）

すべての歯根吸収は，歯根膜とセメント質への損傷がきっかけとなって生じ，その修復をめぐる周辺の歯根膜細胞と破骨細胞の競合がスタートになる点が共通している．その後，図のようにいくつかの要素が関与して，個々の歯根吸収へと進行していく．

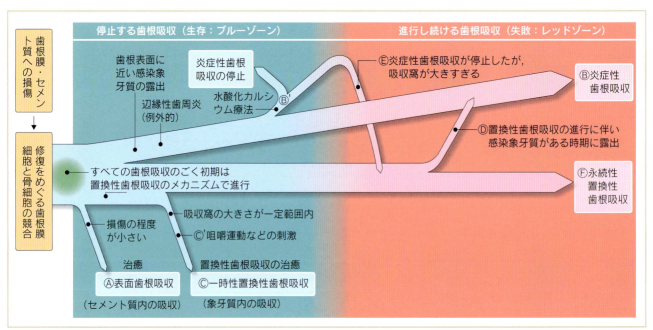

図3 各歯根吸収の関係と大まかな流れ[3]
正しい診断と迅速な対応により失敗：レッドゾーンへの進行を防ぎ，生存：ブルーゾーンに留めることができる．
1）表面歯根吸収への流れ（Ⓐ）
歯根膜とセメント質への損傷が非常に小さく，しかも吸収がセメント質に限局している場合，吸収は停止し，治癒に向かう．
2）炎症性歯根吸収への流れ（Ⓑ）
歯根の象牙細管にも損傷と感染が存在する場合，吸収の初期から炎症性歯根吸収の流れに入るが，水酸化カルシウムによる適切な処置が施されると停止する（Ⓑ'）．
3）一時性置換性歯根吸収への流れ（Ⓒ）
象牙質まで吸収が進行しても，吸収窩の面積が一定範囲内で，かつ咀嚼運動などによって適度な刺激が加わる（Ⓒ'）条件下にある場合，一時性置換性歯根吸収の流れに入り，吸収が止まり，治癒に向かう（→ p223，本章 Case-3）．
4）置換性歯根吸収の炎症性歯根吸収への移行（Ⓓ）
歯根の表層部の象牙細管内は感染していないために，ある程度の時期まで置換性歯根吸収として進行するものの，吸収窩が深くなり，象牙細管の感染部に到達することにより，ある時期から炎症性歯根吸収の流れに移行する場合がある（→ p225，本章 Case-4）．
5）炎症性歯根吸収の置換性歯根吸収への移行（Ⓔ）
炎症性歯根吸収が水酸化カルシウム療法で抑制されたものの，その面積が広すぎたため，周囲の歯根膜細胞による治癒が生じる前に，骨細胞による置換性歯根吸収が起こる場合がある．
6）永続性置換性歯根吸収への流れ（Ⓕ）
1）〜5）であげた要素の影響を受けず，歯根吸収の基本的な流れで初期の段階からそのまま進行し続ける（→ p222，本章 Case-2）．

III―歯根吸収の診断と対応

12章―歯の移植後のトラブルと対応

1 表面歯根吸収 surface root resorption[5〜7] (表1)

炎症性歯根吸収や置換性歯根吸収がおもに移植歯に起こる吸収であるのに対し、移植歯以外の健全歯でも日常的にみられる生理的な範囲内の吸収を表面歯根吸収という。たとえば、矯正治療中の歯や咬合性外傷の存在する歯などにおいては、表面歯根吸収は常に生じうる。組織学的には、歯根膜の最内層とセメント質に非常に小さな損傷が加わり、マクロファージや破骨細胞によってセメント質部が吸収される場合をいう。その吸収窩の深さはわずか0.1mm程度といわれ[8,9]、X線写真で診断することは通常、困難である。その後、吸収窩は周辺の歯根膜細胞の増殖によって歯根膜と新生セメント質で被覆される[10]。すなわち、表面歯根吸収とは組織学的レベルでの吸収を意味し、吸収窩が歯根膜と新生セメント質によって被覆されて治癒した結果に対する診断名である。

表1 表面歯根吸収

1. 健全歯でも生じる生理的吸収
2. 吸収窩は0.1mm程度でセメント質に限局
3. 吸収窩は歯根膜と新生セメント質で被覆(治癒した結果への診断名)
4. X線写真での診断は困難
5. 組織学的レベルの吸収

2 炎症性歯根吸収 inflammatory root resorption (表2)
(→ p218, 本章 Case-1)

1. 診 断

すでに述べたように炎症性歯根吸収とは、象牙細管内の細菌と毒素が歯根表面に拡散された結果、生体の防御反応としてマクロファージが現れ、その後、破骨細胞が出現し、象牙質と歯槽骨の進行性の吸収が引き起こされる状態をいう[8]。したがって、炎症性歯根吸収は根管内が感染状態にあるときは象牙細管の太い歯根未完成歯のほうが、歯根完成歯より起こりやすいと報告されている[11]。

仮に、象牙細管、根管に細菌や毒素が存在しないか、または非常に少ない場合は、炎症性歯根吸収ではなく、次に述べる置換性歯根吸収が生じる可能性が高い。

炎症性歯根吸収が生じた場合、吸収窩は肉芽組織で満たされるためX線上で歯根と歯槽骨にまたる透過像が認められ、臨床的には診断は比較的容易である[12]。

発現の時期としては移植後4〜8週の間がピークであることが報告されている[13]。さらに、炎症性歯根吸収は感染が誘導因子となって破骨細胞が活性化する現象であるため、その進行の速度は年齢と無関係である[14]。

炎症性歯根吸収は、原則的には外的な要素(歯根膜、セメント質への損傷)と内的な要素(象牙細管内の感染)が結びついたときに生じる。ただし、例外的ではあるが、象牙細管以外の感染のほかに、辺縁性歯周炎が歯頸部における炎症性歯根吸収に関与する場合もあるといわれる[14]。

2. X線写真による診断の限界

炎症性歯根吸収は臨床的には移植後4〜8週の間に生じやすいことが報告されているが、組織学的には術後1週間で生じるという再植実験の結果もある[10]。

表2 炎症性歯根吸収の所見と発生の条件

所見	1. 病的吸収(破骨細胞の活性化) 2. 欠損部は炎症性肉芽組織で埋められる 3. X線写真で透過像 4. 移植後4〜8週で発現 5. 進行速度は年齢と無関係
発生の条件	1. 外的要素(歯根膜、セメント質への損傷) 2. 内的要素(象牙細管内の感染)

炎症性歯根吸収が生じた場合，吸収窩を肉芽組織が満たし，X線上では歯根と歯槽骨にまたがる透過像が認められるため，診断は比較的容易である．

しかし，X線写真で認められるほどの透過像が存在するということは，少なくとも深さ0.6mm，直径1.2mmの吸収が隣接面に生じていることであり，そのことは組織学的研究によっても明らかにされている．しかも，1日あたり0.1mmのスピードで吸収が進行するといわれる[15]．これは，X線写真で診断がついてからはじめて治療を開始するのでは手遅れになる場合もあることを意味している．したがって，歯の移植は原則的に炎症性歯根吸収の予防を前提にした術式で行わなければならない．

3．予防を前提にした移植の方法

炎症性歯根吸収の予防を前提にした歯の移植の術式と術後管理の要点を述べる．

1）生活歯を移植する場合（表3）

移植後3週間で歯内療法を開始し，水酸化カルシウムを貼薬する．その後，1.5〜2カ月ごとに水酸化カルシウムを取り換え，最終の根管充填は移植後3カ月以降に行う．

2）失活歯を移植する場合

根管充填不良な失活歯の移植の場合は移植前に再度，歯内療法を行い，水酸化カルシウムで仮根管充填してから移植を行う．根管充填の状態が良好で，かつ根尖病変も認められない場合は炎症性歯根吸収を引き起こすほどの死腔は存在しないものと判断し，そのまま移植する．

移植前にガッタパーチャポイントによる最終の根管充填やコアの装着を行うと，移植後，炎症性歯根吸収が生じたとき，迅速な対応が困難となる．

4．対　応

水酸化カルシウムの使用は，炎症性歯根吸収の予防，および治療にも非常に有効である．吸収部位では酸フォスファターゼ活性が高く，破骨細胞の活動が盛んなため，水酸化カルシウムによってアルカリフォスファターゼの活性を高め，治癒を促すことを目的とする[16]．

水酸化カルシウムは単味の粉末がよいとされているが，長期保管と操作性がむずかしいため，筆者は現在，カルビタール，カルシペックスなどを使用している．

表3　生活歯のまま移植を行う理由

1. 生活歯のまま抜歯したほうが，抜歯時の歯冠・歯根破折のトラブルが少ない
2. 移植後の歯内療法は部位的に容易となる（特に智歯を前方へ移植する場合）．

Case 1　炎症性歯根吸収の症例

17歳，男性
主訴：右下の奥歯が痛い

初診時　1992年7月

| 8 | 7 | 6 | 5 | 4 | 3 | 2 | 1 | 1 | 2 | 3 | 4 | 5 | 6 | 7 | 8 |
| 8 | 7 | 6 | 5 | 4 | 3 | 2 | 1 | 1 | 2 | 3 | 4 | 5 | 6 | 7 | 8 |

⬇　　　移植後

| 8 | 7 | 6 | 5 | 4 | 3 | 2 | 1 | 1 | 2 | 3 | 4 | 5 | 6 | 7 | 8 |
| 8 | 7 | 6 | 5 | 4 | 3 | 2 | 1 | 1 | 2 | 3 | 4 | 5 | 6 | 7 | 8 |

移植：8̄ → 7̄ 部

1，**2**：1992年7月．7̄の保存は容易であるが，遠心部の歯質の崩壊が著しく，矯正的挺出を行うとしても，遠心の骨削除，それに付随する付着歯肉幅の減少の可能性が大きいため，7̄を抜歯後，8̄を移植することが有利と診断した．

3，**4**：1992年8月．移植後1カ月．根尖孔幅は近心根では1mm未満だが，遠心根では1mm以上のため，歯髄治癒を目標におき，術後管理のプログラム（→p128，7章）に沿って，3カ月間は歯内療法を行わず，経過をみた（移植歯の根尖孔幅がX線写真で1mm以上であれば，歯髄治癒の可能

性は80％といわれる[14]）．

5，**6**：1992年10月．移植後3カ月．最終的な歯髄壊死と歯髄治癒の鑑別診断を行わなければならないこの時期に，歯髄壊死に陥っていることが判明した．頬側歯肉部にサイナストラクトが存在し，X線写真上で歯髄腔の閉鎖（PCO）がみられず，根尖孔閉鎖が生じていないこと，根尖周囲陰影が消失していないことなどが診断の基準となった．すみやかに歯内療法を開始し，炎症性歯根吸収が停止，治癒するまで水酸化カルシウムによる貼薬を約3カ月おきに繰り返した．この症例では約1年間行った．

7，**8**：1994年2月．補綴処置後3カ月．炎症性歯根吸収は治癒し，歯根膜空隙と歯槽硬線によって覆われているようにみえる．

◆考　察

歯根未完成歯の移植においては歯髄治癒が生じる可能性がきわめて高いため，当然のことながら，少なくとも移植後3カ月間は歯内療法が行われることはない．しかし一方で，歯髄治癒が起こらなかった場合は，歯髄壊死の状態が長期に放置され，炎症性歯根吸収につながる可能性があることを意味する（歯根完成歯より歯根未完成歯に炎症性歯根吸収が生じやすいのは，象牙細管が太いのに加えて，おもにこの長期放置に起因している）．

移植後，歯髄壊死は8週間で80％以上の診断が可能であるのに対し，歯髄治癒の最大の指標となる歯髄腔の閉鎖は8週間からようやく始まり，ほとんどの場合6カ月で診断が可能になる．したがって，歯根未完成歯の移植後，「歯髄治癒と歯髄壊死の鑑別診断」の基準をもとに，4章に示したプログラムで術後管理を行うことが重要である．

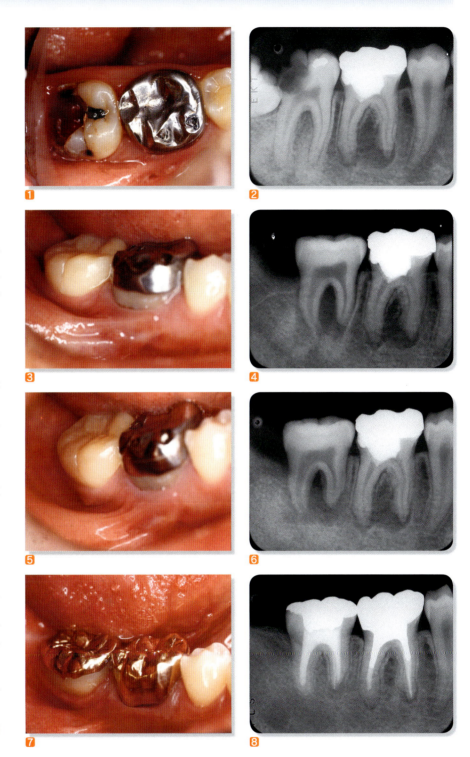

表4 置換性歯根吸収の所見と発生の条件

所見	1. 骨改造現象（破骨細胞が象牙質を骨と識別できず吸収） 2. 歯根吸収と骨形成が同時（破骨細胞と骨芽細胞が調和） 3. X線写真で不透過像 4. 2カ月～1年で発現 5. 速度は加齢とともに低下
発生の条件	1. 広範囲の歯根膜の損傷 2. 象牙細管内に破骨細胞の誘導因子となるだけの細菌，毒素が存在しない（存在するときは炎症性歯根吸収の起こる可能性大）

❸ 置換性歯根吸収 replacement root resorption（表4）

1. 診 断

　移植後，早期（3週間前後）に適切な根管処置が行われ，象牙細管内に破骨細胞を活性化するほどの細菌や毒素などが存在しないときは，損傷部の治癒をめぐり隣接する歯根膜細胞と骨細胞が競合することになる．このとき，損傷部が広すぎるため歯根膜細胞による修復の前に骨細胞が損傷部位に到達し，新しい骨で埋めつくし，歯根と歯槽骨が骨組織によって連結されてしまう状態を置換性歯根吸収という[8]．骨には常に正常な骨改造現象の周期があり，また，破骨細胞は象牙質と骨の区別がつかない可能性があることから吸収部位もその過程の中に組み込まれ，歯根象牙質は人体のほかの部位における速度と同じ速さで，しだいに骨組織に置換されていく[14]．したがって，置換性歯根吸収は小児において速く進行する可能性があるが，成人以降では進行が遅く[8]，大臼歯の移植であれば，歯根ボリュームが大きいことから20年以上機能することは可能である（→ p222，本章 Case-2）．

　置換性歯根吸収が起こった場合，厳密には移植の成功とされないが，仮に満足できる咀嚼機能を20年以上維持し，その後，置換性歯根吸収の進行により歯根が完全に吸収されたとしても，炎症性歯根吸収に移行しなければ正常な歯槽骨と置き換わることになり，受容側の骨幅および高さは維持され，インプラントを埋入することも可能である．近年はこのような視点に立って，置換性歯根吸収を失敗と位置づけることは必ずしも妥当ではないとする意見もみられる．

　臨床的には，置換性歯根吸収が生じた場合，炎症性歯根吸収の場合と違い吸収窩にただちに骨形成が起こるため，X線上では透過像が認められず診断は容易ではない．特に初期において頰舌面での診断はほとんど不可能である．

2. 診断の留意点と限界（表5）

　置換性歯根吸収は炎症性歯根吸収より遅れて生じやすく，臨床的には移植後8週間から1年の間に生じやすいことが報告されている[10]が，再植実験の結果，組織学的には移植後2週間で生じることもあるといわれる[17]．置換性歯根吸収が生じた場合，炎症性歯根吸収とは違い，吸収窩にただちに骨形成が起こるため，X線上では透過像が認められず診断は困難である．そのため，移植直後に必ずX線写真を撮影し，歯根表面像を基準にしてその後の経過を対比しながら注意深く観察する必要がある．しかし，頰舌面での診断はほとんど不可能で，隣接面においてさえ少なくとも40％の置換性歯根吸収が起こらないとX線写真からは診断できないことが実験結果からわかっている[19, 20]．

　これらの理由から，診断にあたってはX線所見より動揺度，打診音が重要視される．動揺度の検査はペリオテストなどの診断器を使用する方法もある．打診音の検査は，頰側からの金属音の有無で判定することが推奨されている．しかし，動揺度や打診音によっても，歯根面に約20％の置換性歯根吸収が生じないと診断が困難といわれる．

表5　置換性歯根吸収の診断のポイント

診断の留意点と限界	X線写真による	1. 組織学的には移植後2週間で生じうる 2. 吸収窩に透過像が生じない 3. 頰舌面での診断は困難 4. 隣接面でさえ40％の吸収が起こらなければ診断不可
	診断のポイント	X線所見より動揺度，打診音の検査が有効．ただし，歯根面に約20％の置換性歯根吸収が起こらないと診断困難

3. 予防を前提にした移植の方法[21]

　炎症性歯根吸収と同様，置換性歯根吸収が生じないような予防策を移植の術式全体に組み込むことが肝要で，いかに歯根膜への損傷を最小限に抑えるかが最大のポイントであり，強すぎる固定は置換性歯根吸収を引き起こす可能性がある．固定の際は矯正用ワイヤーの使用にとどめ，移植後3週間を目安に除去し，歯周組織の治癒の状況に応じて咬合をより緊密にし，咀嚼してもらう．ただし，動揺がある程度強いときは置換性歯根吸収は起こりにくいので，固定期間を延長し，動揺が収まるまで安静をはかる．置換性歯根吸収が生じた場合でも，その範囲が小さければ積極的な咀嚼などによって破骨細胞が刺激され，いったん生じた吸収部が除去され，歯根膜による置換が起こり，治癒する場合がある．これを一時性置換性歯根吸収とよび，治癒の生じない永続的置換性歯根吸収と区別する[4,14]．

4. 対　応

　置換性歯根吸収が疑われた場合，まず移植歯で積極的な咀嚼運動を行わせることが有効な場合がある[25～31]．これに加えて，患者さん自身の指で1日3回，1回につき1分ずつ1カ月間揺する方法も推奨されている[14]．これで効果が現れない場合は移植歯の咬合をごくわずか高くし，数日間隔で反応をみる．もし動揺が認められるようになれば，すみやかに咬合を正常に戻す．しかし一時的にせよ咬合を高くすることは，顎関節とその周囲組織への影響が危惧されるため，期間の限定と慎重な観察が必要である．

表6　一時性置換性歯根吸収

1. 吸収窩は歯根膜と新生セメント質で被覆（治癒した結果への診断名）
2. 本質的には表面歯根吸収と同じ
3. 吸収窩は象牙質に及ぶ
4. X線写真で診断可能

5. 一時性置換性歯根吸収（表6）（→ p223，本章 Case-3）

1）診　断

　すでに述べたように，一時性置換性歯根吸収とは，いったん置換性歯根吸収が生じた後，その範囲が小さいために積極的な咀嚼運動などで刺激を受けた破骨細胞によって吸収窩が除去され，治癒に至る場合をいう[8,22]．つまり，一度生じた置換性歯根吸収のうち，その後，治癒した場合のみをいい，あくまで結果に対する診断名である．治癒の形態については多くの実験結果や臨床結果から，周辺の歯根膜細胞が増殖し，吸収窩の表面を歯根膜と新生セメント質で被覆される（新付着）ことがわかっている[23,24]．しかもこの場合，歯根膜空隙の幅は正常な部位と変わらないことが示唆されており[3]，臨床的にはもちろん組織学的にも治癒の1つのパターンということができよう．

2）一時性置換性歯根吸収と表面歯根吸収

　表7に一時性置換性歯根吸収と，先に述べた表面歯根吸収の違いを述べる．

表7　一時性置換性歯根吸収と表面歯根吸収の違い

		表面吸収	一時性置換性吸収
異なる点	吸収窩	セメント質に限局	象牙質まで到達
	X線検査	困難	可能
	発現	移植歯のみならず天然歯でも起こる	おもに移植歯に起こり，天然歯で起こるのはまれ
共通する点	1. 治癒した結果への診断名 2. 吸収窩は歯根膜と新生セメント質で被覆		

Case 2 置換性歯根吸収の症例

37歳，女性
主訴：右下で噛めるようにしてほしい

初診時　1987年10月

8	7	6	5	4	3	2	1	1	2	3	4	5	6	7	8
	7	6	5	4	3	2	1	1	2	3	4		6	7	

↓　移植後

8	7	6	5	4	3	2	1	1	2	3	4	5	6	7	8
	7	6	5	4	3	2	1	1	2	3	4		6	7	

移植：7̄→7̄ 部

1：1987年10月．76̄ 欠損部の 7̄ 部へ 7̄ を移植することとした．7̄ の3根は離開しており，難抜歯となった．遠心根の根尖が開いていたため，抜歯後，口腔外でアマルガムによる逆根管充填を行った（近年はスーパーボンドの使用が多い）．また，7̄ は3根であったためソケットへの適合にも時間がかかり，歯根膜への損傷が避けられなかった．

2：1988年4月．移植後6カ月で典型的な置換性歯根吸収像を呈していた．しかし，患者さんの咀嚼の感覚はきわめて良好だった．

3，**4**：1991年9月．移植後約4年．**2**と比較して置換性歯根吸収はさほど進行していなかった．このまま置換性歯根吸収のみが穏やかに進行すれば，まだしばらく使えそうだったが，**図2**で示したように，この後，象牙細管か根管内の死腔が吸収窩に露出し，炎症性歯根吸収に移行する可能性がある点が心配である．

5：1996年11月．

6：2001年8月．移植後13年10カ月．

7：2004年3月．

8：2008年11月．プロービングデプスの値，歯周組織に問題はないが，動揺は一切認められない．

9，**10**：2013年4月．移植後25年6カ月経過．緩慢な置換性歯根吸収は進行中であるが，満足できる機能が維持されている．

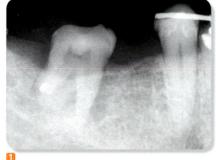
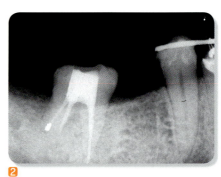
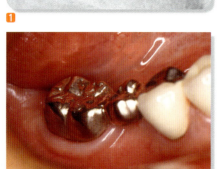
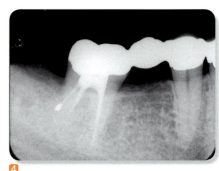
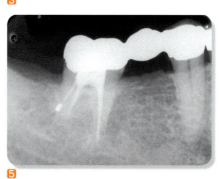
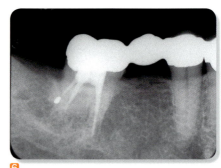
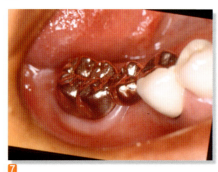
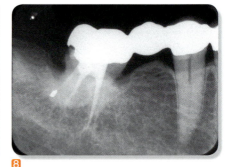
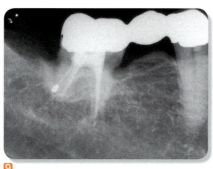
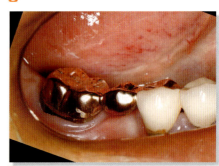

Case 3 一時性置換性歯根吸収の症例

23歳，女性
主訴：左下の歯が痛くて噛めない

初診時　1988年2月

| 7 | 6 | 5 | 4 | 3 | 2 | 1 | 1 | 2 | 3 | 4 | 5 | 6 | 7 |
| 8 | 7 | 6 | 5 | 4 | 3 | 2 | 1 | 1 | 2 | 3 | 4 | 5 | 6 | 8 |

↓　　　　移植後

| 7 | 6 | 5 | 4 | 3 | 2 | 1 | 1 | 2 | 3 | 4 | 5 | 6 | 7 |
| 8 | 7 | 6 | 5 | 4 | 3 | 2 | 1 | 1 | 2 | 3 | 4 | 5 | 6 |

移植：8→6部

1：1988年2月．6のカリエスは骨縁下に及び，髄床底は穿孔していたため当時の勤務医が抜歯した．

2：1988年4月．左下の咀嚼障害を強く訴えたため，6抜歯後2カ月，左下8の埋伏歯を移植した．

3，**4**：1990年2月．問題はない．

5：1993年7月．生理的動揺がなくなった．

6：1994年8月．近心根遠心側に置換性歯根吸収が疑われたので，積極的咀嚼を指示したが，効果がなく，アンレーの咬合面に溝を入れてわずかにレジンを盛り，10日間早期接触を与えた．その結果，生理的動揺がみられるようになった．

7，**8**：2009年6月．移植20年2カ月経過．X線写真で，近心根の分岐部付近の遠心面にわずかに歯根膜空隙が認められるようにみえる．生理的動揺は確認できる．

9：歯根の健全歯質は約10mm残っており，4～5mmの挺出が必要だが，保存可能であった．矯正的挺出後，近遠心方向に歯根を広げた後，歯冠修復．歯槽骨内には約5～6mmの歯根長を確保できた．

◆**考　察**

現在であれば6を抜歯せず，保存する．8を7部に整直移植し，それをアンカーに6の残根2本を矯正的に挺出して保存する．そうすれば，7番まで咬合支持を確保できる．

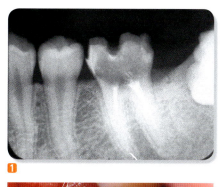
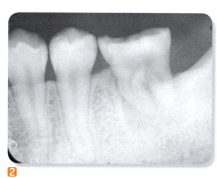
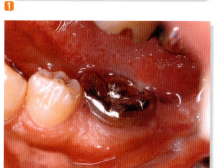
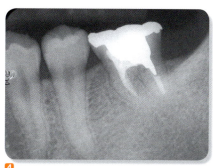
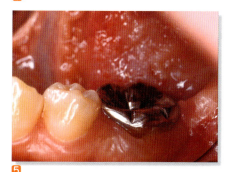
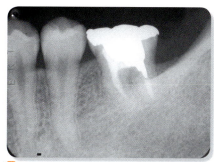
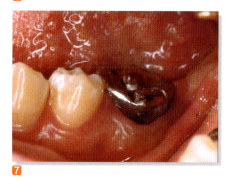
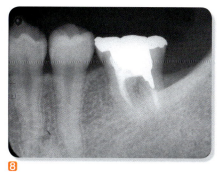
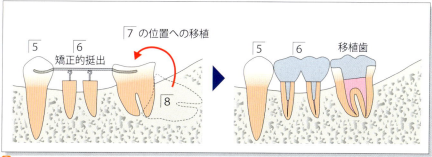

4 炎症性歯根吸収と置換性歯根吸収の相互移行 (図4, 5)

　炎症性歯根吸収と置換性歯根吸収についてこれまで詳しく述べてきた．しかし，臨床の中においては，この2つのいずれの歯根吸収も本来のメカニズムで独立した形で進行し続けるとは限らず，状況と時期によっては相互に移行し合う可能性がある点に注意したい．すなわち，最初に置換性歯根吸収が生じ，その結果，象牙細管が露出すると，たとえ事前に根管充填が行われていたとしても，主根管や側枝に死腔があればその中の細菌，毒素が歯根表面に拡散し，マクロファージ，最終的には破骨細胞が出現して，炎症性歯根吸収を引き起こす場合がある[32]（置換性歯根吸収の炎症性歯根吸収への移行，図2, 3，本章 Case-4 参照）．

　逆に，最初に炎症性歯根吸収が生じ，水酸化カルシウムによる処置で抑制できたとしても，吸収窩の面積が大きすぎる場合，周辺の歯根膜による治癒が起こる前に歯槽骨の骨改造現象に巻き込まれて置換性歯根吸収が起こる場合がある[33]（炎症性歯根吸収の置換性歯根吸収への移行）．

　このように2つの歯根吸収の相互移行の可能性を理解しておくことは，それぞれの歯根吸収の種々の段階と局面において，臨機応変かつ適切な処置を行ううえで重要である．

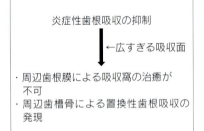

図4　炎症性歯根吸収から置換性歯根吸収への移行

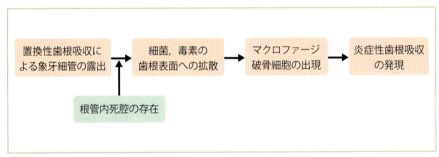

図5　置換性歯根吸収から炎症性歯根吸収への移行

Case 4 置換性歯根吸収から炎症性歯根吸収へ移行した症例

28歳，女性

主訴：右下の奥歯が痛い

初診時　1998年6月

	7	6	5	4	3	2	1	1	2	3	4	5	6	7	
8	7	6	5	4	3	2	1	1	2	3	4	5	6	7	

↓ 移植後

	7	6	5	4	3	2	1	1	2	3	4	5	6	7	
	7	6	5	4	3	2	1	1	2	3	4	5	6	7	

移植：8̄ → 6̄部

1，2：1988年6月．歯根破折を生じた6̄を抜歯後，8̄を移植することにした．

3，4：1989年7月．移植後1年1カ月．この時点で移植歯歯根近心面に一時性置換性歯根吸収の痕跡がみえるが，治癒しており，経過に問題はない．

5：1993年10月．移植後5年4カ月．コア尖端部を中心に炎症性歯根吸収が黒い透過像としてみられる（矢印）．頬舌面に起こった置換性歯根吸収が根管に達し，死腔に存在した細菌および毒素により炎症性歯根吸収に移行したものと思われる．

6，7：2009年7月．移植後21年1カ月．さらに炎症性歯根吸収は進行している．水酸化カルシウムの貼薬が望ましいが，患者さんは帰省中の一時滞在中で通院不可のため，治療は断念し，経過観察を行う．

8〜10：2012年8月．移植後24年2カ月．外見上は問題なく，咬合痛など自覚症状も一切ない．炎症性歯根吸収の進行が予想より遅い．

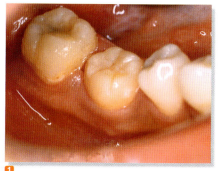
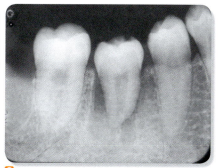
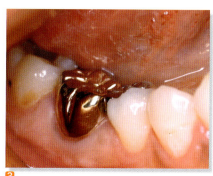

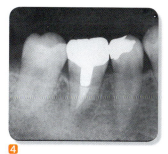
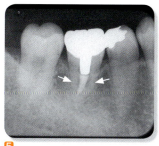
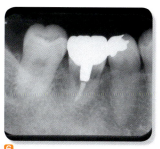
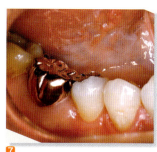

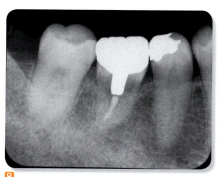
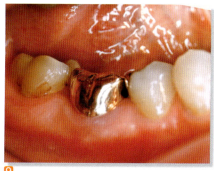
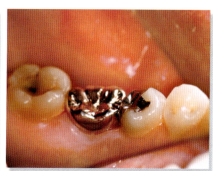

12章―歯の移植後のトラブルと対応

Ⅳ―歯根吸収と骨吸収のメカニズムとの関連

歯根吸収のメカニズムを考える場合，生体における骨吸収のメカニズムを理解しておくことが必要である．

生体の骨組織においては通常，破骨細胞による骨吸収と，骨芽細胞による骨形成のバランスが保たれている（**図6**）．これは，破骨細胞とその前身である骨髄幹細胞から骨形成を促進する因子（カップリングファクター）が放出され，その因子が未分化間葉細胞を骨芽細胞へと分化させて，骨吸収と骨形成の平衡性を調整することによって成り立っているためである（カップリング現象）．しかし，骨吸収と骨形成のバランスが崩れ，骨吸収のみが一方的に進行し，骨形成が起こらない場合がある．これを病的骨吸収といい，炎症，嚢胞，腫瘍，代謝性疾患などが存在する場合に生じる[34]．

歯牙移植後の炎症性歯根吸収はこのような病的な骨吸収の典型といえ，**図6**でも示したように象牙細管内の細菌と毒素が原因で破骨細胞のみが活性化されて，吸収が進行する．

一方，置換性歯根吸収の場合は，象牙細管内に破骨細胞を活性化するだけの細菌や毒素が存在しないため，破骨細胞による象牙質の吸収と骨芽細胞による骨の形成がバランスを保って進行する．つまり，置換性歯根吸収は歯根膜が損傷したために象牙質が広範囲に露出し，この象牙質を破骨細胞が骨と識別できずに骨改造現象の中に組み込んでしまった状態ということができる[14]．

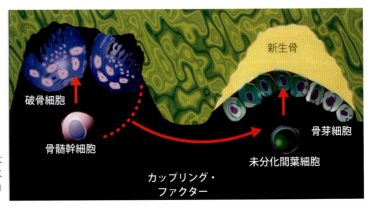

図6 歯根吸収と骨吸収のメカニズムの関連
生体の骨組織においては，通常，破骨細胞による骨吸収と，骨芽細胞による骨形成がバランスを保って行われている． （立川，1988[34]）

◆ わが国の移植の特徴 ◆

脱離した外傷歯をソケットに戻す「再植」が多い海外の報告に比べ，わが国における「移植」は，欠損歯列における痛切な補綴学的要求から行われることも多いという特異性がある．また，海外に比べ，以下のような厳しい条件下で行われる場合が多く，厳密かつ長期的に観察すると，実際の成功率はより低くなっている可能性がある．
1. 歯根膜の条件が悪く，移植に不向きとされる埋伏智歯を移植歯とする場合が多いこと
2. 歯槽骨が吸収した無歯顎堤への難易度の高い移植が多いこと
3. 単冠ではなく，負担のかかるブリッジの支台歯として移植歯を活用することが多いこと

V—付着の部分的非獲得

1 付着の部分的非獲得とは

移植後のトラブルで歯根吸収に次いで多いのが付着の部分的非獲得である．これは，移植後に移植歯の歯根全周ではないが部分的に付着が得られず，部分的にプロービングデプスが深くなり，垂直性骨欠損が生じる場合をいう．

結果的には移植歯が移植後，歯周病に罹患した場合と変わりはないが，その予防を考えるうえでは区別する必要がある．

通常の歯周病の場合，本来存在していた付着が失われる（付着の喪失）のに対し，この場合は付着が得られない（付着の非獲得）ことを意味し，その原因も同一ではないからである．原因としては表8に示した細菌感染以外に移植歯の抜歯および挿入時に起こる歯根膜への物理的損傷など，多くの因子が考えられる（→ p229，本章 Case-5）．

2 細菌性因子の関与

細菌性因子としては表8にあげたように移植歯，受容側，術中の一般的な感染の3つの側面から考えることができる．

1．移植歯

1）歯周病に罹患した移植歯

歯周病に罹患した移植歯を，術前のルートプレーニングが不十分なままソケットに深く移植した場合，歯根膜のない部分が歯槽骨縁下に入るため，置換性歯根吸収を生じる可能性もあるが，多くの場合，上皮の侵入が起こり[35]，歯根面上の細菌の関与のもとにただちにポケット上皮へと移行していくと考えられる．そ

表8　細菌性因子の関与

原　因	1．移植歯 　1）歯周病に罹患した移植歯がソケットに深く移植された場合 　2）カリエスのある移植歯が移植後，咬合調整され，細菌が歯肉溝に流入した場合 2．受容側 　ポケット上皮の残った抜歯窩へ移植が行われた場合（歯周病歯や歯根破折歯の抜歯窩への直後移植の場合） 3．術中および術後に移植歯の歯根膜，もしくは受容側のソケットに感染が生じた場合
予　防	1．移植歯 　1）歯周病のある移植歯 　　　選択の制限と術前歯周処置の徹底 　　　歯槽骨縁上1mm，歯根膜の露出 　2）カリエスのある移植歯 　　　移植前のカリエスの完全除去 2．受容側 　　ポケット上皮の除去 3．術中の感染予防対策
対　応	通常の歯周治療の基準を適応

のため，通常，進行した歯周病歯は移植歯としては利用されない．しかし，歯周病が重度でない場合，移植前にルートプレーニングを徹底的に行い，細菌性の因子を除去できれば，通常の歯周治療後に生じるような長い接合上皮[36]による治癒が得られる可能性もある．もちろん，移植歯の歯根長に余裕がある場合，たとえ歯周病罹患歯でも歯槽骨縁上に健康な1mmの歯根膜を露出させ，浅めに位置づければこのようなトラブルは避けることができる．

2）カリエスのある移植歯

カリエスを有する移植歯が移植後，大量に咬合調整される場合，細菌が歯肉溝内に流れ込む可能性もある．できれば移植当日ではなく前もって別の日に，PMTCとともにカリエスは完全に除去しておく．

2．受容側

ポケット上皮の残った抜歯窩へ移植が行われる場合，移植歯に健全歯根膜が存在していたとしても望ましい歯周組織の治癒は起こらない可能性がある．臨床で起こりうる例としては，歯周病歯や歯根破折歯の抜歯窩へ直後移植が行われる場合である．このような場合は，歯肉弁の内側にポケット上皮が残っていることが多いため，移植前に抜歯窩に残されたポケット上皮をメスなどで完全に除去してから移植を行う．または，抜歯後一定期間（約2週間）を経て，歯肉部の治癒を待ってから移植を行う．

3．術中の感染予防対策

術中に，移植歯の歯根膜もしくは受容側のソケットに感染が生じた場合も，歯周組織の治癒が阻害される可能性が高まる．そのため，通常の外科処置に準じた感染防止対策が必要である．細菌性因子による付着の部分的非獲得に対しては，軽度の場合はルートプレーニング，重度の場合は歯周外科処置を行うなど一般的な歯周治療の基準を適用する．

Case 5 細菌性因子が関与した歯周病罹患歯を移植歯として利用した症例

46歳，女性
主訴：左上の奥歯で噛めない

初診時　1992年8月

8	6 5 4 3 2 1	1 2 3 4 5	7	8
	7 6 5 4 3 2 1	1 2 3 4 5 6 7		

↓　移植後

8 7 6 5 4 3 2 1	1 2 3 4 5	6	7
7 6 5 4 3 2 1	1 2 3 4 5 6 7		

移植：|8 → |6 部

1〜4：1992年8月．|6部へ|8を移植する計画を立てた．しかし歯周病罹患歯のため，近心に3mm，遠心に5mmのプロービングデプスを認めた．したがって，術前処置として徹底的なルートプレーニングを行った．

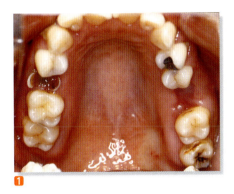
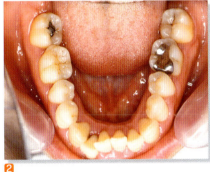

5：1992年8月．移植時のX線写真．移植歯が歯周病罹患歯の場合，歯根膜の喪失した部分を歯槽窩に入れないよう浅く位置づけるのが原則であるが，この症例では近心の歯根膜がほぼ健全であったため，あえて深く挿入した．|7の近心面も初診時，プロービングデプスが7mm認められ，すでに垂直性骨欠損も存在したため，移植歯の遠心面（歯根膜の喪失した面）を深く挿入することにより，歯槽骨のレベルを下げ，|7の近心面とともに水平性骨吸収に移行することを意図した．

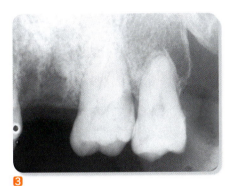
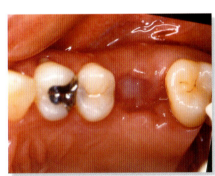

6：1993年7月．歯間ブラシの使用により，|67間の歯周組織が安定したので，オンレータイプの歯冠修復の形成を行った．

7：1994年7月．移植歯と|7の間の歯槽骨は予想通り，移植歯遠心の歯根膜のない部分の歯槽骨が吸収し，|7近心のもともと低かった骨レベルと一致し，むしろ清掃がしやすくなった．しかし，この後も4カ月ごとに定期的にルートプレーニングを続けた．

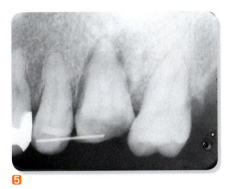
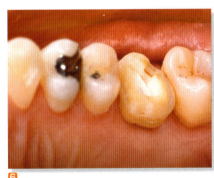

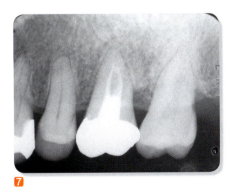
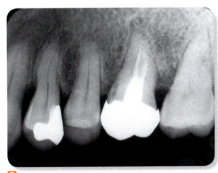

8：2001年8月．移植歯|6の遠心で骨レベルの改善がみられる．

⑨, ⑩：2009年8月．移植後17年経過．移植歯遠心の骨は平坦ではないが，歯間ブラシは使用でき，プロービングデプスは3mm以下を維持しており，症状はない．初診時，すでに3度の根分岐部病変を抱えていた⏋7（⑫参照）は懸命な歯周治療の継続もむなしく，久しぶりに来院したこの時点で自然脱落していた．

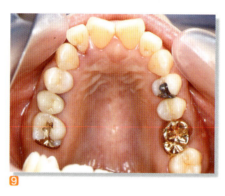
⑨

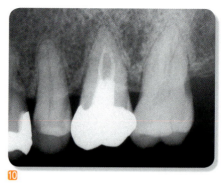
⑩

脇を固める基本治療の重要性

　この症例では，初診時に咬合支持の中心的役割を担う⏋6 が喪失していることから，この部位への移植が治療計画の柱となったが，17年にわたって予後を安定させている因子として，移植歯の対角線上の 543⏋部の基本的治療の効果をあげることができる．特に 3⏋の健康の回復は， 3⏋の偏心運動のガイドとしての役割を考えると歯列の保全に重要である．

⑪, ⑫：この症例は，初診時に 7543⏋にも問題を抱えていた． 7⏋は根分岐部病変3度で，常に急性発作を繰り返し， 5⏋は根尖病変を抱え，骨縁に及ぶ深い縁下カリエス， 4⏋遠心は抜髄の可能性のある深いカリエス， 3⏋は頬側に8mmのポケットを抱え，動揺を伴う歯周病罹患歯であった．

⑬： 6⏋欠損による左側での咀嚼力の低下は，習慣的な右噛みの状態をつくり，これらの症状悪化の原因にもなっていたと思われる． 6⏋部への移植と同様， 7543⏋部の改善も重要であった．

⑭： 4⏋遠心は露髄寸前であったが，歯髄保存を目的にIPC（松風社製ハイ-ボンド テンポラリーセメントソフト使用）を2回繰り返した．

⑮：その結果，第3象牙質の形成が起こり，露髄を回避でき，レジン充塡で済み，歯冠修復をせずに済んだ．

⑯： 5⏋は矯正的挺出を行った．

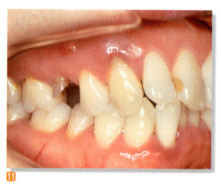
⑪

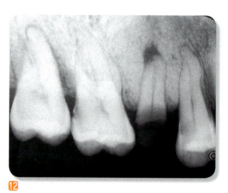
⑫

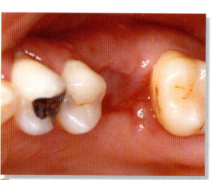
⑬

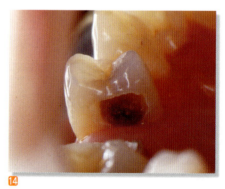
⑭

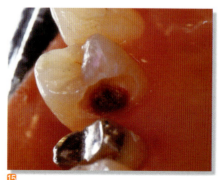
⑮

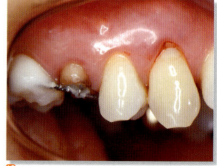
⑯

17：5⏋の矯正的挺出後の生物学的幅径獲得のための外科処置の際，SRPのみでは改善されなかった3⏋の歯周外科を同時に行った．外科処置は計画的に行うことにより回数を減らし，最小限の侵襲にとどめることができ，患者さんの負担軽減につながった．

18：歯周外科後約3年の状態．3⏋のプロービングデプスと動揺は正常になった．この部位の改善と⏌6への移植により左右で咀嚼できる条件が揃ったことが，その後の安定した予後に結びついている．

19：2009年8月．ガイドとなる3⏋は歯周基本治療で健康を回復し，ガイドの役割を果たしている．

20：2009年8月のX線写真．5⏋の根尖病変は消失し，ほとんど露髄していた4⏋の遠心面にはIPC（暫間的間接覆髄法）による第3象牙質の形成が生じている．

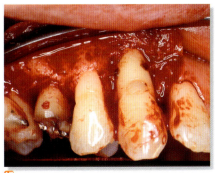
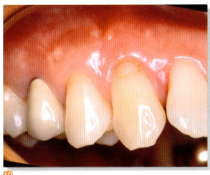
17 18

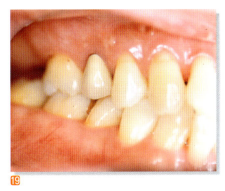
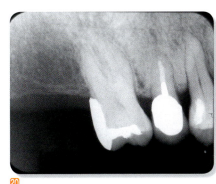
19 20

表9　物理的因子の関与

問題点	1．移植歯自体が有する問題点 　金属片，セメント，歯質削除片などの歯肉溝への流入および歯根膜への付着 2．固定用材料による問題点 　レジン粉末，エッチング液，ボンディング液などの歯肉溝への流入および歯根膜への付着
予防	術前処置の徹底 1．移植歯 　・移植歯の充填物や冠などの金属の除去 　・移植歯の咬合を低くしておく 2．固定用材料の慎重な使用
対応	通常の歯周治療の基準を適応

3　物理的因子などの関与（→p232，本章 Case-6 ）

付着の部分的非獲得の原因となりうる物理的因子を，**表9**にあげる．

1．移植歯自体が有する問題点と予防策

何らかの処置がすでに行われている移植歯を使用する場合，金属，セメント，歯質削除片の影響を注意する．臨床でもっとも起こりうる例として，移植時に金属削除片などの材料が移植歯の歯根膜表面に入り込む場合があげられる．たとえば，移植歯の歯頸部に金属が充填されていたり，冠除去後のセメントが残っているにもかかわらず，鉗子やヘーベルを利用して抜歯を行った場合，それらの材料を破砕して移植歯の歯肉縁下に押し込み，歯根膜に付着させてしまう場合がある．

予防策

移植に先立って（前もって別の日に）移植歯の充填物や冠などの金属はもちろん，冠除去後に歯頸部に残った合着セメントなども徹底的に除去しておくことが重要である．

また，移植後，移植歯の咬合が高く，咬合面を削除せざるを得ない場合があるが，その際の歯質削除片が歯肉弁と移植歯の間に入り込み，付着の阻害因子になる可能性がある．これを避けるには，移植歯の抜歯を行う前に抜歯操作に支障をきたさない範囲（鉗子で確実に把持できる歯の高さを残して）で咬合面を低くしておくこと，そして，移植後にどうしても咬合調整をせざるを得ない場合は，移植歯の歯肉弁を生理食塩液を浸したガーゼで確実に封鎖した状態で歯質の削除を行うなどの配慮が必要である．

2. 固定用材料による問題点と予防策

　固定用材料によるトラブルとしては，移植歯をワイヤーとレジンで固定する際の粉末，エッチング液，ボンディング液の歯肉溝への流入が考えられる．

予防策

　粘性の高いゲル状のエッチング液を使用し，患者さんの顔の角度を変えることによってエッチング液やボンディング液が歯肉溝部へ流れ落ちないよう配慮する．あるいは，移植歯に小さな維持溝を形成して，エッチング処理などの不要なグラスアイオノマーセメントなどを代用する．

　移植後にこのような物理的因子の関与で付着の部分的非獲得が生じた場合も，通常の歯周治療の基準で対応する．

Case 6　物理的因子などが関与したと思われる付着の部分的非獲得の症例

64歳，女性

主訴：右上の奥歯で噛めない

初診時　1992年2月

移植後

移植：「7→6」部

1～3：1992年2月．初診時．ほとんどの歯にカリエス，歯周病がみられ，全顎的な再治療の方針を立てた．

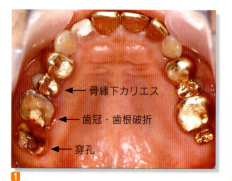
← 骨縁下カリエス
← 歯冠・歯根破折
← 穿孔

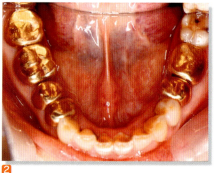

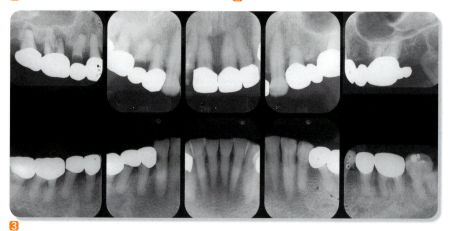

4, 5：6⏋は3根の分離が生じるほどにカリエスが進行し，さらに3根ともプロービングデプスは根尖まで達し，保存不可能．5⏋は矯正的挺出により保存可能であるが，7⏋も❶にみるように髄床底が薄く，かつ大きな穿孔を生じているため予後に不安がある．そこで6⏋の抜歯部位に対合歯のない7⏋を移植する計画を立てた．

6：移植歯7⏋を抜去する際，筆者の経験上はじめてであったが，鉗子によって歯冠部の金属片を歯根膜に付着させてしまった．7⏋の冠除去後，セメントも十分に除去したつもりだったが，痛恨のミスをしてしまった．歯根膜についた細かい金属片の完全除去は困難をきわめ，歯根膜をかなり損傷させることになった．

7：1992年7月．移植時．金属片が付着し，かつ歯根膜が損傷された面は近心に位置づけられた．6⏋抜歯後2カ月の移植であったが，受容床の近心部の歯槽骨は吸収が大きく，移植歯を歯槽骨の壁で被覆できなかった．

〔平行して行った脇を固める基本治療〕

8：移植後，3⏋と矯正用ワイヤーで移植歯（矢印）を固定した．

9：移植歯の動揺が収まった時点で，これをアンカーに，歯肉に一部埋もれていた5⏋の矯正的挺出を開始した．このとき，移植歯近心の金属片が付着した部位においてのみ出血と排膿が認められ，付着が部分的に獲得できていないことが判明した．その後，ルートプレーニングを繰り返したが改善が得られなかった．

10：1993年1月．5⏋の矯正的挺出後に添加される歯槽骨の骨切除の際

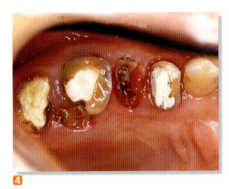
❹
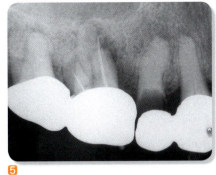
❺
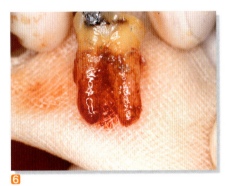
❻
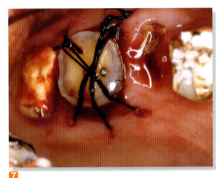
❼
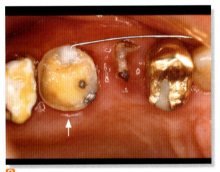
❽
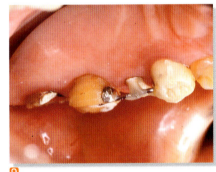
❾
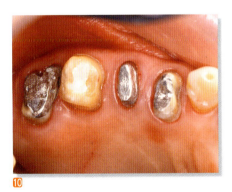
❿
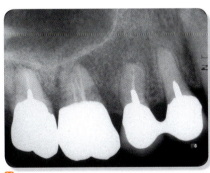
⓫

に計画的に移植歯の近心面の歯周外科処置を同時に行った．

その結果，5⏋6⏋ともに歯周組織が改善したので，ようやく補綴処置に移行した（穿孔の7⏋の処置については⓯を参照）．

⓫：2004年2月．移植歯近心のプロービングデプスは2，3mmと問題ない．

⑫〜⑭：2013年2月．移植後20年7カ月．⑥部の移植歯はX線写真でみると，厳密な成功基準は満たしていないが，臨床的には問題なく機能している点が生体組織の適応力の強さと柔軟性を示している．

⑮：⑦は初診時，縁下カリエスに加えて髄床底に大きな穿孔がみられ，息肉が侵入していた．当時は保存不可能と思われたが，電気メスで切除後，そのときは合着用アイオノマーセメントで封鎖した．その後，20年以上，穿孔自体については問題なく経過している．この症例をきっかけに，穿孔は，封鎖できれば保存可能と筆者の臨床では位置づけ，材料はスーパーボンドをおもに使用するようになった．

⑯：⑥に根尖性歯周炎が存在し，時に咬合痛を覚えるという訴えがあったので，⑦を移植歯として抜歯することには大きな迷いがあった．それでも，⑥への移植がどうしても必要と考え，決断した．その意味で⑥の根尖性歯周炎を治癒させ，長期に保存させることは非常に重要な処置となった．

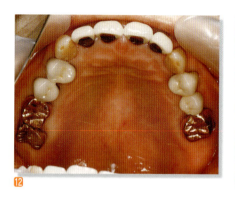
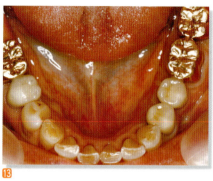
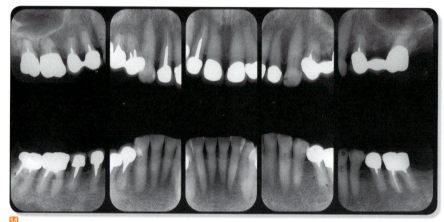
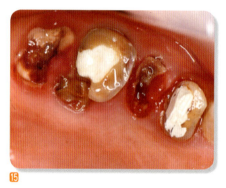
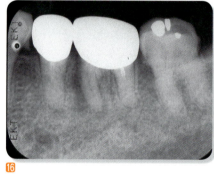

脇を固める基本治療の重要性

　この症例では，567┘が深い縁下カリエス，歯根破折，穿孔などで抜歯されても不思議ではない状態に加え，⌐6にも根尖性歯周炎が存在し，時に咬合痛を覚えるという訴えがあった．それゆえに⌐7を移植歯として選択するには大きな迷いがあった．この症例でも⌐6への移植処置が治療方針の柱となったが，脇を固める以下の処置も重要であった．

1. ⌐7の穿孔歯の救済
2. ⌐6の根尖病変の回復
3. ⌐5縁下カリエス歯の救済

13章 歯の移植に関するQ&A

移植歯の歯内療法の時期に関するQ&A

移植歯を抜去する際に行う「歯を動揺させる処置」に関するQ&A

Andreasenの基礎研究の結果に対するQ&A

術式に関するQ&A

13章―歯の移植に関するQ&A

本章では，歯の移植に関して講演会でよく質問される内容をQ&Aとして整理した．手技など臨床上の問題だけではなく，その背景となる基礎の知見にも状況に応じて言及しているので参考にしていただきたい．

移植歯の歯内療法の時期に関するQ&A

移植歯が生活歯の場合，抜髄は移植前と後のどちらがよいか？

抜髄は原則的に移植後に行っている[1]．その理由は以下の通りである．

1―原則的に有髄歯の場合，移植前ではなく，移植後に抜髄を行っている理由

1．臨床的側面

移植歯の歯根膜を保護するため，抜歯はできるだけ鉗子のみか，鉗子を主体とした方法で行う．したがって，抜歯時，鉗子による強力な移植歯の把持が必要となり，移植前に抜髄し失活歯にしておくことは歯冠・歯根破折につながる危険性が高まる．

2．基礎研究からの側面

Andreasenは，サルを用いた再植実験の結果から，再植前に根管充塡を行った場合，行わなかった場合に比べて，炎症性歯根吸収は減少するものの根尖孔付近において置換性歯根吸収と表面歯根吸収の発生頻度が高まる，と報告している[2]．そして，これは根管充塡の処置（操作）自体，およびガッタパーチャポイントとシーラー，とりわけその中のユージノール（Kerrのroot canal sealer）が根尖部周辺の歯根膜を刺激した結果，としている[2]．

同様の指摘はすでにErausquinの一連の研究からもなされている[3〜6]．ファイリング処置に関しては，over instrumentationに注意することと，処置後，一定の歯根膜治癒期間をおくこと，シーラーの使用に関しては，移植前にガッタパーチャを使用した最終根管充塡をせず，水酸化カルシウムで仮根管充塡を行って移植することにより根尖付近の歯根膜への刺激を減少させることは可能であろうと結論づけている．

2―例外的に移植前に歯内療法を行う場合

生活歯の複根歯について，どうしても術前に歯根形態を把握しておきたい場合は，移植前に歯内療法を行う．また，すでに根管充塡が行われている歯を移植する場合，充塡状態がX線写真で良好でかつ根尖病変が存在しない場合はそのまま移植してよいが，そうでない場合，歯内療法をやり直し，水酸化カルシウムを貼

薬しておいてから移植するべきである．ただし，この場合でもファイリング処置による根尖付近の歯根膜への損傷の可能性を考慮に入れ，治癒に必要と思われる数週間の期間をおいてから移植するようにしている．

移植歯を抜去する際に行う「歯を動揺させる処置」に関する Q&A

Q2 移植歯を抜去する際，術前に「歯を動揺させる処置」を行ったほうがよいか？

筆者は，以下に述べる理由により原則的に行っていない．

「歯を動揺させる処置」を行わない理由

1．臨床的側面

　筆者が慎重な診査の結果，移植の適応と判断した移植歯は，通常の手段で抜歯ができる．術前に「歯を動揺させる処置」を行うべきかどうか迷う移植歯は，難抜歯が予測される複根の歯根離開歯と，抜歯時に歯根破折の危険性がある歯質の薄い歯肉縁下カリエスを有する失活歯（特に残根）の2つの場合に限定される．

(1) 複根の歯根離開歯の抜去

　特に，root trunk の短い（歯根部が長い）歯根離開歯は，そのままの状態では移植歯として除外しており，歯根部が長いことから分割して移植することが多いため，「歯を動揺させる処置」を行う必要がない．逆に，複根歯で root trunk の長い歯は歯根が短いので，離開が多少あったとしても，抜歯は比較的容易に行えるため「歯を動揺させる処置」を行う必要はない．

(2) 歯質の薄い歯肉縁下カリエスを有する失活歯（特に残根）の抜去

　歯肉縁下カリエスを有する歯質の薄い残根の場合でも，抜歯前に歯肉弁を剥離することにより，通常，抜歯は確実に行える．このような症例では，骨縁直下の歯質に積極的に細いヘーベルやペリオトームを活用する．その結果，その部位の歯根膜が損傷を受けたとしても全く問題とならない．なぜなら，このような深いカリエスを有する歯は生物学的幅径の原則から受容側のソケット内に浅く（ちょうど挺出させた状態で）位置づけることになるので，ヘーベルが当たる部分の歯質は移植後，歯肉縁または縁上に位置づけられることになるからである．

　このように移植歯が難抜歯になる場合が時折あるものの，「歯を動揺させる処置」は行わず，通常の抜歯方法で対応しているのが筆者の臨床の実際である．特に生活歯の場合，すでに述べたように術前に抜髄を行っていないため，抜歯時に歯冠破折を生じることはなく，安全に鉗子主体の抜歯を行っている．

2. 基礎研究からの側面

筆者が移植歯に対して「歯を動揺させる処置」を原則的に行っていないもう一つの理由は，以下に述べる内外の基礎研究の解釈の結果による．

(1)「歯を動揺させる処置」は歯根膜に病的な変化を招き，いずれ周辺歯根膜の増加により改善されるものの，その時期を臨床的に診断することが困難であること

「歯を動揺させる処置」を行うことは，一時的ではあるが，歯根膜に広範囲に硝子様変性を生じさせる可能性を意味する．動揺させる処置が移植歯の歯根に加わると歯槽骨壁と接近し，その部位に循環障害が起こり，硝子様変性が生じる結果，歯根膜の血管が消失するといわれる．この場合，歯根膜への主要な血液供給路である歯槽骨のフォルクマン管の開口部は閉鎖され，歯槽骨の表面までが壊死に陥ることが，高橋らの血管鋳造を用いた研究によって明らかにされている（図1）[7]．

この状態は"細胞のいない死の世界＝歯根膜の中の砂漠"と表現されるほどで，仮にこの状態の時期に移植を行った場合，歯周病によって広範囲に歯根膜の消失した歯を移植することと同様の結果につながる可能性もある．しかし，その後，通常は硝子様変性部の周辺から破骨細胞が繰り出され，変性部の吸収が起こり，かつ，周辺歯根膜細胞の増加により歯根膜血管網が再生される．したがって，硝子様変性が生じる時期を避けて，血管網が再生される時期を的確に診断したうえで移植歯の抜歯を行うことがこの方法の最大のポイントということになるが，動揺させる処置の強さ，方法，移植歯の骨植の状態，歯根形態の違いなどによりその時期は一様ではないと思われ，それらを的確に臨床的に診断することはきわめて困難と思われることから，筆者は行っていない．

(2) 移植歯の抜歯時に歯根膜の多くが剥離しても問題がないこと

移植歯の歯根膜はほとんどが剥離，損傷を受けたとしても，歯根側の最内層，なかでもセメント質の上に寄り添うように並んでいるきわめて薄いセメント芽細胞層さえ残っていれば置換性歯根吸収はほとんど防止できることが，Andreasenらの基礎研究によって明らかにされている[8, 9]．さらには，仮に歯根膜が完全に剥離したとしても，その面積あるいは幅が一定範囲内であれば，周辺歯根膜細胞の増殖により回復することも，Andreasen[10]や吉田[11]，堀田[12]，下野ら[13]によって明らかにされている．

これらの基礎領域における知見は筆者の臨床において，移植歯の歯根膜が肉眼的にはほとんど剥がれたようにみえても，移植後，歯根吸収に必ずしもつながらず，良好な経過をたどる場合が多い現実と一致する．

(3)「歯を動揺させる処置」によってセメント芽細胞が歯根膜の中央寄りに移動するといわれること

セメント質寄りのセメント芽細胞（およびマラッセ上皮遺残など）が，移植歯に動揺を与えることによりセメント質から離れ，歯根膜の中央に移動することが

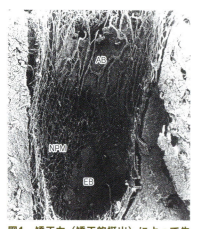

図1 矯正力（矯正的挺出）によって生じた硝子様変性（イヌの歯根）
イヌを使った実験で，矯正的挺出1週間後，歯根尖の挙曲のために歯根膜に硝子様変性（無血管部）が生じた（EB）．NPMは歯根膜の正常に近い像．ABは歯槽骨表面．この状態は"細胞のいない死の世界＝歯根膜の中の砂漠"と表現される．
（高橋：1987[7]）

下野，井上らによって示されている[14]．この基礎研究の結果を臨床の立場から，どう解釈すればよいのかは難しいところであり，歯の移動と同時にセメント芽細胞が未分化間葉細胞となり，増殖するのであれば，移植にとって有利ということになるが，筆者は全く逆に，移植の成功に最も重要とされる歯根寄りのこれらの密度の高い細胞層（Andreasenが述べた歯根側の最内層 innermost layer の細胞層）が中央部に移動することにより，抜歯の際に歯根表面から外側へ離れる可能性があることに不安を感じる．

以上，いくつかの問題点を考慮に入れると，たとえ抜歯が多少困難だとしても，歯根膜の歯根寄りの最内層さえ残れば，移植は成功する可能性が高いことから，生理的で正常な状態（動揺により咬合性外傷を与えられていない状態）にある歯を通常の方法で抜歯したほうがよい，というのが筆者の考えである．

Andreasenの基礎研究の結果に対するQ&A

Q3 歯根未完成歯の移植後，歯髄壊死を起こした場合，移植後8週間で80％以上が診断可能であるといわれるが，具体的にはどのような所見で判断すればよいのであろうか？

確かにAndreasenは，「歯根未完成歯の移植後の歯髄壊死は移植後8週間で80％以上が診断可能」と述べている[7]が，実際の臨床では，症例によってその経過は一様でないことから，この時点での診断は困難な場合も多い．歯髄治癒が遅い症例においては，診断を下す時期が早すぎると，実際には治癒に向かいつつある歯髄を「壊死」と誤認する危険性があり，逆にその時期が遅すぎると歯髄壊死から炎症性歯根吸収への移行を許してしまう危険性がある．歯髄壊死の診断時期の難しさはまさにこの点にあり，適切な時期での診断が重要であるが，実際には難しい場合が多いということである．

筆者の経験では，歯肉部にサイナストラクトが出現したり，打診痛が生じるなど歯髄壊死の典型的な所見がみられる場合は別として，移植後3カ月以降でないとその診断は確信をもって行えないことがある．

筆者は，歯根未完成歯の移植後の術後管理を p103，**7章「歯の移植術式」**に示したプログラムで行っているので，参照されたい．移植歯の根尖孔の幅が1mmを上回っていない場合や，移植後の経過から歯髄壊死が少しでも疑われる場合は，検査の回数をさらに増やすようにしている．また，歯根未完成歯の移植後，歯髄治癒に向かっているのか，それとも歯髄壊死に陥りつつあるのかの鑑別診断のポイントについても7章を参照されたい．

Q4 さまざまな研究により，破骨細胞による歯根吸収を防御しているのは歯根膜の最内層（innermost layer）であることがわかっているが，移植歯を抜去した際，肉眼的に歯根膜が大きく剥がれ，その存在を確認することが困難な場合でも，ある程度の最内層は存在していると考えてよいのであろうか？

肉眼的に歯根膜の最内層（セメント芽細胞層）が残っているかどうかを判断することは不可能である．しかし，筆者の経験からすると，歯根膜が歯根上にほとんど残っていないようにみえても，抜歯直後，生理食塩水に浸す前の状態下で歯根表面にぬめりのある光沢が認められれば，セメント芽細胞層は残っている可能性があり，必ずしも置換性歯根吸収につながらないのが実感である．仮に，最内層が完全に剥離して，歯根膜が一部喪失したとしても，狭い範囲（2×2mm，あるいは距離が長くても幅が2mm以内）であれば，周辺歯根膜の増加により回復することが基礎研究からわかっている．

Q5 歯根未完成歯の移植後に歯髄腔の閉鎖（PCO）が生じて治癒が起こった後，一定の期間を経て根尖病変が生じる場合があるが，根管治療は行えるのか？

まれではあるが，いったんPCOが生じ，長い期間を良好に経過した後，歯髄壊死に転じ，その結果，根尖病変が生じることがある．しかし，このような場合，時期的に歯根膜の治癒はすでに起こり，健全なセメント質も存在し，象牙質外側のバリアとなることから，歯髄壊死が炎症性歯根吸収を引き起こす（細菌が象牙細管を通過して歯根表面に拡散される）ことはきわめて少ないと思われる．しかし，歯髄壊死が起これば，根尖性歯周炎を起こす可能性はある．p58，4章のCase-7は，移植後にPCOが起こり，歯髄診も正常値を示し，歯根成長も生じたものの，移植後14年8カ月に歯髄壊死となり，大きな根尖病変が生じたが，症状はないため長期に観察中である．

仮に痛みが出た場合，歯髄腔は閉鎖しているので，通常の根管治療は困難と思われ，最後の救済手段として意図的再植が考えられる．2章で詳述したように，意図的再植は「抜歯以外に保存の手段が存在しない」場合に行う最後の保存方法であり，適切に行えば成功率は高い．

術式に関する Q&A

Q6 ソケットは，移植歯の歯根の大きさにぴったりと合わせて形成したほうがよいか？

A ソケット形成に関しては，移植歯の歯根に出来るかぎりぴったり合った大きさにするのがよいと思っている術者が多いが，歯頸部付近以外はむしろ少しゆるいくらいのほうがよいと考える．

理論的根拠として，移植歯がソケットにぴったりと埋入されると，歯根膜と歯槽骨の距離が近すぎるために，損傷を受けた歯根膜細胞が増殖して治癒する前に歯槽骨側から骨細胞が移動してきて置換性歯根吸収を起こす可能性が高くなるとの下野，井上らの報告がある（**図2a**）．つまり，歯根膜細胞と歯槽骨との間に距離があれば，破骨細胞が歯根面に到達する前に歯根膜が再生する可能性が高まるので，置換性歯根吸収は起こりにくいということである（**図2b**）．ソケットの入り口が大きすぎるのは困るが，内部は大きめに形成しても構わない．これは筆者自身の臨床経験の結果にも一致する．

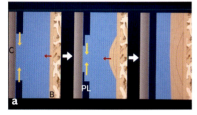
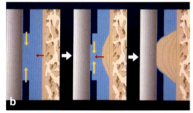

図2 歯根−歯槽骨の距離と置換性歯根吸収発生との関連 （下野，井上：1995[14]）
2a 歯根と歯槽骨の距離が短い場合（再植など）には，損傷部での歯根膜の再生が生じる前に歯槽骨から骨の再生が起こり，置換性歯根吸収が生じる．
2b 歯根と歯槽骨の距離が離れている場合には，広い範囲での歯根膜の損傷があっても，置換性歯根吸収が起こる前に歯根膜は再生される．C：セメント質，PL：歯根膜，B：歯槽骨

Q7 移植歯に咬合圧を与える時期は，移植後に経過した期間によって決定するのか，移植歯の動揺度を基準に決定するのか？

A 移植後に経過した期間，移植歯の動揺度ともに考慮する必要がある．移植後，一定の期間をおいてから咬合圧を与えるのは，移植直後の歯根膜の治癒には安静な環境が必要なことと，歯根膜に分布する神経が修復されるのを待つためである．歯根膜上で機械感覚をつかさどるのは，根尖1/3付近に分布するルフィニ神経終末であるが，この神経はヒトの場合，細胞成分や血管に比べて修復が遅く，完全な修復は起こらないともいわれている．しかし，仮に修復されない場合，痛覚をつかさどる自由神経終末は容易に修復し，これが代償的に感覚機能を果たす可能性があると報告されている[15]．移植後，この神経の修復が生じるのに約4週間かかるといわれているため，咬合圧を与えるのはそれ以後にしたほうがよいということになる．筆者は無歯顎堤への移植の場合，移植後約1カ月〜1カ月半で咬合圧を与えている．

Q8 移植歯の動揺に関しては，どのような点を目安に評価すればよいのか？

移植後1カ月半も経てば，たいていの場合は移植歯の動揺も収まっているが，移植条件が悪いと，1カ月以上経っても生理的動揺以上の動揺が続く場合がまれにある．咬合圧を適正な時期に早めに与えるのは置換性歯根吸収を防ぐためであるが，動揺度が大きいときは置換性歯根吸収が起こる危険性は非常に低いので，咬合を低くし，咬合圧を与えず，歯根膜治癒を促すために安静にすることを優先する．

しかし，意図的再移植の場合，歯根膜治癒はきわめて早く，動揺も早期に収まるため，約1週間で咬合圧を与えることが多い．また，抜歯窩への移植で移植歯の適合がよい場合も3〜4週間で与えてよい．逆に，無歯顎堤へ移植を行った場合は，適合などの条件がよければ，3〜4週間で咬合させて問題がない場合もあるが，先述した機械感覚をつかさどる神経の治癒に4週間はかかるとされる点からも1カ月以上経ってからにしたほうが安全である．

Q9 移植後，X線写真で経過観察していくときに気をつけてみなければいけない点は何か？

移植歯の予後をみるという意味では，歯根膜空隙と歯槽硬線が正常に現れてくるかどうかを確認すればよい．歯根膜空隙の出現は歯根膜の治癒を，また歯槽硬線の出現は固有歯槽骨の治癒を示唆するからである．さらに，歯根未完成歯の移植では歯髄の治癒という問題が加わり，その基準としては，おもに歯髄腔の閉鎖や根尖孔の閉鎖などが重要となる．

Q10 水酸化カルシウム製剤は具体的には何を使うのか？

単味のものがよいとは思うが，品質の長期保存管理が難しく，操作性も悪いことから，カルビタール（ネオ製薬工業）やカルシペックス（日本歯科薬品）を使っており，臨床的に問題ない．

Q11 有髄歯と失活歯を移植する場合，それぞれ気をつける点は何か？

失活歯においては，移植前から根尖病変がみられる場合と，根管充填が良好になされて根尖病変がみられない場合とで分けて考える必要がある．後者の場合は，そのまま移植しても問題はない．しかし，前者の場合は，移植後に同様のトラブ

ルを引き起こす危険性が高いので，移植前に再根管治療を行い，水酸化カルシウムを貼薬した状態で移植する．

Q12 移植後にMTMや矯正をしたいとき，移植後，どれくらいの期間が経過した時点で開始すればよいか？

上下的な移動，つまり矯正的挺出の場合には，歯周組織が治癒していれば（歯周ポケット動揺度が正常範囲内で，打診痛などがない状態であれば）移植後約1カ月の早い時期に行っても，矯正力が弱ければ問題はないことを筆者は多く経験している．しかし，近遠心的な歯体移動の場合は，歯周組織がある程度治癒してから行ったほうがよい．本来の歯周組織の構造が確立する，つまり歯根膜空隙と歯槽硬線が出現するには，通常6カ月～1年ほどかかるためである．したがって，近遠心移動のとき，本来は6カ月ほど待ってからが安全である．

Q13 根尖近くが彎曲している移植歯を抜去したとき，根尖2～3mmが欠けてしまう場合がある．このような場合，そのまま移植してよいのか，それとも移植をあきらめたほうがよいのか？

根尖部が数mm欠けたにもかかわらず，歯根長がある程度残っている場合，移植を断念せず，予定通り移植を行う．ただし，破折部の根管口入り口を迅速にスーパーボンドなどで逆根管充塡してから，移植する．破折部の根管の直径は本来の根尖孔部の直径より大きくなることから，移植後の歯内療法でその部位を完全閉鎖することはより難しくなるからである．この場合の根尖部の治癒は，適切に歯根端切除術が行われた後の治癒と同じメカニズムで生じる．

本書で使用された 覚えておきたい英語一覧

あ
アメロジェニン　amelogenine
アルブミン　albumin
亜脱臼　subluxation
足場　scaffold

い
移植歯　donor tooth
移植歯の口腔外時間　extra alveolar storage period
意図的再植　intentional replantation
一時性置換性歯根吸収　transient replacement root resorption

え
エナメル基質タンパク　enamel matrix protein
永続性置換性歯根吸収　permanent replacement root resorption
炎症性歯根吸収　inflammatory root resorption

か
カントゥア（歯冠部の豊隆）　contour
外エナメル上皮　external dental epithelium
外胚葉性間葉　ectomesenchyme
海綿骨　cancellous bone, spongy bone
感覚受容器　sensory receptor
嵌入　intrusive luxation

き
機械的受容器　mechanoreceptor
矯正的歯牙移動　orthodontic tooth movement
矯正的挺出　orthodontic extrusion

け
外科的挺出（歯槽窩内移植）　surgical extrusion=Intra-alveolar transplantation
結合組織性付着　connective tissue attachment

こ
固有歯槽骨　alveolar bone proper
硬化性骨炎　condensing osteitis
恒常性維持機能　homeostasis
骨改造現象　bone remodeling
骨芽細胞　osteoblast
骨切除　ostectomy
骨造成　bone augmentation
根尖孔の閉鎖　apical closure
根尖孔幅　apical pulp width
根尖側移動　apically positioned flap
根尖側移動を伴う骨切除　ostectomy with apically positioned flap
根尖側移動を伴わない骨切除　ostectomy without apically positioned flap
根尖部透過像　radiolucency at the apex

さ
サイナストラクト（瘻孔）　sinustract（fistula）
再根管形成　recanalization
再植　replantation
再付着　reattachment
細胞死　physiological cell death, apoptosis
三層性胚盤　formation of the three-layered embryo
酸化還元酵素　oxidoreductase
暫間的間接覆髄　indirect pulp capping：IPC

し
GBR（骨再生誘導法）　guided bone regeneration
GTR（組織再生誘導法）　guided tissue regeneration
支持歯槽骨　supporting alveolar bone
自然歯牙移動　natural tooth movement
自然挺出　natural tooth extrusion
自由神経終末　free nerve ending
歯冠・歯根破折　crown-root fracture
歯冠歯根比　crown root ratio
歯冠側漏洩　coronal leakage
歯冠長延長術　crown lengthening
歯根の発育段階　root development stage
歯根完成　complete root formation
歯根吸収　root resorption
歯根破折　root fracture
歯根未完成　imcomplete root formation
歯根膜　periodontal ligament
歯小囊　dental follicle
歯髄の長さ　pulp length
歯髄壊死　pulp necrosis
歯髄腔の閉鎖　pulp canal obliteration：PCO
歯髄診断器　pulp tester
歯髄治癒　pulp healing
歯槽窩内移植　intra-alveolar transplantation
歯槽骨　alveolar bone
歯槽硬線　lamina dura
歯槽堤増大術　alveolor ridge augmentation

歯肉溝内切開　intracrevicular incision
歯乳頭　dentral papilla
修復　repair
硝子様変性　hyaline degeneration
上皮性付着　epithelial attachment
神経終末　nerve ending
神経堤細胞　neural crest cell
振盪　concussion
新付着　new attachment

せ
セメント‐エナメル境　cement-enamel junction：CEJ
セメント芽細胞　cementoblast
セメント質　cementum
生物学的幅径　biologic width
成功（の）基準　success criteria
線維芽細胞　fibroblast
全層弁　full thickness flap
前投薬（術前投薬）　premedication

そ
象牙質・歯髄複合体　dentin/pulp complex
象牙細管　dentinal tubule

た
第4の胚葉　fourth mesoderm

ち
知覚反応（感受性試験）　sensibility tests
遅延埋入　delayed implant placement
置換性歯根吸収　replacement root resorption

な
内エナメル上皮　internal dental(enamel) epithelium

は
抜歯即時埋入　immediate implant placement

ひ
皮質骨　cortical bone
表面歯根吸収　surface root resorption
病変　lesion

ふ
フェルール効果（タガの効果）　ferrule effect
フォルクマン管　Volkmann's canal
付着装置　attachment apparatus
部分層弁　partial thickness flap

へ
ヘルトウィッヒ上皮鞘　Hertwig's epithelial root sheath, Hertwig's root sheath

ま
マラッセ上皮遺残　epithelial cell rests of Malassez

み
未分化間葉細胞　undifferentiated mesenchymal cells

む
無細胞セメント質　acellular cementum
無歯顎堤　edentulous ridge

め
Melcherの仮説　Melcher's hypothesis

ゆ
有細胞セメント質　cellular cementum
遊離歯肉移植術　free gingival graft：FGG

り
リバスキュライゼーション　revascularization

る
ルフィニ神経終末　Ruffini ending

参 考 文 献

Visual Contents

1) 井上　孝，高橋和人，前田健康，下地　勲：「座談会」自家歯牙移植の要／歯根膜の治癒像（ザ・クインテッセンス別冊／歯牙移植の臨床像）．クインテッセンス出版，東京，1996，36〜58．
2) 下野正基，山村武夫：歯周組織の再生（山村武夫監修，下野正基，飯島国好編：治癒の病理）．医歯薬出版，東京，1988．
3) Lindhe, J : Textbook of clinical periodontology, 1st ed. Munksgaard, Copenhagen, 1983.
4) 高橋和人：なぜ再植実験をはじめたか．デンタルアスペクト，夏号：71〜79，1990．
5) 前田健康，高野吉郎：歯根膜の機能と神経分布（下野正基，飯島国好編：治癒の病理／臨床編，第3巻）．医歯薬出版，東京，1995．

1章　どのようなケースから始めて，レベルアップしていけばよいか？

1) 下地　勲：入門・自家歯牙移植．永末書店，京都，1995．
2) Andreasen FM, Yu Z, Thomsen BL and Andreasen PK : Occurrence of pulp canal obliteration after luxation injuries in the permanent dentition. *Endod Dent Traumatol*, 3（3）：103〜315, 1987.
3) 山村武夫，下野正基，井上　孝，竹居孝二：歯髄は生きている　歯髄の病理―根尖組織は歯髄でも歯根膜でもない，取るべきか取らざるべきかこの歯髄―．歯界展望，71（1）：192〜204，1988．
4) 下地　勲：自家歯牙移植の治癒の評価．ザ・クインテッセンス，11（2）：287〜314，1992．

2章　意図的再植

1) Counsell, LA : Intentional reimplantation of teeth. Report of two cases. *Oral Surg Oral Med Oral Pathol*, 18：681〜685, 1964.
2) Block, R M and Bushell, A : Retrograde amalgam procedures mandibular posterior teeth. *J Endodont*, 8：107〜112, 1982.
3) Hartwell G and Bellizzi R : Clinical investigation of in vivo endodontically treated mandjbular and maxillary molars. *J Endodont*, 8：555〜557, 1982.
4) Ioannides C and Borstlap W A : Apicoectomy on molars, a clinical and rediographical study. *Int J Oral Surg*, 12：73〜79, 1983.
5) Andreasen JO : Atlas of replantation and transplantation of teeth. Mediglobe, Switzerland, 1991.
6) JO Andreasen and FM Andreasen, Lars Andersson : Textbook and color atlas of traumatic injuries to the teeth, Munksgaard, Copenhagen, 1994.
7) Pujita C, Nuvvula S, Shilpa G, Nirmala S, Yamini V : Informative promotional outcome on school teachers' knowledge about emergency management of dental trauma. *J Conserv Dent*, 16（1）：21〜27, 2013.
8) Adel AL-ASfour et al : The effect of a leaflet given to parents for first aid measures after tooth avultion. *Dental Traumatology*, 24：515〜521, 2008.
9) Abbas Ali Khademi et al : Periodontal healing of replanted dog teeth stored in milk and egg albumen. *Dental Traumatology*, 24：510〜514, 2008.

3章　外科的挺出

1) 下地　勲：現在における外科的挺出の位置づけ．日本歯科評論，744：54〜61，2004．
2) 下地　勲：矯正的挺出と外科的挺出の使い分け．Dental Diamond，18（7）：104〜109，1993．
3) 下地　勲：自家歯牙移植の適応症の検討，Part 1．他の処置法との比較．ザ・クインテッセンス，13（1）：69〜84，1994．
4) 内山洋一：築造法いかんにかかわらず歯根破折にいかに対処するか．歯界展望，70（6）：1253〜1264，1987．
5) Brandahl L, et al. : A comparision of three restorative techniqes for endodontically treated alveolar teeth. *J Prothet Dent*, 58：161〜165, 1987.
6) Lovdahl P E, Nicholls J I : Pin-retained amalgam cores vs. *cast gold dowel cores J Prothet Dent*, 38：507〜514, 1977.
7) Rosen H : Operative procedures on mutilated endodontically treated teeth. *J Prosthet Dent*, 11（5）：973〜986, 1961.
8) Tegsjö U, Valerius-Olsson H, Olgart K : Intra-alveolar transplantation of teeth with cervical root fractures. *Swed Dent J*, 2：73〜82, 1978.
9) Kahnberg K-E, Warfvinge J, Birgersson B : Intra-alveolar transplantation（1）. The use of autologous bone transplants in the periapical region. *Int J Oral Surg*, 11：372〜379, 1982.
10) Andreasen JO : A long term study 370 autotransplanted premolars. *European J Ortho*, 12：3〜50, 1990.

4章　歯根未完成歯の移植

1) Miller H M, et al : Transplantation and reinplantation of teeth. *Oral Surg Oral Med Oral Pathol*, 9：（1）84〜95, 1956.
2) Kling M, Cvek M, and Mejare I : Rate and predictabilty of pulp revascularization in therapeutically reimplanted permanent incisors, Endod. *Dent Traumatol*, 2

(3)：83〜89, 1986.
3) Wennberg A, Mjör I A, and Heide S：Rate formation of regular and irregular secondary dentin in monkey teeth. *Oral Surg Oral Med Oral Pathol*, 54 (2)：232〜237, 1982.
4) Andreasen JO：Traumatic injuries of the teeth, Munksgaard, Copenhagen, 1981.
5) Andreasen JO, Paulsen HU, Yu Z, Bayer T and Schwastz O：A long term-study of 370 autotransplanted premolars. PartⅡ. Tooth survival and pulp healing subsequent to transplantation. *Eur J Orthodont*, 12(1)：14〜24, 1990.
6) Azas B, Steinman Z, Koyoumdjisky kaye E and Lewin-Ep-stein J：The sequelar of surgical exposure of unerupted teeth. *J Oral Surg*, 38 (2)：121〜127, 1980.
7) Andreasen FM, Yu Z, Thomsen BL and Andreasen PK：Occurrence of pulp canal obliteration after luxation injuries in the permanent dentition. *Endod Dent Traumatol*, 3 (3)：103〜315, 1987.
8) 久米川正好ほか：口腔の発生と組織．南山堂，東京，1989.
9) Andreasen JO, Paulsen HU, et al：A long-term study of 370 autotransplanted premolars, PartⅣ. Root development subsequent to transplantation. *Eur J Orthodont*, 12 (1)：38〜50, 1990.
10) Andreasen JO, Paulsen HU, et al：A long-term study of 370 autotransplanted premolars, PartⅢ. Periodontal healing subsequent to transplantation. *Eur J Orthodont*, 12 (1)：25〜37, 1990.
11) Andreasen JO：The effect of pulp extirpation of root canal treatment on periodontal healing after replantation of permanent incisors in monkeys. *J Endodont*, 7 (6)：245〜252, 1981.
12) Lindskog S, Blomöf L and Hammarströn L：Repair of periodontal tissue *in vivo* and in vitro. *J Clin Periodontol*, 10 (2)：188〜205, 1983.
13) Kristerson L and Andreasen JO：Influence of root development on periodontal and pulpal herling after replantation of incisors in monkeys. *Int J Oral Surg*, 13 (4)：313〜323, 1984.
14) Andreasen JO, Paulsen HU, et al：A long term study of 370 autotransplanted premolars, Part I. Surgical procedures and standardized techniques for monitoring healing. *Eur J Orthodont*, 12 (1)：3〜13, 1990.
15) Robinson PP：An electrophysiological study of the re-innervation of reimplanted and autotransplanted teeth in the cat. *Arch Oral Biol*, 28 (12)：1139〜1147, 1983.
16) Wein FS：Endodontic therapy（2nd ed）．鈴木賢策校閲．医歯薬出版，東京，1980.
17) Jacobsen I and Kerekcs K：Long term prognosis of traumatized permanent anterior teeth showing calcifying processes in the pulp cavity. *Scand J Dent Res*, 85 (7)：588〜598, 1977.
18) Fulling HJ and Andreasen JO：Influence of maturation status and tooth type of permanet teeth upon electrometric and thermal pulp testing. *Scand J Dent Res*, 84 (5)：286〜290, 1976.
19) Fulling HJ and Andreasen JO：Influence of splints and temporary crowns upon electric and thermal pulp-testing procedures. *Scand J Dent Res*, 84 (5)：291〜296, 1976.
20) Lavelle C and Wedgwood D：Effect of internal irrigation of frictional heat generated from bone drilling. *J Oral Surg*, 38 (7)：499〜503, 1980.
21) Skoglund A, et al：Oxidoreductase activity in the pulp of replanted and autotransplanted teeth in young dogs. *J Oral Surg*, 52 (2)：205〜209, 1981.
22) Skoglund A, et al：A microangiographic study of vascular changes in replanted and autotransplanted teeth of young dogs. *J Oral Surg*, 45 (1)：17〜27, 1978.
23) Heyeraas KJ and Myking AM：Pulpal blood flow in immature permanent dog teeth after replantation. *Scand J Dent Res*, 93 (3)：227〜238, 1985.
24) 山村武夫，下野正基，井上 孝，竹居孝二：歯髄は生きている 歯髄の病理—根尖組織は歯髄でも歯根膜でもない．取るべきか取らざるべきかこの歯髄—．歯界展望，71 (1)：192〜204, 1988.
25) Breivik M：Human odontoblast response to tooth replantation. *Eur J Orthodont*, 3 (2)：95〜108, 1981.
26) Kvinnsland I and Heyeraas KJ：Cell renewal and ground substance formation in replanted cat teeth. *Acta Odontol Scand*, 48 (3)：203〜215, 1990.
27) Andreasen JO, et al：Periodontal and pulpal healing of monkey incisors preserved in tissue culture before replantation. *Int J Oral Surg*, 7 (2)：104〜112, 1978.
28) Yamamura T：Differentiation of pulpa cells and inductive influences of various matrices with reference to pulpa wound healing. *J Dent Res*, 64：530〜540, 1985.
29) Skoglund A and Tronstad L：Pulpal changes in replanted and autotransplanted immature teeth of dogs. *J Endodont*, 7 (7)：309〜316, 1981.
30) Andreasen JO：Atlas of replantation and transplantation of teeth. Mediglobe, Switzerland, 1991.

5章　歯根完成歯の移植

1) 下地 勲：入門・自家歯牙移植．永末書店，京都，1995.
2) Breivik, M.：Human odontoblast response to tooth replantation. *Euro J Orthodontics*, 3：95〜108, 1981.
3) 下地 勲：再植・移植の臨床導入の実際．日歯会誌，50 (2)：1997.
4) 下地 勲：移植成功の条件（下野正基，飯島国好編：治癒の病理／臨床編，第3巻 歯の移植・再植）．医歯薬出版，東京，1995，32〜52.
5) 下地 勲：自家歯牙移植の治癒の評価．ザ・クインテッ

センス，11（2）：287〜314，1992．
6) 井上 孝，髙橋和人，前田健康，下地 勲：「座談会」自家歯牙移植の要/歯根膜の治癒像（ザ・クインテッセンス別冊/歯牙移植の臨床像）．クインテッセンス出版，東京，1996，36〜58．
7) 下野正基，山村武夫：歯周組織の再生（山村武夫監修，下野正基，飯島国好編：治癒の病理）．医歯薬出版，東京，1988．
8) Andreasen JO, et al：Periodontal healing after replantation and autotransplantation of incisors in monkeys. *Int Oral Surg*, 10 (1)：54〜61, 1981.
9) Lindhe, J：Textbook of clinical periodontology, 1st ed. Munksgaard, Copenhagen, 1983.
10) 下地 勲：歯根膜による再生治療 インプラントを考える前に．医歯薬出版，東京，2009，70．
11) 髙橋和人：なぜ再植実験をはじめたか．デンタルアスペクト，夏号：71〜79，1990．
12) 前田健康，髙野吉郎：歯根膜の機能と神経分布（下野正基，飯島国好編：治癒の病理/臨床編，第3巻）．医歯薬出版，東京，1995．

6章　歯の移植が有効な欠損歯列

1) 下地 勲：自家歯牙移植の適応症の検討 Part1；他の処置法との比較．ザ・クインテッセンス，13（1）：69〜84，1994．
2) 下地 勲：自家歯牙移植の適応症の検討 Part2；自家歯牙移植を行える要件．ザ・クインテッセンス，13（2）：71〜90，1994．
3) 下地 勲：入門・自家歯牙移植．永末書店，京都，1995．
4) 岡 伸二：部分的すれ違い症例の問題点とその対応．補綴臨床，23（3）：301〜316，1990．
5) 下地 勲：自家歯牙移植の適応症．歯界展望，86（4）：873〜881，1995．
6) 下地 勲：移植成功の条件（下野正基，飯島国好編：治癒の病理/臨床編，第3巻，歯の移植・再植）．医歯薬出版，東京，1995，32〜52．

7章　歯の移植術式

1) 下地 勲：現在における外科的挺出の位置づけ．日本歯科評論，744：54〜61，2004．
2) Andreasen, JO, and Kristerson, L：The effect of limited drying or removal of the periodontal ligament. *Acta Odontol Scand*, 39：1〜13, 1981.
3) Andreasen, JO：A time releted study of periodontal healing and root resorption activity after replantation of mature permanent incisors in monkeys. *Swed Dent J*, 4：101〜110, 1980.
4) Andreasen, JO,：Atlas of replantation and transplantation of teeth. Mediglobe, Switzerland, 1991.
5) Andersson, L, Lindskog, S, Blomlöf, L, Hedström, K G, and Hammarström, L：Efffect of masticatory stimulation on dentoralveolar ankylosis after experimental tooth replantation. *Endod Dent Traumatol*, 1：13〜16, 1985.
6) Andreasen, JO：The effect of splinting upon periodonatal healing after replant ation of permanent incisors in monkeys. *Acta Odontol Scand*, 33：313〜323, 1975.
7) Mandel, U, and Viidik, A：Effect of splinting on the mechanical and histological properties of the healing periodontal ligament after experimental extrusive luxation in the vervet monkey (Cercopithecus aethiops). *Arch Oral Biol*, 34：209〜217, 1989.
8) 髙橋和人：なぜ再植実験をはじめたか．デンタルアスペクト，夏号：71〜79，1990．
9) 下地 勲：入門・自家歯牙移植．永末書店，京都，1995．

8章　むずかしい歯の移植の症例にどう対応するか？

I．はじめに〜III．可能な角度で埋入後，整直する対応

1) 下地 勲：歯根膜による再生治療 インプラントを考える前に．医歯薬出版，東京，2009．
2) 下野正基：歯根膜による歯槽骨形成の条件．歯界展望，87（4）：822〜833，1996．
3) Hoff man RL, et al：Formation of periodontal tissues around subcutaneously transplanted hamster molars. *J Dent Res*, 39：781〜798, 1960.
4) Andreasen JO：Atlas of replantation and transplantation of teeth. Mediglobe, Switzerland, 1991.

IV．上顎洞底の低い症例への対応

1) Boyne PJ, James RA：Grafting of the maxillary sinus floor with autogenous marrow and bone. *J Oral Surg*, 38 (8)：613〜616, 1980.
2) Summers RB：A new concept in maxillary implant surgery：the osteotome tecknique. *Compendium*, 15 (2)：152, 154〜156, 1994.
3) 押見 一：自家歯牙移植における「根回しジグリング」と「歯肉えりまき」日本歯科評論，607：65〜74，1993．
4) 新井俊樹：総合治療における自家歯牙移植，再植の生かし方．デンタルダイヤモンド，31（4）：31〜54，2006．
5) 塚原宏泰：創傷治癒の観点からPRPを再考する−PRGF SYSTEM®による骨再生療法について（前編）．クインテッセンス出版．28（4）：762〜775，2009．
6) 塚原宏泰：創傷治癒の観点からPRPを再考する−PRGF SYSTEM®による骨再生療法について（後編）．クインテッセンス出版．28（5）：1010〜1021，2009．
7) Jens O. Andreasen著，月星光博監訳：カラーアトラス歯牙の再植と移植の治療学．クインテッセンス出版，東京，1993．
8) 月星光博編著：自家歯牙移植．クインテッセンス出版，東京，1999．
9) 塚原宏泰：インプラント時代に「歯の移植」を考える，ソケットリフトを用いた上顎臼歯部への歯の移植法．クインテッセンス出版，29（10）：120〜137，2010．

9章 インプラントが必要な欠損歯列
―― 移植適用が困難な場合

1) 下地 勲：歯根膜による再生治療．医歯薬出版，東京，2009．
2) 井上 孝，下野正基：インプラントと周囲組織（下野正基，飯島国好編：治癒の病理／臨床編，第4巻，インプラント）．医歯薬出版，東京，1996，242～260．

10章 歯の移植と矯正治療

1) Melcher AH：Peiodontal ligament (Bhaskar SN：Orban's oral histology and embryology, 10th ed.) Mosby, St Louis, 1986, 198～231.
2) Gargiulo AW, et al：Dimensions and relations of the dento-gingival junction in humans. *J Periodontol*, 32：261～267, 1961.
3) Dawson PE（丸山剛朗監訳，川村貞行訳）：オクルージョンの臨床，第2版．医歯薬出版，東京，1988．

11章 歯の移植におけるCTの活用

Ⅱ．診断および治療方針立案におけるCTの活用
1) 下地 勲：カラーアトラス入門・自家歯牙移植―理論と臨床―．永末書店，京都，1995，151～170．
2) 岡野 友宏，新井 嘉則，関 健次ほか：放射線画像診断の最近の進歩．日歯医師会誌，62(6)：604～614, 2009．
3) 猪狩 寛晶：自家歯牙移植へのCTの利用（下地 勲，須貝 昭弘，千葉 英史編：歯と歯列を守るための歯根膜活用術）．医歯薬出版，東京，2011，100～101．

Ⅲ．治療の評価と経過観察におけるCTの活用
1) 下地 勲：カラーアトラス入門・自家歯牙移植―理論と臨床―．永末書店，京都，1995．
2) 梅津 修：自家歯牙移植の適応の拡大と歯周組織再生の可能性．歯界展望，114(2)：287～293, 2009．

12章 歯の移植後のトラブルと対応

1) 下地 勲：移植成功の条件（下野正基，飯島国好編：治癒の病理／臨床編，第3巻，歯の移植・再植）．医歯薬出版，東京，1995，32～52．
2) 下地 勲：自家歯牙移植後のトラブルと対応 (1)～(3)．歯界展望，84(4)～(6)：1994．
3) 下野正基，山村武夫：(山村武夫監修，下野正基，飯島国好編：治癒の病理 ペリオ・エンドの臨床のために)．医歯薬出版，東京，1988．
4) Andreasen, JO：Traumatic injuries of the teeth. 2nd revised and enlarged edition. Munksgaard, Copenhagen, 1981.
5) Andreasen, JO：Analysis of topography of surface and inflam-matory root resorption after replantation of mature permanent incisors in monkeys. *Swed Dent J*, 4：135, 1980.
6) Andreasen, JO：Relationship between damage in the periodontal ligament after replantation and subsequent development of root resorption. A time-related study in monkeys. *Acta Odontol Scand*, 39：15～25, 1981.
7) Andreasen, JO, Kristerson, L：Repair processes in the cervical region of replanted and transplanted teeth in monkeys. Int. *J Oral Surg*, 10：128～36, 1981.
8) Andreasen, JO, Andreasen, F M：Essentials of traumatic injuries to the teeth. Munksgaard, Copenhagen, 1990.
9) Henry, J L, Weinmann, J P：The pattern of resorption and repair of human cementum. *JADA*, 42：270～290, 1951.
10) Andreasen, JO：A time-related study of periodontal healing and root resorption activity after replantation of mature permanent incisors in monkeys. *Swed Dent J*, 4：101～110, 1980.
11) Kristerson, L, Andreasen, JO：Influence of root development on periodontal and pulpal hearling after replantation of incisors in monkeys. Int. *J Oral Surg*, 13：313～323, 1984.
12) Andreasen, JO, Hjorting-Hansen, E：Replantation of teeth. I. Radiographic and clinical study of 110 human teeth replanted after accidental loss. *Acta Odontol Scand*, 24：263～286, 1966.
13) Andreasen, JO：A time-related study of periodontal healing and root resorption activity after replantation of mature permanent incisors in monkeys. *Swed Dent J*, 4：101～110, 1980.
14) Andreasen, JO：Atlas of replantaion and transplantation of teeth. Mediglobe, Switzerland, 1991.
15) Andreasen, JO：The effect of pulp extirpation or root canal treatment on periodontal healing after replantation of permanent incisors in monkeys. *J Endodont*, 7(6)：1981.
16) RT Webber, KA Schwiebert, and GM Cathey：A technique for placement of calcium hydroxide in the root canal system. *JADA*, 103(3)：417～421, 1981.
17) Andreasen, JO：Periodontal healing after replanatation and autotransplantation of incisors in monkeys. Int. *J Oral Surg*, 10：54～61, 1981.
18) Andreasen, F M, et al：Radiographic assessment of simulated root resorption cavities. *Endod Dent Traumatol*, 3：21～27, 1987.
19) Andreasen, JO：Analysis of pathogenesis and topography of replacement root resorption (ankylosis) after replantation of mature permanent incisors in monkeys. *Swed Dent J*, 4：231～240, 1980.
20) Andreasen, L, et al：Tooth ankylosis. Clinical radiographic and histological assessment. Int. *J Oral Surg*, 13：423～431, 1984.
21) Lindskog, S：Repair of periodontal tissues in vivo and in vitro. *J Clin Periodontol*, 10：188～205, 1983.
22) Andreasen, JO, Andreasen, F M：Essentials of trau-

23) Andreasen, JO, Kristerson, L : The effect of limited drying or removal of the periodontal ligament. *Acta Odontol Scand*, **39** : 1〜13, 1981.
24) Andreasen, JO : Relationship between cell damage in the periodontal ligament after replantation and subsequent development of root resorption. *Acta Odontol Scand*, **39** : 15〜25, 1981.
25) Kristerson, L, et al : Autotransplantation of the third molars as treatment in advanced periodontal disease. *J Clin Periodontol*, **18** : 52〜528, 1991.
26) Wesselink, P R, Beertsen, W : Repair processes in the periodontium following dento-alveolar ankylosis : the effect of masticatory function. *J Clin Periodontol*, **21** : 472〜478, 1994.
27) Andreasen, JO : The effect of splinting upon periodontal healing after replantation of permanent incisors in monkeys. *Acta Odontol Scand*, **33** : 313〜323, 1975.
28) Andersson, L, et al : Effect of masticatory stimulation on dento-alveolar ankylosis after experimental tooth replantation. *Endod Dent Traumatol*, **1** : 13〜16, 1985.
29) Wesselink, P R, Beertsen, W : Ankylosis and root resorption of the mouse molar after systemic administration of a bisphosphonate. *J Dent Res*, **65**（special issue）: 822, 1986.
30) Wesselink, P R, Beertsen, W : Initiating factors in dental root resorption. In : Biological mechanisms of tooth eruption and root resorption (Ed. Davidovitch, Z.). EBSCO Media, Birmingham, 1988, 329〜334.
31) Nasjleti, C W, et al : The effects of different splinting times replantation of teeth in monkeys. *Oral Surg Oral Med Oral Pathol*, **53** : 557〜566, 1982.
32) Andreasen, JO, et al : Replantation of 400 avulsed permanent incisors. IV. Factors related to periodontal ligament healing. Endod Dent Traumatol, 1991.
33) Andreasen, JO, et al : Replantation of 400 avulsed permanent incisors. V. Factors related to the progression of root resorption. Endod. Dent. Traumatol., 1991.
34) 立川智彦：(山村武夫監修，下野正基，飯島国好編：治癒の病理 ペリオ・エンドの臨床のために). 医歯薬出版, 東京, 1988.
35) Melcher, A H : On the repair potential of periodontal tissues. *J Periodontol*, **47** : 256〜260, 1976.
36) Lindhe, J : Textbook of clinical periodontology. 1st ed. Munksgaard, Copenhagen, 1983.

13章 歯の移植に関するQ&A

1) 下地 勲：入門・自家歯牙移植. 永末書店, 京都, 1995.
2) Andreasen JO : The effect of pulp extirpation or root canal treatment on periodontal healing after replantation of permanent incisors in monkeys. *J Endodont*, **7** (6) : 1981.
3) Erausquin J, et al : Necrosis of the periodontal ligament in root canal over fillings. *J Dent Res*, **45** : 1084〜1092, 1966.
4) Erausquin J, Huruzabal, M : Necrosis of cementum induced by root canal treatment in the molar of rats. *Arch Oral Biol*, **12** : 1123〜1132, 1967.
5) Erausquin, J : Tissue reaction to root canal cements in the rat molar. *Oral Surg*, **26** : 360〜373, 1968.
6) Erausquin J, Devoto FG : AIvelodental ankylosis induced by root canal treatment in rat molars. *Oral Surg*, **30** : 105〜116, 1970.
7) 高橋和人：歯の挺出時における歯根膜の血管網と歯槽骨の変化について（森 克栄編：一般臨床におけるエクストルージョンの現在）. グノーシス出版, 東京, 1987.
8) Andreasen JO : Relationship between cell damage in the periodontal ligament after replantation and subsequent development of root resorption. *Acta Odontol Scand*, **39** : 15〜25, 1981.
9) Andreasen JO : Review of root resorption systems and models, Etiology of root resorption and the homeostic mechanisms of the periodontalligament, The biological mechanisms of tooth eruption and root resorption. EBSCO media, Birmingam, 1988, 9〜21.
10) Andreasen JO, Kristerson, L : The effect of limited drying or removal of the periodontal ligament. *Acta Odontol Scand*, **39** : 1〜13, 1981.
11) 吉田導子：歯根窩洞における白亜質，歯根膜および歯槽骨の再生に関する実験的研究. 歯科学報, **76**（8）: 1179〜1222, 1976.
12) 堀田祐二：無髄の歯根窩洞における白亜質，歯根膜および歯槽骨の再生に関する実験的研究. 歯科学報, **77**（3）: 485〜519, 1977.
13) 下野正基ほか：治癒の病理 ペリオ・エンドの臨床のために（山村武夫監修）. 医歯薬出版, 東京, 1988.
14) 下野正基, 井上 孝：移植・再植における歯根膜の重要性. 治癒の病理 臨床編3巻. 医歯薬出版, 東京, 1995.
15) 前田健康, 高橋和人, 井上 孝, 下地 勲：「座談会」自家歯牙移植の要／歯根膜の治癒像（ザ・クインテッセンス別冊／歯牙移植の臨床像）. クインテッセンス出版, 東京, 1996, 36〜58.

Index 索引

数字

1回目の歯内療法 … 120
2回目以降の歯内療法 … 121

欧文

C
CBCT … 155, 201
corticotomy … 188
CT … 201, 207
　──画像 … 202
　──撮影 … 112
　──像 … 123

G
GBR … 43, 169

I
inflammatory root resorption … 217

P
partial PCO … 48
partical PCO … 61
PCO … 47
　──の分類 … 48
pulp canal obliteration … 47

R
replacement root resorption … 220

S
surface root resorption … 217

T
total PCO … 48, 58, 61

和文

あ
アップライトスプリング … 152
アペキシフィケーション … 16
足場 … 134, 142

い
インプラント … 164
　──が有利な点 … 173
移植が有利な点 … 173
移植歯の計測 … 112
移植歯の検査 … 126
移植歯の検査項目 … 104
移植歯の選択基準 … 2
移植歯の挿入 … 114
移植歯の脱臼 … 107, 109
移植歯の断面図 … 133
移植直後の管理 … 120
意図的再植 … 3, 4, 14, 59
　──の術後管理 … 20
　──の術式 … 18
　──の成功率 … 17
　──の長期経過 … 17
　──の適応 … 15
一次形成 … 112
一時性置換性歯根吸収 … 221, 223

え
エムドゲインの出現 … 49
炎症性歯根吸収 … 50, 214, 217

お
オステオトーム … 157
横断面像 … 202

か
下顎片側遊離端欠損 … 165, 168
可撤性義歯の鉤歯 … 94
外傷歯の再植 … 26
外傷歯の分類 … 26
鉗子 … 108, 123
感染予防対策 … 228
鑑別診断 … 47

き
キーウェイ … 29
キーティース … 41
器具一式 … 119
逆根管充填時のポイント … 19
頬舌断面像 … 202
矯正的移動 … 186
矯正的挺出 … 33, 88

け
外科的挺出 … 5, 6, 14, 32, 33, 88
　──が有利な場合 … 38
　──の経過報告 … 44
　──の術後管理 … 36
　──の術式 … 34
　──の適応症 … 34

──の予後　44
傾斜挿入　151
欠損歯列　82
血液供給路　79
結紮ワイヤー　112
健全歯根膜量　104

こ
コーピング　99
固定　116, 120, 127
　──の除去　120
固定に関するポイント　116
固有歯槽骨　77, 78, 79
鉤歯としての移植　94
膠原線維　77
骨が増えるメカニズム　133
骨縁下カリエス　36, 39, 41
骨芽細胞　77
骨吸収のメカニズム　226
骨細胞　215
骨造成　132
骨片　133, 140, 145
根尖孔の幅　60
根尖孔の閉鎖　48
根尖周囲の陰影　50

さ
サイナストラクト　72, 143
再生機能　133
細菌性因子　227
削合　123

し
シャーピー線維　77, 78
シュガーマンファイル　114
支持歯槽骨　78
支台築造　121
仕上げ器具　114
自然移動　189
自家骨　135
自由神経終末　77, 79
歯科用コーンビームCT
　　155, 201
歯冠・歯根破折　28
歯根完成歯　190
　──の移植　8, 104
歯根完成歯移植の成功の基準　66
歯根吸収　214
　──の発生メカニズム　215
歯根成長　53, 54

歯根破折　93, 140
歯根膜　78
　──に分布する神経　79
　──の恒常性維持機能　185
　──の構成要素　77
　──の再生機能　185
　──の細胞　77
歯根膜細胞　215
歯根膜主線維の発生の過程　78
歯根未完成歯　194
　──の移植　7, 126
　──の移植時期　63
　──の術式　106
歯根未完成歯移植の術式　126
歯周組織治癒期　119, 128
歯髄壊死　47, 57, 58
　──の鑑別診断　47
歯髄腔の閉鎖　47, 52, 61
歯髄診断器　51
歯髄治療　47, 52, 60
　──の鑑別診断　47
歯髄治癒期　129
歯槽窩内移植　5, 14, 32
歯体移動　139
歯内療法のポイント　120
歯肉溝切開　142
歯肉弁剥離　124
受容床の検査　126
術後管理　119, 128, 159
　──のスケジュール
　　　121, 129, 159
術式　118, 122, 126
術前検査　126
上顎洞底挙上術　153
　──の比較　154
新生セメント質　217
新鮮破折歯　67

す
スキャフォルド　134
スペースメイキング
　　10, 24, 132, 133, 136,
　　138, 145, 170, 204, 208
水平マットレス縫合　127

せ
セメントウォッシュアウト
　　177, 179, 188
セメント芽細胞　77
セメント質　77, 78

成功の基準　46
整直　148
切開　109
切開線　106, 142
切削器具　114
切削用バー　114
舌側壁欠損への対応　10
穿孔　36
線維芽細胞　77
前投薬　107
前遊離端欠損　88

そ
ソケット　109, 112, 114
ソケット形成　127
ソケットリフト　153
挿入　114, 141, 151
　──の位置づけ　114
象牙質　78

た
第三大臼歯の移植の長期経過　18
脱臼　107, 123
単根歯の移植歯　109
単純縫合　116

ち
治癒期の抜歯窩への移植
　　9, 69, 122
置換性歯根吸収　214, 220, 222
中間欠損　92
中間1歯欠損　82, 166, 171
陳旧性破折歯　68

つ
ツーピースコア　180

と
ドリリング　172

な
長い中間欠損　86, 166, 169

に
二次形成　114
肉芽組織　142

は
パワーチェーン　187, 191
破折　92
歯の移植　185
歯の移動　185
剥離　109

抜歯窩への直後移植⋯⋯⋯⋯⋯⋯ 66
抜歯直後移植⋯⋯⋯⋯⋯⋯⋯⋯⋯ 76
ひ
ピエゾサージェリー⋯⋯⋯⋯⋯⋯ 157
表面歯根吸収⋯⋯ 214, 217, 221
ふ
フィッシャーバー⋯⋯⋯⋯⋯⋯ 138
フェルール効果
⋯⋯⋯ 29, 33, 38, 178, 179
フォルクマン管⋯⋯⋯⋯⋯⋯⋯ 79
プロビジョナル⋯⋯⋯⋯⋯⋯⋯ 121
付着ゼロ⋯⋯⋯⋯⋯⋯⋯⋯⋯⋯ 147
付着の部分的非獲得⋯⋯⋯⋯⋯ 227
付着歯肉の獲得⋯⋯⋯⋯⋯⋯⋯ 146
部分床義歯のサポート⋯⋯⋯⋯ 98
複根歯の移植歯⋯⋯⋯⋯ 108, 109
物理的因子⋯⋯⋯⋯⋯⋯⋯⋯⋯ 231

分割歯根の移植⋯⋯⋯⋯⋯⋯⋯ 92
へ
ヘルトウィッヒ上皮鞘⋯⋯⋯⋯ 49
ペリオトーム⋯⋯⋯⋯⋯ 108, 123
片側性遊離端欠損⋯⋯⋯⋯⋯⋯ 90
片側咀嚼⋯⋯⋯⋯⋯⋯⋯⋯⋯⋯ 93
片側遊離端欠損⋯⋯⋯⋯⋯⋯⋯ 167
ほ
縫合⋯⋯⋯⋯⋯⋯⋯⋯⋯⋯⋯⋯ 116
縫合糸のみによる固定⋯⋯⋯⋯ 117

ま, や
マラッセ上皮遺残⋯⋯⋯⋯ 49, 77
埋伏智歯の移植⋯⋯⋯⋯⋯⋯⋯ 83
む
無歯顎堤への移植⋯⋯⋯⋯ 72, 76
無歯顎堤部への移植⋯⋯⋯ 11, 86

め
メンブレン⋯⋯⋯⋯⋯⋯⋯⋯⋯ 170
ゆ
遊離端欠損⋯⋯⋯⋯⋯⋯⋯⋯⋯ 92
遊離端1歯欠損⋯⋯⋯⋯⋯⋯⋯ 84

ら
ラテラルウィンドウ⋯⋯⋯⋯⋯ 154
り
リエントリー⋯⋯⋯⋯⋯⋯⋯⋯ 136
リトラクション⋯⋯⋯⋯⋯⋯⋯ 193
両頭オーシャンビンチゼル⋯⋯ 114
る
ルフィニ神経終末⋯⋯⋯⋯ 77, 79

わ
ワイヤー固定⋯⋯⋯⋯⋯ 146, 171

【編著者略歴】

下地　勲
しも　じ　いさお

1948年　沖縄県に生まれる
1972年　東北大学歯学部卒業
　　　　代々木病院歯科勤務
1975年　沖縄県那覇市開業
1984年　東京都国立市開業

元 東北大学歯学部口腔診断学分野臨床教授，現 東北大学歯学部大学院非常勤講師，
火曜会会員，臨床歯科を語る会会員，日本自家歯牙移植研究会会員，多摩抄読会会員

おもな著書：「入門・自家歯牙移植―理論と臨床―」(1995年，永末書店)
　　　　　　「歯牙移植の臨床像」(編著，ザ・クインテッセンス別冊) (1996年，クインテッセンス出版)
　　　　　　「治癒の病理／臨床編　第3巻―歯の移植・再植―」(共著) (1995年，医歯薬出版)
　　　　　　「歯根膜による再生治療―インプラントを考える前に―」(2009年，医歯薬出版)
　　　　　　「歯と歯列を守るための歯根膜活用術」(編著，歯界展望別冊) (2011年，医歯薬出版)
　　　　　　「月刊 下地　勲：歯はここまで残せる―セカンドオピニオンの実践―」(2011年，デンタルダイヤモンド社)
　　　　　　「歯の長期保存の臨床―私はこうして歯を守る！―」(編著，デンタルダイヤモンド増刊号)
　　　　　　(2013年，デンタルダイヤモンド社)

おもな訳書：「歯牙再植と移植の治療学」(共訳．Andreasen JO著) (1993年，クインテッセンス出版)

おもな論文：「自家歯牙移植の治癒の評価」(1992年，ザ・クインテッセンス2月号)
　　　　　　「歯根膜による歯槽骨再生の条件」(1996年，歯界展望4月号)
　　　　　　「歯肉縁下カリエスに対する複数の処置の選択基準と適応症」(1997年，歯界展望6月号)
　　　　　　「さまざまな症例における智歯の効果的活用」(1999年，歯界展望8月号)
　　　　　　「臨床への疑問を尋ねて　～自家歯牙移植～」(2001年，歯界展望12月号)
　　　　　　「自家歯牙移植のパーシャルデンチャーへの適用」(2004年，クインテッセンス3月号)
　　　　　　「移植歯に歯根膜感覚受容器は蘇るのか？」(2004年，歯界展望5月号)
　　　　　　「移植歯はどれくらい機能するのか？」(2015年，歯界展望6，7月号) ほか多数

歯の移植・再植
これから始めるために　　　　　　　ISBN978-4-263-44467-2

2016年4月20日　第1版第1刷発行
2017年9月25日　第1版第2刷発行

編著者　下　地　　勲
発行者　白　石　泰　夫
発行所　医歯薬出版株式会社

〒113-8612 東京都文京区本駒込1-7-10
TEL. (03) 5395-7638(編集)・7630(販売)
FAX. (03) 5395-7639(編集)・7633(販売)
http://www.ishiyaku.co.jp/
郵便振替番号 00190-5-13816

乱丁，落丁の際はお取り替えいたします　　印刷・木元省美堂／製本・愛千製本所
©Ishiyaku Publishers, Inc., 2016. Printed in Japan

本書の複製権・翻訳権・翻案権・上映権・譲渡権・貸与権・公衆送信権（送信可能化権を含む）・口述権は，医歯薬出版㈱が保有します．

本書を無断で複製する行為（コピー，スキャン，デジタルデータ化など）は，「私的使用のための複製」などの著作権法上の限られた例外を除き禁じられています．また私的使用に該当する場合であっても，請負業者等の第三者に依頼し上記の行為を行うことは違法となります．

JCOPY <(社)出版者著作権管理機構　委託出版物>
本書をコピーやスキャン等により複製される場合は，そのつど事前に(社)出版者著作権管理機構（電話 03-3513-6969，FAX 03-3513-6979，e-mail : info@jcopy.or.jp）の許諾を得てください．

著者の長年にわたる臨床経験から導き出された
歯根膜の機能を最大限引き出す臨床の神髄

歯根膜による再生治療
インプラントを考える前に

下地 勲 著

● さまざまな材料，テクニックが開発され，絶えず進化を続けている再生治療ですが，日々の臨床に取り入れるにあたっては，少なからぬリスクやハードルが存在します．そのようななか，特別な手段を必要とせず，少ない侵襲で大きな効果が得られる方法として注目されているのが，歯根膜の有する歯周組織再生機能を利用した「歯根膜による再生治療」です．

● 本書では，自家歯牙移植，再植，挺出，移動などによって起こる歯周組織の再生を包括的に臨床の中に位置づけ，予知性の高い保存・補綴修復治療につなげるための指針を，長期経過症例を通して提示しています．

● インプラント隆盛の昨今だからこそ，抜歯を選択する前に，天然歯の機能を最大限引き出す道を探ることが，患者さんから求められています．天然歯の保存にこだわり続けてきた著者が40年近くにわたる臨床経験から導き出した臨床の神髄を，本書掲載の全85症例を通して，ぜひ学びとってください．

A4判／216頁
オールカラー
定価
（本体14,000円＋税）
ISBN978-4-263-44295-1

CONTENTS
Prologue：天然歯の保存にこだわる
1章　歯肉縁下カリエスと歯根破折への効果的な対応
2章　自家歯牙移植とインプラント
3章　歯髄と歯周組織の発生
4章　自家歯牙移植を中心とした歯周組織の治癒メカニズム
5章　歯根膜の再生機能
6章　歯根膜の恒常性維持機能
7章　歯根膜の感覚機能

■推薦のことば
下地先生の素晴らしさは自家歯牙移植を手がかりに，歯根膜のもつ素晴らしい特性を歯科臨床のさまざまな局面で最大限に活用されることです．その事例は本書全体に限りなく散りばめられていますが，その整理法や理論的な裏付けの緻密さにいつも敬服するばかりです．
金子一芳（東京都開業・スタディグループ　火曜会主宰）

医歯薬出版株式会社
〒113-8612　東京都文京区本駒込1-7-10　TEL.03-5395-7630　FAX.03-5395-7633　http://www.ishiyaku.co.jp/